Treatment of Spine Disease in the Elderly
Cutting Edge Techniques and Technologies

老年脊柱疾病治疗学
——前沿与技术

主　编　[美] 傅启明（Kai-Ming G. Fu）
　　　　[美] 迈克尔·Y. 王（Michael Y. Wang）
　　　　[美] 迈克尔·S. 维克（Michael S. Virk）
　　　　[美] 约翰·R. 迪马尔二世（John R. Dimar II）
　　　　[美] 普拉文·V. 穆曼内尼（Praveen V. Mummaneni）
主　译　杨　雍　费　琦　孟　海

科学技术文献出版社
SCIENTIFIC AND TECHNICAL DOCUMENTATION PRESS
·北京·

图书在版编目（CIP）数据

老年脊柱疾病治疗学：前沿与技术 /（美）傅启明等主编；杨雍，费琦，孟海主译. -- 北京：科学技术文献出版社，2025.8. -- ISBN 978-7-5235-2703-0

Ⅰ.R681.5

中国国家版本馆CIP数据核字第2025LD0517号

著作权合同登记号 图字：01-2025-2987
中文简体字版权专有权归科学技术文献出版社所有
First published in English under the title
Treatment of Spine Disease in the Elderly
by Kai-Ming G. Fu, Michael Y. Wang, Michael S. Virk, John R. Dimar Ⅱ and Praveen V. Mummaneni
Copyright © Kai-Ming G. Fu, Michael Y. Wang, Michael S. Virk, John R. Dimar Ⅱ and Praveen V. Mummaneni, under exclusive license to Springer Nature Switzerland AG 2023
This edition has been translated and published under licence from Springer Nature Switzerland AG.

老年脊柱疾病治疗学——前沿与技术

策划编辑：张 蓉　责任编辑：崔凌蕊　郑 鹏　责任校对：彭 玉　责任出版：张志平

出 版 者	科学技术文献出版社
地　　址	北京市复兴路15号　邮编100038
编 务 部	（010）58882938，58882087（传真）
发 行 部	（010）58882868，58882870（传真）
邮 购 部	（010）58882873
官方网址	www.stdp.com.cn
发 行 者	科学技术文献出版社发行　全国各地新华书店经销
印 刷 者	北京地大彩印有限公司
版　　次	2025年8月第1版　2025年8月第1次印刷
开　　本	889×1194　1/16
字　　数	381千
印　　张	14.5
书　　号	ISBN 978-7-5235-2703-0
定　　价	328.00元

版权所有　违法必究

购买本社图书，凡字迹不清、缺页、倒页、脱页者，本社发行部负责调换

主译简介

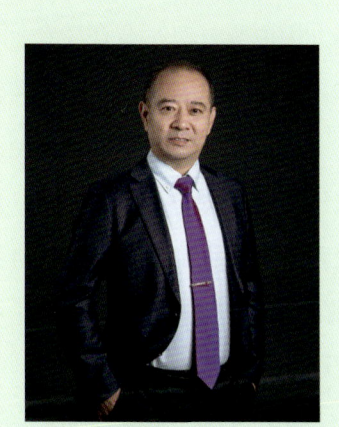

杨 雍

首都医科大学骨外科学院教授、博士研究生导师、学院委员会委员，首都医科大学附属北京友谊医院骨科中心副主任、骨科中心第二党支部书记、脊柱外科主任。

社会任职

现任北京医学会骨科学分会委员、中国康复医学会脊柱专业委员会第九届委员、中国康复医学会标准工作委员会第二届常务委员、中国医药教育协会老年脊柱加速康复专业委员会常务委员、中国康复医学会骨与关节康复专业委员会第二届常务委员、中国老年学和老年医学学会老年骨科分会第四届常务委员兼执行干事、北京慢性病防治与健康教育研究会脊柱固定非融合专业委员会第一届主任委员、北京慢性病防治与健康教育研究会脊柱外科专业委员会第一届常务委员、北京慢性病防治与健康教育研究会单侧双通道脊柱内镜专业委员会顾问、中国中西医结合学会脊柱医学专业委员会第五届委员、国际脊髓学会中国脊髓损伤学会委员、首都医科大学骨科学院脊柱固定非融合学组组长等。

工作经历

知名脊柱外科专家，目前已从事脊柱外科临床、教学和科研工作30余年。

学术成果

发表脊柱相关核心期刊论文50余篇，SCI收录论文20余篇；获实用新型专利和发明专利10余项，其中6项为第一发明人；承担省部级课题3项。

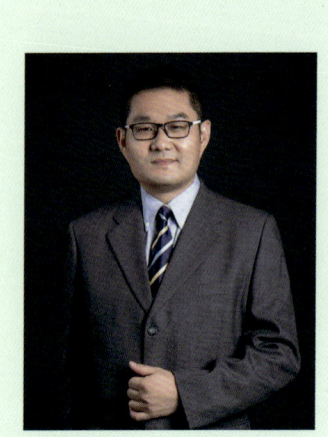

费 琦

副教授、主任医师、医学博士、硕士研究生导师，首都医科大学附属北京友谊医院骨科中心脊柱外科副主任、骨科中心科研秘书。

社会任职

现任北京慢性病防治与健康教育研究会单侧双通道脊柱内镜专业委员会主任委员及脊柱固定非融合专业委员会副主任委员，中国老年学和老年医学学会老年骨科分会常务委员兼执行干事，中国老年学和老年医学学会骨质疏松和骨内科分会常务委员，中国老年保健医学研究会老年骨与关节病分会常务委员，中国康复医学会脊柱专业委员会青年委员、脊柱脊髓基础研究学组委员，中国医药教育协会老年脊柱加速康复专业委员会委员，中国研究型医院学会颈椎疾病健康管理与加速康复专业委员会委员，白求恩公益基金会骨科基层教育委员会委员，北京医师协会骨科专科医师分会理事，北京医师协会神经修复学专业委员会委员，北京医学会骨科学分会基础学组、老年学组和ERAS学组委员，北京慢性病防治与健康教育研究会脊柱外科专业委员会委员，《中华医学杂志》通信编委等。

工作经历

在中国医学科学院北京协和医学院获得博士学位，师从全国著名骨科专家邱贵兴院士和王以朋教授。

所获荣誉及学术成果

中国共产党北京市委员会组织部优秀人才和北京市卫生系统"215"高层次卫生技术人才——"学科骨干"，主持市/局级以上基金项目15项；培养硕士研究生19人，协助培养博士研究生3人。以第一/通信作者发表学术论文132篇（其中SCI收录论文46篇），获得国家发明/实用新型/软件著作权专利授权19项、专利转化6项，参编、参译骨科学术著作多部。

主译简介

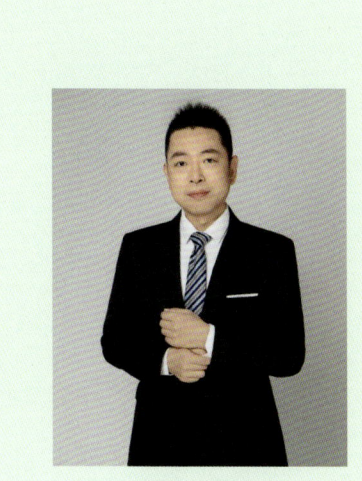

孟 海

首都医科大学附属北京友谊医院骨科中心主任医师、医学博士、讲师。

社会任职

现任北京慢性病防治与健康教育研究会脊柱固定非融合专业委员会常务委员兼秘书长、单侧双通道脊柱内镜专业委员会常务委员兼秘书长，北京医学会骨科学分会骨肿瘤学组委员，雄安新区中医药发展促进会中西医慢病研究与防治分会常务理事，中华志愿者协会中西医结合专家志愿者委员会脊柱学组委员，中国中西医结合学会脊柱医学专业委员会第五届青年委员，北京中西医结合学会脊柱微创专业委员会委员，中国老年保健医学研究会老年骨与关节病分会委员等。

专业特长

毕业于首都医科大学，师从郭艾教授。擅长利用单侧双通道脊柱内镜治疗脊柱疾病，以及各种脊柱非融合技术。

学术成果

以第一/通信作者发表论文30余篇（其中SCI收录论文10篇），撰写专家共识1篇，参编、参译骨科学术著作多部。

译者名单

主　译 杨　雍　费　琦　孟　海
副主译 李　想　苏　楠　于凌佳
译　者（按姓氏笔画排序）
　　　　白成瑞　包　利　庄皓翔　刘雨泉
　　　　安　宁　孙海波　李嘉仪　吴孟昊
　　　　陈　浩　陈萌萌　邵佳申　范子寒
　　　　林吉生　侍　管　祝　斌　贾　璞
　　　　彭　轩　谭海宁　黎仲恩

中文版序言

随着人口老龄化的不断加剧，老年脊柱退行性疾病的诊断和治疗越来越受到重视，伴随医学技术的不断发展，高素质的脊柱外科专业人才需求量增加，必须要有优秀的骨科专业书籍和参考书目。美国威尔康奈尔医学院脑和脊柱中心的神经外科教授Kai-Ming G. Fu主编的 *Treatment of Spine Disease in the Elderly Cutting Edge Techniques and Technologies* 以深入浅出的手法，向读者介绍老年脊柱的退行性疾病、围手术期注意事项及疼痛的处理方法等，还详细阐述了最新的手术技术进展，是一本不可多得的老年脊柱医学著作。

本书的翻译工作由首都医科大学附属北京友谊医院骨科中心杨雍教授带领该医院内部分中青年医师共同完成，他们并进行了详细的审校。杨雍教授具有丰富的临床和教学经验，多年来一直致力于老年脊柱疾病的诊断和治疗，其素质和水平备受推崇。本书的翻译是一项非常有意义的工作，不仅将国外治疗老年脊柱疾病的最新理念、诊断要点和技术难点介绍到国内，促进国内外骨科医疗人员的专业交流，而且有助于提高国内广大读者对老年脊柱疾病的认识。希望本书的出版能为我国老年脊柱疾病的诊断、治疗、预后提供新的方法和新的思路。最后对参与本书翻译工作的全体专家、教授表示衷心的感谢。

罗先正

中文版前言

老年患者的脊柱疾病（如脊柱外伤、脊柱畸形、脊柱肿瘤）及脊柱退行性疾病的特点不同于年轻人，在诊断、治疗、围手术期及术后康复等方面较为困难。此类疾病对于老年患者危害严重，不仅影响老年患者的寿命和生存质量，且占用了我国大量的卫生医疗资源，给患者及社会带来了极大影响。不少骨科医师对老年人群的脊柱疾病认识不充分，遇到此类患者时会感到无所适从。随着老年患者的不断增加，人们迫切需要一本在老年脊柱领域有指导意义的专业书。因此，我们组织相关骨科专家翻译了本书，希望能够对国内读者有所帮助。

本书是关于老年脊柱疾病治疗方法和策略的脊柱外科专业书籍，专注于老年患者的脊柱退行性疾病，对常见的老年脊柱疾病的流行病学、病理变化、临床特点、诊断依据、手术和保守治疗方式、围手术期的管理、疼痛管理、并发症情况、术后康复等进行了详细的阐述。老年患者脊柱疾病病情较为复杂，在治疗时需要考虑的问题较多，如椎体骨质疏松、退变性侧凸畸形、麻醉风险等均在本书中有详细的论述。全书共分5个部分，第一部分主要介绍老年患者围手术期的特殊注意事项；第二、第三部分主要阐述老年患者颈、胸、腰椎常见疾病的诊断及治疗；第四部分重点讲述老年脊柱外科技术的新进展；第五部分为老年患者疼痛治疗的进展。

本书内容深入浅出，能够使读者轻松把握老年脊柱疾病的诊断和治疗关键点。书中还结合了颈、胸、腰椎的经典案例和示意图，对解剖学要点、手术方式、操作注意事项等进行全面详尽的论述，以期提高脊柱外科医师对老年脊柱疾病的理解和认识，指导其为老年患者提供最适宜的诊疗方式，是一本优秀的脊柱外科参考书。

杨 雍

原书序言

脊柱外科技术的进步极大地改善了患者的生存质量。随着全世界人口老龄化的不断加剧，脊柱退行性疾病成为一个重要的公共卫生问题。之前的文献关注的是不同人群的脊柱疾病，如年轻患者的脊柱创伤和中年患者的脊柱退行性疾病。然而，老年人群的脊柱外伤、脊柱畸形、脊柱肿瘤及脊柱退行性疾病的发生率很高，这些患者的表现往往不同于年轻患者，具有不同的骨折类型、畸形及肿瘤病因。另外，治疗相关并发症的发生率和严重程度也随年龄的增长而增加。针对老年患者的治疗通常需要考虑到患者体质、骨质疏松程度及其他并发症，因此，老年患者需要个体化的治疗方案。之前的相关书籍往往只关注脊柱疾病的常规治疗，本书的独特之处在于它专注于老年人群脊柱疾病诊疗的全过程，包括从治疗本身到疼痛管理、术后理疗及治疗所需的先进技术手段。本书可为老年脊柱疾病诊疗提供重要的参考。

Christopher I. Shaffrey MD
Professor of Neurosurgery
Professor of Orthopedic Surgery
Chief: Duke Spine Center
Duke University
Durham NC, USA

原书编者小记

老年人脊柱疾病的思考

人类脊柱因其直立姿势而具有独特性，会发生可预测的、进行性的退变，这些退变会随着年龄的增长出现各种病理改变，其中大部分变化是由反复的环境创伤引起的，这加速了椎间盘、韧带和小关节的老化过程，通常会导致矢状面或冠状面不稳或失衡。由于老年人口数量的增加，老年脊柱疾病患者（＞65岁）数量急剧增长。这种退变可能来源于脊柱本身，如椎间盘退行性疾病、脊椎滑脱、椎管狭窄和成人脊柱畸形，它们经常单独或共同地引起背痛、脊髓压迫和神经根压迫。此外，脊柱还会受到外因的影响，包括创伤和代谢性骨病，如骨质疏松、转移性肿瘤和感染。本书的撰写目的是让脊柱外科医师熟悉影响老年人群的各种病理性脊柱疾病。这些疾病通常需要手术和保守治疗相结合，因此脊柱外科医师必须了解治疗这些疾病的先进技术。

创伤

由于脊柱老化，肌肉力量、椎间盘完整性逐渐丧失，伴有椎间隙塌陷、峡部裂、小关节强直或错位。由于上述变化，老年患者在发生创伤时，其颈椎和胸腰椎失去了灵活性和弹性。例如，在颈椎老化的情况下，Ⅱ型齿状突骨折很常见，使用支具保守治疗的不愈合率很高，部分患者可能需要手术治疗。胸腰椎的轻微损伤（如跌倒）会导致脊柱压缩性骨折，而高能损伤会导致严重的骨折/脱位、爆裂性损伤、Chance骨折，对于遭受过伸性损伤的老年后凸强直性脊柱，会导致完全的三柱破坏。老年患者脊柱骨折最重要的内在因素是骨质量，同时还有部分外在因素，如转移性肿瘤破坏了椎体的完整性，导致病理性骨折。

老年患者存在较多并发症，导致老年脊柱患者围手术期并发症的发生风险较高，因此需要在手术治疗前进行评估和治疗[1]。例如，最近的研究建议采用切开复位融合术治疗齿状突骨折[2]。胸腰椎低能量压缩性骨折是老年人最常见的骨质疏松性骨折，每年治疗费用为10亿美元[3]。大多数需要进行简单的支架固定、微创的椎体成形术或后凸成形术[4-5]。许多低能量爆裂性骨折可以用支具治疗，但胸腰段骨折可能并不适用这种治疗方式，因为此类骨折由于缺乏椎体前方支撑而导致后凸畸形。大多数患者都需要进行抗骨质疏松治疗，且都能顺利愈合，但少数存在神经性压迫或缺血性坏死的患者需要进行复杂的手术。对于不稳定或有移位的骨折、脱位，特别是伴有神经损伤的患者，需立即对畸形（前脱位、侧移等）进行固定，减压及融合，研究认为这样处理预后效果更好。众所周知，脊柱后凸性强直的过伸性损伤是一个被忽视的问题。它们可能非常不稳定，类似于强直性脊柱炎，需要通过磁共振成像来了解脊柱三柱损伤的性质，且很可能需要通过手术来达到稳定效果。老年患者往往需要特殊的手术来增加固定强度以解决骨质差等问题，包括同时进行椎体成形术、使用羟基磷灰石涂层椎体螺钉和刚性较低的钛棒。

肿瘤

脊柱肿瘤在老年人群中更为常见，由于患者存在其他疾病、顽固的背痛、脊柱不稳定及进行性的神经功能损害等问题，治疗起来非常棘手。脊柱原发性骨肿瘤占所有骨肿瘤的10%以下，最常见的类型为良性椎体血管瘤。更常见的是转移性脊柱肿瘤，据报告，有30%～70%的转移瘤累及脊柱。脊柱骨性结构是最常见的骨转移部位，常见的原发肿瘤有乳腺癌、肺癌、甲状腺癌、肾癌、前列腺癌、黑色素瘤和胃肠道恶性肿瘤（消化道恶性肿瘤数量较多）。一旦确诊，需要进行经皮活检，然后选择使用现有的评分系统进行评分，但这些评分系统对预后的评估价值有限[6]。诊断后，建议由经验丰富的多学科团队制订缜密的治疗计划，包括化疗、放射治疗（常规、立体定向质子束）和手术等综合治疗。如果椎体破坏造成脊柱不稳定，并且肿瘤对放化疗不敏感，如骨髓瘤或其他血源性肿瘤，则具有手术指征[7]。另一个强有力的手术指征是肿瘤侵占硬膜导致的进行性神经功能损害。一项前瞻性研究明确显示，接受直接减压手术辅以术后放射治疗的患者可以保留较长时间的行走能力，且更容易重新获得行走能力（门诊手术84%、放射治疗57%）[8]。在需要时进行手术减压和固定，可使大多数老年患者保持行走能力。尽管如此，据报告，脊柱转移后的2年生存率为10%～20%，某些癌症如乳腺癌和前列腺癌的生存率更高，可达44%[9]。

成人脊柱畸形

随着椎间盘、韧带和小关节的退化，脊柱退行性病变是不可避免的。最近对Medicare数据库的分析显示，脊柱退行性疾病的总发病率为27.3%，并随着年龄的增长而增加[10]。这些变化被细分为五大类：髓核突出（herniated nucleus pulposus，HNP）、椎间盘退行性疾病（degenerative disc disease，DDD）、椎管狭窄（spinal stenosis，SS）、腰椎滑脱和成人脊柱畸形。患有这些疾病的绝大多数患者可进行药物治疗、支具固定、物理治疗和疼痛管理等非手术治疗。不能采取保守治疗而需要手术干预的情况将在后面的章节中讨论，包括使用椎间盘切除术或人工椎间盘置换术治疗椎间盘退行性疾病、椎管骨性狭窄的减压、不稳定或畸形情况下的脊柱融合，以及成人脊柱畸形矫正。

成人脊柱畸形可能是最具挑战性的脊柱退行性疾病之一，因为它涉及矢状面和（或）冠状面平衡的破坏以及正常的脊柱骨盆参数的病理变化，特别是骨盆倾斜角和骶骨倾斜角的矢状面平衡[11-12]。老年退行性脊柱侧弯的发生率为6%～68%，并且经常与腰椎滑脱、椎间盘退行性病变、腰椎峡部裂和椎管狭窄有关[13]。

成人脊柱畸形手术包括单纯减压、单纯后路融合、减压有限融合、融合矫正畸形、减压融合矫正

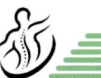

畸形等[13]。在脊柱后路截骨术流行了几十年之后，前路手术在过去的十年中越来越受到学者的重视，现在脊柱后路截骨术主要用于僵硬的平背畸形。前路手术融合率的提高支持了前路手术的发展，因为大部分脊柱前凸位于L_4～S_1水平（平均62%），这很适合使用椎间融合器来恢复腰椎前凸[14]。所有这些技术都将在后面的章节中进行讨论，并将有选择性地或共同用于成人脊柱畸形的矫正[15]。

骨质疏松

骨质疏松是一种影响4000多万人的骨骼疾病，其定义是骨质量差。通常表现为骨矿物质密度低，并导致脆性骨折的发生率在老年人群中不断增加。脊柱是骨质疏松性骨折最常见的部位，不幸的是，仅有20%的患者进行了骨健康状况的评估，这将导致较高的发病率和潜在死亡率[16]。这种骨质疏松性脆性骨折总体发生率约为230万例/年，而脊柱骨折约为70万例/年[17-18]。研究发现，骨折后2年和3年的死亡率分别为32.7%和46.1%，而20%的骨折患者会在1年内再次出现骨折[16-18]。脊柱骨质疏松还对卫生保健系统造成了巨大的经济和医疗负担，估计每次住院费用为27 500美元，每年的综合治疗费用约为170亿美元，并且这个数字还在不断攀升[16-18]。在接受脊柱重建手术的老年患者中，由于骨质疏松的诊断不足，造成术后并发症的增加，假关节形成、邻近椎体骨折等风险的增加。脊柱外科医师在过去十年中对骨生理学有了更深入的了解，并且能够在脊柱手术前确保最佳的骨质量[19]。由于发生骨质疏松性骨折之前不治疗代谢性骨病，会造成较高的脆性骨折发病率、死亡率，且大大提升治疗成本，人们已开始重视医学治疗教育，并在基础科学研究方面实现了质的飞跃，旨在开发有效的治疗方案以解决骨质疏松问题。初级保健医师与骨科医师亟需系统掌握骨质疏松的各种治疗方案制定的能力，规范实施药物干预。双能X线吸收法被广泛用于骨质疏松的诊断，而CT扫描中测量的"Surrogate"亨氏单位（Hounsfield units，Hu）也越来越多地开始用于骨质疏松的诊断[20]。

在过去的二十年里，基础科学研究已经发现了正常骨生理的关键细胞信号通路，通过对正常骨代谢的遗传分析和导致骨病的遗传异常来指导治疗骨质疏松的靶向药物的研发。目前已有许多研究显示，维生素D_3缺乏导致的骨质量差会对脊柱融合率、内固定失败率和并发症发生率产生影响[21-26]。除了确保患者有足够的骨密度及足量的维生素D_3和钙的摄入[21-22, 26]，骨质疏松研究最重要的分支之一可能是开发出有效的治疗该疾病的靶向药物。目前主要有5种抗骨质疏松药物可供选择。首先是3种减缓骨吸收的分解代谢化合物，包括20世纪90年代的双膦酸盐；其次是选择性雌激素受体调节剂（selective estrogen receptor modifiers，SERM），即第一个生物单克隆抗体地舒单抗；再次是促进代谢的特立帕肽，即甲状旁腺激素肽。最近又有第二个单克隆抗体被批准，即罗莫单抗，这一新型抗骨质疏松药物能够阻断硬化素激活成骨细胞增生，促进骨形成，同时减缓骨吸收，并且不会增加肿瘤的发生率[27-30]。这些抗骨质疏松药物通常与维生素D_3、钙补充剂一起使用，并按顺序给药以保证疗效。多项研究发现，维生素D_3与这些药物中的某几种药物联合治疗骨质疏松，可以提高融合率，减少内固定失败率，并减少并发症发生率，证明其具有显著的临床疗效[21-22, 31-32]。了解骨代谢、骨质疏松的诊断，以及骨质疏松如何影响手术并发症和结果，对于提高手术疗效和预防并发症至关重要。此外，他们还就目前可用于改善代谢性骨病患者骨质量的治疗方法进行了综述，即如何将其纳入术前治疗方案以在术前改善骨质量[33]，以及目前可用于改善老年骨质疏松患者预后的手术技术。总之，以下章节回顾了治疗肿瘤、创伤、成人脊柱畸形、骨质疏松和其他老年人常见疾病时需要考虑的因素，以确保治疗效果。

John R.Dimar Ⅱ

（邵佳申　于凌佳　译）

参考文献

目 录

第一部分　老年患者围手术期的特殊注意事项

第一章　骨健康评估与治疗进展 ··· 3
第二章　老年患者脊柱手术的抗血栓管理 ··· 9
第三章　内科并发症的管理 ·· 22
第四章　老年患者脊柱手术的麻醉问题 ·· 26
第五章　老年患者脊柱疾病的预康复与康复 ·· 31
第六章　加速康复外科和脊柱手术 ·· 35

第二部分　老年脊柱疾病

第七章　脊髓型颈椎病的外科治疗 ·· 51
第八章　寰枢椎骨折治疗 ·· 57
第九章　老年颈椎微创手术入路 ··· 64
第十章　下颈椎损伤 ·· 70
第十一章　老年颈椎疾病的前路与后路手术比较 ··································· 77
第十二章　老年强直性脊柱炎的颈椎病变 ·· 90
第十三章　老年颈椎畸形 ··· 96
第十四章　老年脊髓损伤 ··· 102
第十五章　颈椎肿瘤 ··· 109

第三部分　老年胸腰椎疾病

第十六章　老年腰椎滑脱的处理 ·· 119
第十七章　老年脊柱矢状面畸形的考虑因素 ··· 124
第十八章　老年脊柱翻修手术 ··· 130
第十九章　老年胸腰椎损伤 ·· 136

第二十章　骨髓炎 …………………………………………………………………………… 141
第二十一章　老年胸腰椎肿瘤 ……………………………………………………………… 147

第四部分　老年脊柱外科技术的新进展

第二十二章　手术技术进展：椎间融合术 ………………………………………………… 155
第二十三章　椎弓根螺钉内固定 …………………………………………………………… 162
第二十四章　治疗老年脊柱疾病：前沿技术与应用 ……………………………………… 171
第二十五章　机器人与导航手术 …………………………………………………………… 176
第二十六章　清醒脊柱手术在老年患者中的应用 ………………………………………… 180
第二十七章　脊柱内镜手术在老年患者中的应用 ………………………………………… 186

第五部分　老年患者疼痛治疗的进展

第二十八章　CT引导下射频消融术 ………………………………………………………… 195
第二十九章　背根神经节及周围神经刺激治疗腰背痛及腿痛 …………………………… 203
第三十章　老年患者的骶髂关节 …………………………………………………………… 206

第一部分

老年患者围手术期的特殊注意事项

第一章

骨健康评估与治疗进展

Panagiota Andreopoulou

引言

在美国，每年有超过40万患者因椎间盘退行性疾病、椎管狭窄、腰椎滑脱、峡部裂、脊柱骨折、脊柱侧凸和后凸等疾病需要进行脊柱手术[1-3]。随着人们寿命的不断延长，寻求缓解腰背部慢性疼痛和神经症状的65岁以上老年病例不断增加[3]。然而此类疾病与治疗相关的并发症发生率高达45%[4-6]，并且伴随较高的发病率和医疗费用[7-8]，其中包括假关节形成、假体松动、假体失效、近端交界性后凸（proximal junctional kyphosis, PJK）、植入物或椎间钛笼下沉、邻近节段椎间盘退行性病变和椎体压缩性骨折[9]。降低并发症发生风险的方法包括术前识别和处理可能出现的危险因素，特别是可能影响内固定早期稳定性的骨缺损等问题。如何实现骨强度的精准测量及提高骨质量，对于试图预测和优化脊柱手术结果的外科医师来说是一种挑战。

术后并发症风险识别

对于计划行脊柱手术的老年患者，需要评估其骨骼情况和身体条件，特别是开放性手术，如脊柱融合和脊柱内固定。骨吸收的增加和骨形成的减少，导致骨强度下降和骨折风险提高，老年人骨质疏松患病率较高。此外，老年人容易出现与衰老相关的问题，这些问题直接影响骨骼健康。例如维生素D缺乏和骨软化症、钙吸收减少和其他营养不良、糖尿病、原发性甲状旁腺功能亢进、副蛋白血症（原发性单克隆丙种球蛋白病、多发性骨髓瘤）、风湿性疾病、使用影响骨质量的治疗恶性肿瘤的药物（如治疗乳腺癌的芳香化酶抑制剂和治疗前列腺癌使用雄激素剥夺疗法的药物，如睾酮），其他药物包括精神类药物、质子泵抑制剂、抗凝血剂[10]，以及在脊柱手术前有长期、反复的硬膜外类固醇药物注射史。因此，详细的病史询问、体格检查、相关的实验室和影像学检查可以提示潜在的医疗风险，以便在手术前进行及时的治疗和纠正。

骨质疏松是一种骨骼疾病，其特征是骨强度下降，通常是骨密度（bone mineral density, BMD）低和骨质量差共同引发，易发生骨折[11]。这是绝经后女性非常普遍的一种现象。世界卫生组织（World Health Organization, WHO）使用双能X线吸收法（dual energy X-ray absorptiometry, DXA）的BMD评分来定义骨质疏松，即脊柱、股骨颈或全髋关节T值比健康年轻人均值低2.5个标准差[12]。T值在-1.0和-2.5之间定义为骨量减少，T值高于-1.0定义为骨量正常。

骨质疏松与高龄、手术效果不佳、二次手术及并发症风险等密切相关。一项对144名50岁以上拟行脊柱手术的患者的研究发现：27%患有骨质疏松，37.5%有骨折病史（主要是影像学检查提示椎体骨折），75%的患者有维生素D缺乏[13]。另一项针对759名50岁以上患者的研究发现，51.3%的女性和14.5%的男性患有骨质疏松，另有41.4%的女性和46.1%的男性的T值提示骨量低[14]。

另一个重要的考虑因素是，为了缓解根

性症状，患者常会进行多次硬膜外类固醇注射（epidural steroid injection，ESI），这也会影响骨质量。类固醇激素的使用会导致部分糖皮质激素的全身吸收[15]，会抑制下丘脑-垂体-肾上腺轴[16-17]，还会造成糖尿病患者高血糖[18]。研究表明，接受类固醇激素的患者通过中央定量计算机断层扫描（central quantitative computed tomography，cQCT）测量的骨密度，比年龄和性别相匹配的对照组低[19]。

目前，脊柱手术中常发现骨质量较差的情况。因此，并发症的风险问题没有得到很好的解决。骨折风险评估的标准模式可能无法发现脊柱手术患者的骨质疏松，更新的方法正在研究中。

双能X线吸收法

面积骨密度（areal bone mineral density，aBMD）是通过DXA来评估关键骨骼区域的矿物质含量，是诊断骨质疏松和评估骨折风险的重要指标。DXA具有应用广泛、成本低、立刻出结果、辐射剂量低的优点[20]。DXA测量的骨密度与骨强度（基于生物力学研究[21]）和骨折风险（基于流行病学研究）密切相关。当脊柱、髋关节和前臂的骨密度降低时，骨折风险呈指数级增加[22-23]。此外，DXA还可通过脊柱侧位片评估下胸椎和腰椎（$T_4 \sim L_4$）的椎体压缩畸形[24]。

多项研究表明，骨密度低是PJK[25-28]、邻近椎体骨折[28-29]、螺钉松动[28,30-31]、内固定下沉[32]的危险因素。脊柱内固定的稳定性依赖于良好的骨质量，椎弓根螺钉的抗拔出力与脊柱BMD高度相关[33]。

然而，需要进行脊柱融合术的患者会有基础性脊柱退行性疾病（如严重畸形、骨硬化、骨赘、脊柱侧凸、脊椎滑脱、椎间盘退行性疾病、脊柱骨折、既往脊柱手术），这些疾病会形成伪影，影响骨密度的测量，造成脊柱BMD升高的假象[22,34-35]。aBMD的测量也受骨的大小和形状、软组织结构及肥胖的影响，且不能区分矿化不足的骨（骨软化症）与骨质疏松。

DXA对腰椎侧凸患者骨质量的评估是有限的[36-37]。年轻的脊柱侧凸患者骨密度常较低[38-39]；然而，在需要手术的成年脊柱侧凸患者中，椎体常发生退变和硬化，导致DXA测量值比实际值要高[36]。

前臂、足跟或手部BMD的外周DXA测量值与中心DXA测量值相关性较差，在临床中不用于评估骨量[40]。

最后，DXA无法测量体积骨密度（volumetric bone mineral density，vBMD）或评估骨微结构，这些都是骨强度的重要参数；而完整的骨密度评估必须考虑骨小梁结构、皮质厚度和局灶性缺损等因素。

CT技术

CT技术中的Hu值测量和cQCT，是替代DXA评估骨强度的新方法。这些评估可在已有的CT图像中进行，从而减少额外的辐射并节约时间[41]。

cQCT可对脊柱和髋关节骨小梁或骨皮质的vBMD进行三维测量。其受骨硬化、血管钙化[42]、肥胖[43]，以及其他影响DXA测量结果的伪影影响较小[44-45]。需要进行脊柱融合的患者骨密度值常较低[25-26,28,46-47]。

一项针对腰椎椎间融合术的回顾性研究发现，术后CT显示vBMD低的患者更容易形成假关节[48]。CT显示骨密度低的患者中有78%出现内固定不稳、邻近椎体骨折和其他并发症[29]。术前脊柱vBMD低的患者相较于vBMD高的患者不仅术后并发症发生率高，而且发生时间更早[47]。

另一种评估骨小梁BMD的方法是在已有的脊柱CT中测量腰椎的Hu值。在术前CT（术前6个月内）的正中矢状面、正中横断面、上终板下方和下终板上方的横断面测量$L_1 \sim L_5$椎体内圆形区域（不包括骨皮质、侧壁、终板或骨赘）的Hu值[49]。

Hu值与骨质疏松[50-53]和腰椎融合的成功率之间存在相关性[53]。有报告认为，骨质疏松的Hu临界值为110[54-55]；然而，在不同的CT模型上，数值存在差异。

骨小梁评分

骨小梁评分（trabecular bone score，TBS）是DXA方法的最新进展，极大地扩展了DXA的功能。将该软件（瑞士Medimaps Group TBSiNsight）应用在DXA图像上，可评估与骨微结构相关的骨小梁结构[56]。骨三维特征、力学参数和TBS三者之间的关系已经建立[56-57]。TBS可独立于骨密度和临床危险因素，预测骨质疏松患者发生脆性骨折的风险，在监测抗骨质疏松治疗效果方面具有一定的价值[58-59]。TBS可能阐明继发性骨质疏松、骨小梁微结构异常而BMD值升高患者骨折风险增加的原因（如糖尿病、类风湿性关节炎、糖皮质激素诱导的骨质疏松）。绝经后妇女推荐的TBS参考范围：＞1.35为正常微结构，1.2～1.35为骨质部分退化，＜1.2为骨质全部退化[60]。

TBS也会因脊柱伪影而假性升高，但比DXA测量的BMD值影响小[58]。

高分辨率外周QCT

高分辨率外周QCT（high-resolution peripheral QCT，HR-pQCT）测量[61]主要包括由骨皮质组成的外周骨骼部位（桡骨远端和胫骨远端）；异常的骨皮质值与较高的椎体骨折风险相关[62-63]。椎体的骨皮质外缘虽然薄，但对椎体强度有重要作用[64-65]。最近的一项前瞻性研究发现，HR-pQCT测量的骨小梁和骨皮质微结构异常与脊柱融合术后（6个月内）早期并发症的发生密切相关[66]。

目前，HR-pQCT还没有广泛应用于临床，主要用于研究。

研究表明，较高的骨量和完整的微结构对于新骨形成、增加内固定早期稳定性、促进骨愈合和减少并发症发生至关重要。手术前识别高危患者可早干预、早治疗，并最大限度地减少此类并发症的发生。

围手术期骨强度的优化

钙和维生素D摄入不足会加速骨质流失，导致骨软化症。

在人的一生中，骨骼重塑是一个持续的过程，钙在骨骼中进出。肾脏每天过滤的钙多达10 000 mg，其中98%以上被重新吸收。钙通过肾脏、胃肠道和皮肤流失，摄入不足最终会导致骨质脱钙。因此，如果饮食中钙含量有限，需要额外补充钙。建议绝经后女性和70岁以上男性每天摄入的钙总量为1200 mg，50岁以上男性为1000 mg，以补充每日钙损失（美国骨质疏松基金会）。

维生素D水平与骨密度和肌肉功能（如步行速度）呈正相关。每天补充至少800 IU的维生素D，可改善平衡和下肢功能，并能减少跌倒风险[67-68]。维生素D水平小于30 ng/mL与继发性甲状旁腺功能亢进有关，维生素D水平大于32 ng/mL时肠道钙转运增加。

椎体融合术后，软骨内和膜内骨化在减压节段上形成稳定骨桥[69-73]；然而，这一过程可能会受到生物学和生物力学的阻碍[74]。

抗骨吸收和合成代谢疗法是骨质疏松的标准治疗方法，可有效提高脊柱手术疗效并减少并发症的发生[75]。已在椎体融合术的患者中，测试了双膦酸盐和特立帕肽对椎体融合、椎体骨密度、邻近椎体骨折、内固定失败、融合分解代谢、内植物或椎间融合器下沉的影响[9]。

总体而言，术前抗骨质疏松治疗可降低椎体融合术后骨质疏松相关并发症的发生风险。在一项纳入849名患者［主要是60～79岁（80%）的白人（86%）女性（83%）］的大型回顾性研究中，接受治疗的患者和未接受治疗的患者1年内并发症发生率分别为9.1%和15.0%。接受治疗的患者仅占队列中的14.3%，其中88%接受双膦酸盐治疗，12.4%接受特立帕肽治疗。18%未经治疗的且术后出现并发症的患者不得不接受翻修手术[76]。

双膦酸盐

双膦酸盐类药物是治疗骨质疏松最常用的药物。它通过抑制骨髓中的破骨细胞生成、降低骨表面破骨细胞活性，并通过促进细胞凋亡来缩短破骨细胞寿命，达到抗骨吸收的作用[77]。

在人体内，双膦酸盐可能有利于腰椎融合术后患者的椎间骨桥形成并降低椎体骨折风险，但临床结果无差异。在一项小规模的前瞻性研究中，36例接受单节段腰椎后路椎间融合术的骨量减少患者，被随机分为阿仑膦酸钠35 mg组和维生素D组，随访1年，通过X线和CT重建评估椎间融合效果。与对照组（维生素D组）相比，术后1年内接受阿仑膦酸钠治疗的患者融合率显著提高（95% vs. 65%），椎体压缩性骨折（vertebral compression fracture，VCF）发生率下降（0 vs. 24%）。尽管如此，两组椎间融合器下沉的发生率（定义为CT扫描时从基线垂直移动超过2 mm）无显著差异，临床结果亦无显著差异[78]。然而，另一项纳入44例患者的研究显示，腰椎后路融合（posterior lumbar fusion，PLF）术后无论终板是否发生退变，使用阿仑膦酸钠组与未使用组的融合率无差异[79]。

通过两项小规模回顾性研究观察了唑来膦酸盐静脉输注的效果。第一项研究评估了44例患者在单节段或双节段PLF术后6个月的结果，发现唑来膦酸盐组与对照组之间的椎间融合率、融合块体积、临床结果和并发症发生率没有显著差异[80]。另一项研究对64例患者进行了长达24个月的随访，结果显示：唑来膦酸盐组术后的融合率更高（75% vs. 56%），VCF风险更低（19% vs. 51%），椎间融合器下沉率更低（28% vs. 54%），椎弓根螺钉松动（pedicle screw loosening，PSL）发生率更低（18% vs. 45%），临床结果也优于对照组[81]。

在一项纳入79例患者的随机-安慰剂对照研究中发现，33例实验组患者接受唑来膦酸盐治疗，早期融合率在术后第3、6和9个月时优于安慰剂组，但在术后第12个月时两组无显著差异，唑来膦酸盐组的VCF风险下降（0 vs. 17%），唑来膦酸盐组在术后第9个月和第12个月的临床结果优于安慰剂组；然而，总体融合率两组间无差异（82% vs. 83%）。唑来膦酸盐组中3例（9%）患者融合失败，安慰剂组中5例（14%）患者融合失败[82]。类似的研究观察了30例接受唑来膦酸盐治疗的患者和34例未经任何治疗的患者，术后随访12个月，两组间总体融合率无显著差异（92% vs. 92.86%），在术后第12个月和第24个月，唑来膦酸盐组临床预后的改善优于对照组。VCF（0例 vs. 5例）和PSL（0例 vs. 6例）的发生率在唑来膦酸盐组低于对照组[83]。

综上所述，双膦酸盐对腰椎术后融合率和手术预后的影响在各项研究中结果不一致。然而，双膦酸盐可诱导早期椎间融合，并降低椎间融合器下沉、VCF及PSL的风险。

合成代谢剂：特立帕肽

特立帕肽是甲状旁腺激素（parathyroid hormone，PTH）肽（hPTH 1-34）的一部分[84]。间歇性给药是通过激活成骨细胞表面受体产生合成代谢效应，进一步诱导多种生长因子的产生，包括胰岛素样生长因子-1（insulin-like growth factor 1，IGF-1），并导致骨小梁骨量的增加[85]。

一些小规模的回顾性研究证实：特立帕肽对椎间融合有促进作用[86-92]。

29例接受后路腰椎椎间融合术（posterior lumbar interbody fusion，PLIF）或经椎间孔入路腰椎椎间融合术（transforaminal lumbar interbody fusion，TLIF）的患者，术后采用特立帕肽单药治疗，6个月后的融合率显著高于未接受任何抗骨质疏松治疗的患者（69% vs. 35%）。然而，两组患者在日本骨科协会疼痛评估量表（Japanese Orthopedic Association Pain Evaluation Questionnaires，JOA-BPEQ）或Oswestry功能障碍指数（Oswestry disability index，ODI）评分上无显著差异[92]。

将47例因腰椎管狭窄症而行PLIF的患者分为两组，其中23例患者皮下注射特立帕肽3个月后序贯口服阿仑膦酸钠3个月，连续治疗12个月，另外24例患者单独口服双膦酸盐12个月。与单独用双膦酸盐组相比，特立帕肽组融合发生时间较早 [（6.0个月±4.8个月）vs.（10.4个月±7.2个月）]，且术后2年BMD（T值）显著改善 [（0.7±1.4）vs.（0.1±0.5）]。然而，术后24个月时ODI评分、视觉模拟评分法（visual analogue scale，VAS）评分或Prolo评分两组间无显著差异，总体融合率亦无显著差异（92.6% vs. 96.4%）[93]。

对于脊柱融合术，骨合成药物疗法可能优于抗骨吸收疗法。在一项纳入57例行单节段或双节段PLIF患者的研究中，一组患者术前2个月开始注射特立帕肽，术后继续使用8个月；另一组患者仅使用双膦酸盐。术后12个月时，特立帕肽组椎间融合发生时间更早，融合率更高（82% vs. 68%）。然而，在腰痛或下肢疼痛缓解方面两组间无显著差异[86]。

将62名行单节段或双节段PLF手术的绝经后妇女分为3组，第一组患者术前2个月和术后10个月接受特立帕肽治疗，第二组患者仅接受利塞膦酸治疗，第三组患者未行任何抗骨质疏松治疗。对术后X线和CT图像进行分析后发现，特立帕肽组在降低PSL发生率方面优于另外两组[（7%～13%）vs.（13%～26%和15%～25%）]。与其他双膦酸盐不同，利塞膦酸盐并未显著降低PSL发生率[88]。将行腰椎融合术的84例患者分为两组：特立帕肽组（术后注射特立帕肽6个月）和利塞膦酸组（口服利塞膦酸），与利塞膦酸组相比，在术后6个月以后，特立帕肽组的PSL风险显著降低。术后6～12个月期间发现螺钉松动数量在特立帕肽组中显著下降（2.3% vs. 9.2%），尽管术后早期螺钉松动数量在特立帕肽组中略高[89]。

一项对日本27个多中心、159例因骨质疏松性椎体骨折患者进行椎体融合术的回顾性临床研究显示，融合术后接受特立帕肽治疗2年的患者，脊柱内固定并发症发生率低于口服双膦酸盐治疗的患者（双膦酸盐组 vs. 特立帕肽组：73.1% vs. 58.2%）[94]。然而，一项针对绝经后骨质疏松患者行无内固定PLF的安慰剂对照试验显示，术后立即使用特立帕肽并没有改善影像或临床结果[95]。

总之，特立帕肽的使用可缩短椎间融合的时间，在部分研究中，总体融合率较高，与双膦酸盐相比，能够降低PSL的发生率。目前缺乏术前应用特立帕肽可能带来更高收益的临床证据，术前应用药物治疗潜在的骨质疏松，其手术时机及存在推迟手术的可能性，也是一个常见的问题和困境。

合成代谢药物：阿巴洛肽

阿巴洛肽是甲状旁腺激素相关蛋白（PTH-related protein，PTH-rp）肽类似物，是一种比特立帕肽更具亲和力的甲状旁腺受体激动剂。它可增加绝经后骨质疏松女性的骨形成。在治疗的第一年与特立帕肽相比，能够明显增加脊柱的骨密度，与安慰剂相比，能够降低86%的椎体骨折风险[96]。

在大鼠后路腰椎融合模型中，通过显微计算机断层扫描（micro-CT）检测发现，与对照组相比，应用阿巴洛肽可增加融合骨块骨小梁数量，提高椎间融合率，尽管对照组在临床无明显融合[97]。

一名66岁女性颈椎融合术后椎间植骨不融合，且两次翻修手术均失败的病例报告显示，在颈椎次全切和椎间融合术前2周开始应用阿巴洛肽，持续应用12周后，颈椎椎间融合成功[98]。

联合治疗

治疗骨质疏松的一种新方法是骨合成药物联合抗骨吸收药物。在特立帕肽治疗中加入地舒单抗已被证明可有效降低骨折风险[99]。地舒单抗是一种核因子-κB受体活化因子配体抑制剂，也是目前最有效的抗骨吸收药物。上述联合用药方法也适用于脊柱外科手术。在一项小型临床研究中，16名骨质疏松伴腰椎管狭窄症患者被随机分为特立帕肽单独治疗组（术前1个月开始，术后持续12个月）与特立帕肽＋地舒单抗联合治疗组（术后2个月、8个月分别给药）。所有患者均行腰椎后路椎间融合术联合局部植骨术。在术后第3、6、9、12个月分别测量股骨颈骨密度和骨转换标志物，并在术后即刻及术后第6、12个月通过CT评估椎间融合率，结果显示联合治疗组在术后第6个月的融合率高于特立帕肽单独治疗组[100]。

总而言之，尽管在影像学融合方面，短期的临床效果无显著差异[101]。但长期来看，稳固的融合与更好的功能密切相关[28]。

结论

尽管绝大多数老年脊柱手术患者的骨质量都很差，但术前影像学评估及提高骨强度等方面的进展能够帮助我们优化手术结果。

参考文献

（于凌佳　杨　雍 译）

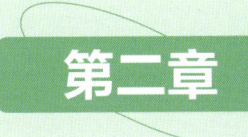

第二章

老年患者脊柱手术的抗血栓管理

Nallammai Muthiah, Nitin Agarwal, David Kojo Hamilton

引言

与其他任何手术一样，脊柱手术是血栓栓塞事件发生的危险因素[1-9]。据报告，脊柱手术围手术期深静脉血栓形成或肺血栓栓塞的发生率差异较大，在0.03%～31%之间[10-15]。发生率差异较大一定程度上反映出各项研究在研究效力、血栓栓塞预防、手术范围等方面的差异，以及在预防药物、技术及患者群体上的不同。尽管如此，患者的安全仍然是脊柱外科医师考虑的最重要因素，无论治疗方案、药物、手术技术或患者群体如何改变，脊柱手术都存在静脉血栓形成或血栓栓塞的重大风险。目前已有脊柱手术术前、术后的抗血栓管理指南，但是其中许多指南仅是基于回顾性和前瞻性研究粗略地制定的。静脉血栓栓塞（venous thromboembolism, VTE）的预防没有统一的标准化方案，尤其是对于合并多种疾病的患者。本章将依据现有文献，提供VTE预防的建议性指南。然而，归根结底，抗血栓药物管理应该在完整的临床环境下进行。

年龄是心血管疾病最重要的危险因素之一，尽管衰老对心血管健康的确切影响机制尚未完全了解[16-18]。衰老被认为会减少血小板聚集和纤维蛋白溶解，这可能继发于内皮细胞衰老[19-20]、内皮细胞修复机制耗竭[20]、并发症（包括高血压、肝病、肾病等）的增加[18]，以及久坐时间增加所致的生活方式改变[21]。80岁成人的血栓栓塞发病率约为60岁群体的3倍[22]。出于这个原因，许多老年人开始预防静脉血栓栓塞。

为此，老年脊柱手术围手术期管理的最大挑战之一是抗凝。血栓形成与难以控制的出血，这两种极端情况都是与脊柱手术相关的重大并发症[2, 4-5, 8-9]。目前批准了几种用于老年人群的抗凝药物。本章接下来将按药物类别，介绍老年患者脊柱手术的抗血栓药物使用策略。本章第一部分将概述脊柱神经外科择期手术的抗血栓药物管理，第二部分将讨论急诊手术的抗血栓药物管理，最后一部分将总结老年患者抗血栓药物管理的特殊注意事项。

术前抗血栓治疗

在考虑老年患者术前抗凝管理时，脊柱外科医师首先必须评估围手术期血栓形成风险。为此，必须始终考虑3个风险因素：机械性心脏瓣膜、既往血栓栓塞病史和心房颤动[23]。

心房颤动是临床上最常见的心律失常[24]。高龄是心房颤动最重要的危险因素[25]，在65岁以上的美国人群中，心房颤动的患病率为12%[26]。心房颤动也是该年龄段成人血栓栓塞的主要危险因素[27]。心房颤动患者的卒中风险是一般人群的5倍[28]。合适的抗凝治疗可以将心房颤动患者的卒中风险降低66%[29-30]。CHA_2DS_2-VASc评分用于对心房颤动患者的围手术期血栓形成风险进行分层，可将其分为低、中和高风险组[3]，由于这种风险分层基于间接临床证据，因此应该始终与患者特定的临床实际相结合。机械性心脏瓣膜和（或）既往血栓栓塞病史通常会增加围手术期血栓形成风险[3]，进而要求脊柱外科医师对老年患者进行风险分层。

抗血栓药物类别

药物的特定注意事项对于术前抗血栓管理也很重要。这些注意事项将在接下来的章节中讨论。

抗血小板药物

阿司匹林（乙酰水杨酸）

阿司匹林是当今美国最常用的处方药之一[31]。它相对便宜，可以在柜台购买，易于服用，并且具有多种基于剂量的生理学效应。低剂量时，阿司匹林主要发挥抗血小板作用；高剂量时，它具有抗炎特性[32]。换句话说，阿司匹林是一种用途广泛且易于获取的药物。

阿司匹林是一种不可逆的环氧化酶-1和环氧化酶-2抑制剂，可阻止血栓素A_2的形成并最终抑制血小板聚集。作为一种不可逆药物，阿司匹林的作用可持续到血小板的寿命时限（7～10天）。给药后30分钟达到血清峰值水平，半衰期为20分钟。阿司匹林过去曾被用于心血管疾病的一级预防，但最近的研究表明，将阿司匹林作为一级预防药物的益处不一定大于其风险。根据2019年美国心脏协会（American Heart Association，AHA）指南，阿司匹林不应用于70岁以上存在出血风险的患者[33-36]。因此，阿司匹林主要用于40～70岁高危人群心血管疾病的二级预防[33-37]。

据估计，约44.6%的70～79岁成年人和46.2%的80岁以上成年人，共计约950万人，每天服用阿司匹林[34]。有趣的是，心血管疾病在60～79岁成年人中的患病率约为75%，而在80岁以上成年人中约为80%[38]。老年人心血管疾病患病率与阿司匹林使用率之间的差异并不令人惊讶，因为并非所有心血管疾病患者都需要抗血栓治疗。确实需要抗血栓治疗的患者可能还需要除阿司匹林外的其他药物。同时，除了血栓栓塞的二级预防之外，老年人还可能由于各种原因而使用阿司匹林。有证据表明，很大一部分患者可能在没有明确建议或在医师不知情的情况下服用阿司匹林[34]。综上所述，确定所有非处方药至关重要，尤其是阿司匹林类会增加术中出血风险的药物。对于这些药物的管理计划应在术前几周由内科与外科团队共同制订。

建议因降低心脏疾病风险而服用阿司匹林的患者在脊柱手术前5～10天停用该药物[5, 39]。一些患者同时服用阿司匹林与另一种抗血小板药物以预防裸金属支架或药物洗脱支架的血栓形成，对于此类接受双重抗血小板治疗的患者，目前的建议是在可行的情况下将脊柱手术推迟6个月，并继续两种药物治疗[23, 40-41]。如果手术无法推迟6个月，则必须与内科、麻醉科医师及患者一起仔细评估出血风险与益处。如果预计出血风险很小，建议停用P2Y12受体拮抗剂，同时继续服用阿司匹林[23, 40-41]。对于术中或术后出血可能导致灾难性并发症的大手术，则可能需要停用这两种药物[23, 40-41]。

氯吡格雷与其他P2Y12受体拮抗剂

噻吩并吡啶类药物，通过抑制ADP介导的血小板聚集发挥抗血小板作用，进而达到抗凝的效果[42-43]。在噻吩并吡啶类药物中，氯吡格雷（第二代）、普拉格雷（第三代）、替格瑞洛（第四代）和坎格雷洛（第四代）在临床中最常用[42]。

氯吡格雷是一种前体药物，通过肝脏中的细胞色素P450系统代谢为活性化合物。虽然普拉格雷与替格瑞洛通常用于ST段抬高型心肌梗死以减轻心肌缺血结局[43]，但对于年龄较大的脊柱手术患者，P2Y12受体拮抗剂（尤其是氯吡格雷[42]）更常与阿司匹林联合用于放置了心血管支架的患者中以预防血栓栓塞。对于有心脏支架的患者，停用双联抗血小板治疗会显著增加血栓栓塞的风险。因此，如前所述，建议仅在可以接受术中出血增加风险时才停用P2Y12受体拮抗剂[41, 43]。

双嘧达莫是另一种属于P2Y12受体拮抗剂类的药物，它既可作为血管扩张剂又可作为抗血小板药物。迄今为止，尚无严格的数据可用于指导脊柱手术患者双嘧达莫的术前用药。咨询内科与麻醉科医师对于评估停药的风险与获益非常重要。如果决定停用双嘧达莫，建议在手术前2天停药[44]。重要的是，对于双嘧达莫与阿司匹林的合剂（如aggrenox），此类制剂应在手术前7～10天停用。

图2.1描述了老年患者脊柱手术术前抗血小板药物管理的建议流程。

口服抗凝药物

华法林

华法林是治疗非瓣膜性心脏病最常用的抗凝药物之一[31]。华法林的治疗效果源于其作为维生素K环氧化物还原酶（一种激活维生素K的酶）拮抗剂的特性。维生素K是凝血级联反应中Ⅱ、Ⅶ、Ⅸ和Ⅹ等因子γ羧化所必需的。华法林的半衰期为36～42小时，因此需要比其他抗凝剂在术前更早停用。传统上，华法林的治疗效果是通过国际标准化比值（international normalized ratio，INR）来衡量的。目前指南建议在手术前5天停用华法林或直到目标INR≤1.5。

在服用华法林的最初12～16小时内，Ⅶ因子水平约为40%，这足以使凝血级联反应维持功能以达到临床需求。出于这个原因，华法林在抗凝药物中是独特的，因为在首次服用华法林后24小时内进行椎管内麻醉或拔除硬膜外置管是安全的。对于服用华法林后多长时间进行椎管内麻醉或硬膜外置管操作是不安全的，目前还没有明确共识，但建议在进行此类操作之前需要调整目标INR≤1.4。

图2.2描述了老年患者脊柱手术术前华法林管理的建议流程。

直接口服抗凝药物

自推出以来，直接口服抗凝药物（direct oral anticoagulant，DOAC）已成为更受欢迎的抗凝药物。如今，AHA建议在需要抗凝治疗的心房颤动患者中使用DOAC而非华法林[45]。此类药物包括后缀为-xaban（如阿哌沙班、利伐沙班）和-gatran（如达比加群）的药物。达比加群是一种前体药物，其活性产物是直接凝血酶（Ⅱ因

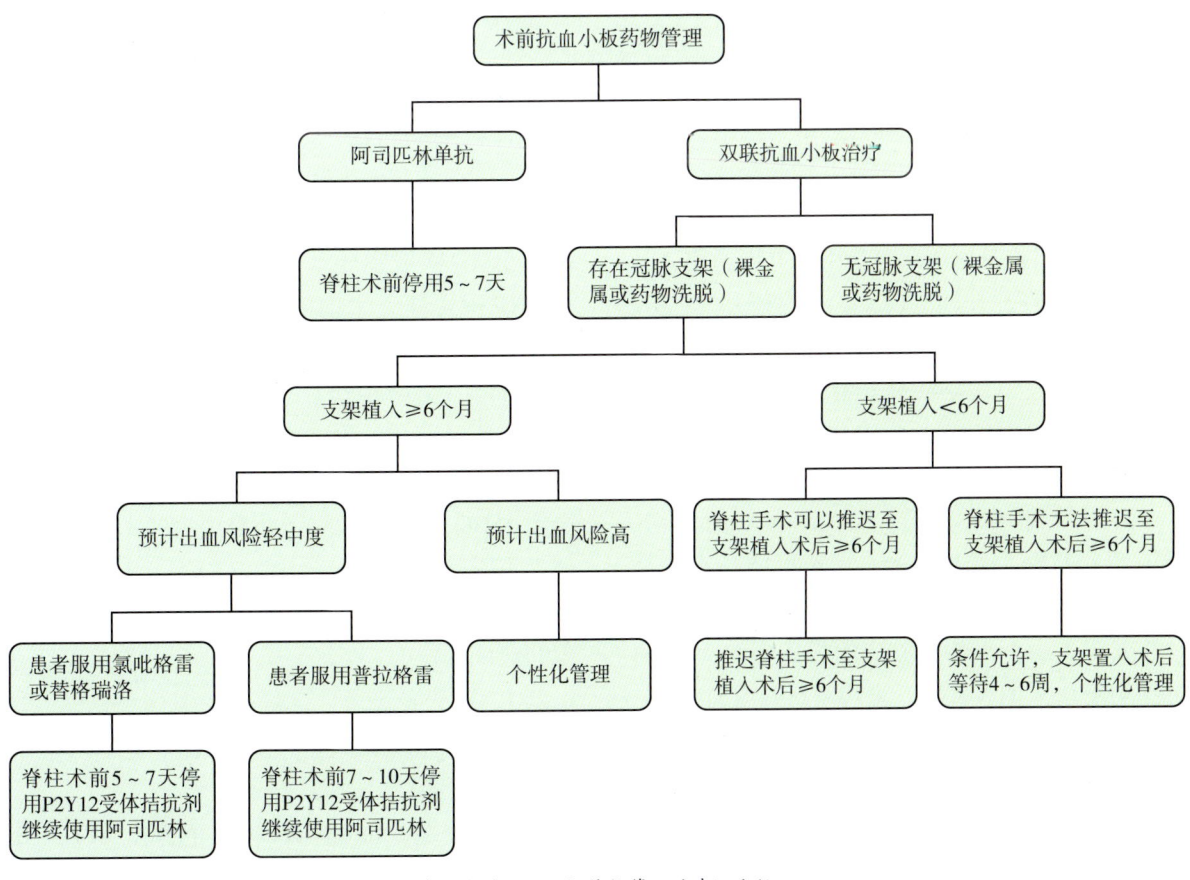

脊柱术前抗血小板药物管理的建议流程。

图2.1

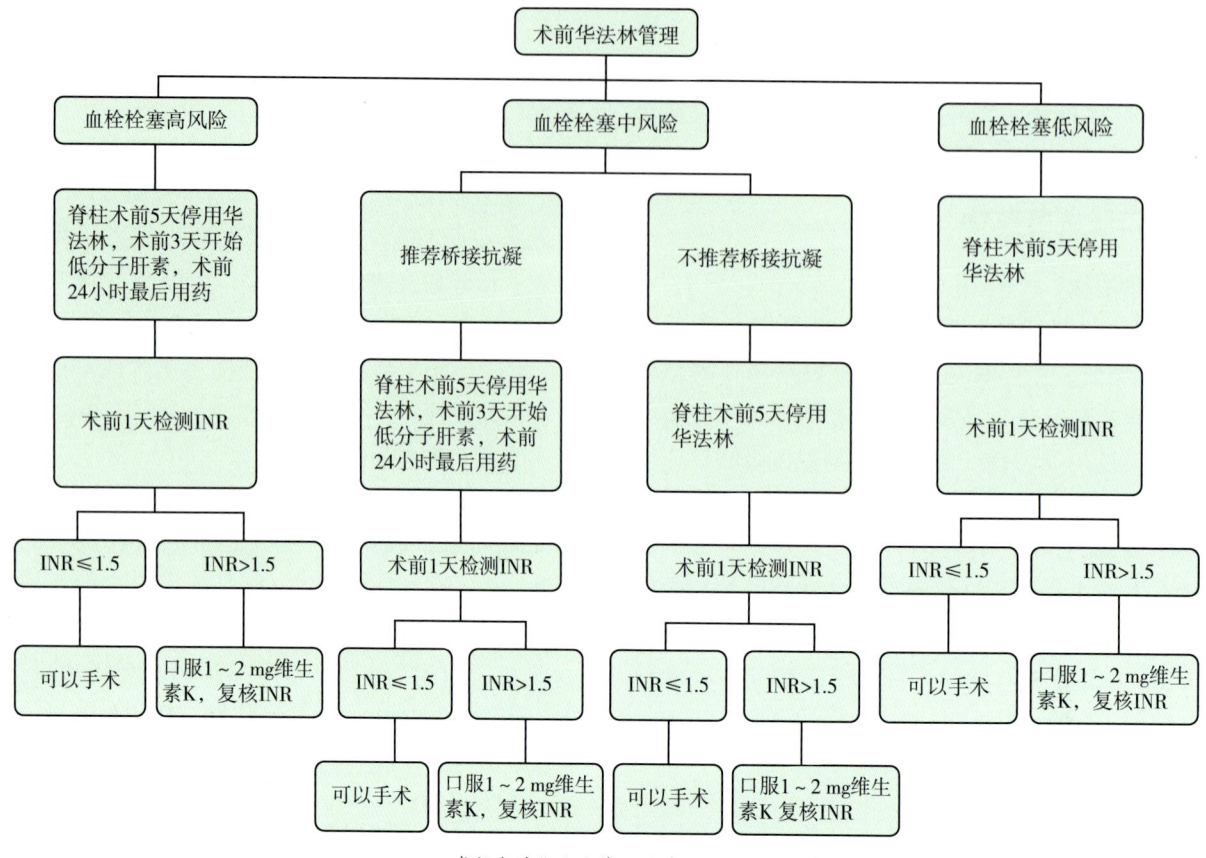

脊柱术前华法林管理的建议流程。

图 2.2

子）的可逆性抑制剂，它通过与凝血酶的活性位点结合，抑制纤维蛋白的形成并抑制凝血级联反应。阿哌沙班和利伐沙班是 X a 因子的不可逆抑制剂，可以阻止凝血级联反应中的共同通路，从而降低纤维蛋白的形成。DOAC 起效和失效迅速，无须进行血药浓度的监测，易于服用，并且已被证明在老年人中比华法林具有更少的出血并发症[46-47]。DOAC 在传统脊柱手术患者中应用得越来越普遍。

由于没有可靠的监测 DOAC 水平的方法，老年患者的围手术期 DOAC 管理可能具有挑战性[48-49]。此外，DOAC 经肾脏清除。在 65～79 岁的成年人中，慢性肾脏病的患病率约为 22%；而在 80 岁以上的人群中，患病率跃升至 51%[50]。由于许多脊柱手术患者都是老年人，因此必须在术前充分考虑其肾功能（通常通过肌酐清除率来评估）。一般来说，肾功能较差的患者比肾功能良好的患者需要更早停用 DOAC[48-49]。每种 DOAC 的半衰期不同，在确定术前 DOAC 停药时间时也应考虑到这一点[48-49]。由于 DOAC 失效迅速，因此通常使用肝素化合物进行桥接[48-49]。

对于肌酐清除率 ≥30 mL/min，且服用阿哌沙班每天 2 次或利伐沙班每天 1 次的患者，最后一剂应在脊柱手术前 3 天服用[48-49]。服用达比加群每天 2 次的患者，肌酐清除率 ≥50 mL/min 应在术前 3 天服用最后一剂，而肌酐清除率为 30～49 mL/min 的患者应在术前 5 天服用最后一剂[48-49]。如果肌酐清除率 ≤30 mL/min，通常不会使用 DOAC，因此对于此类患者的术前药物管理尚不明确。

图 2.3 描述了老年患者脊柱手术前 DOAC 管理的建议流程。

肝素化合物

普通肝素

普通肝素（unfractionated heparin，UFH）是一种可与抗凝血酶Ⅲ结合的化合物，作用于 X a 因子，并在较小程度上作为直接凝血酶抑制剂。

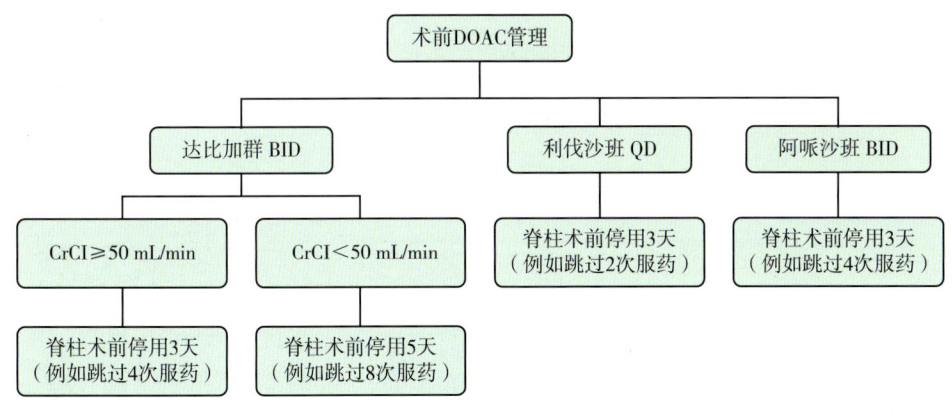

图2.3　术前DOAC管理的建议流程。

在体内，抗凝血酶Ⅲ抑制凝血级联反应的Ⅹa因子，防止凝血酶原形成活化的凝血酶。UFH与抗凝血酶Ⅲ结合并抑制Ⅹa因子和凝血酶。因为其给药途径以及需要密切监测其治疗效果，UFH通常在医院中使用。UFH的半衰期很短，只有1～2小时，很容易被鱼精蛋白逆转，使其成为术前VTE高风险患者的理想选择。美国区域麻醉学会（American Society of Regional Anesthesia，ASRA）建议在手术前4～6小时停用UFH或直到活化部分凝血活酶时间（activated partial thromboplastin time，APTT）＜35.7秒，无论患者接受的是治疗剂量还是预防剂量[51]。对于预防剂量的UFH（每8小时5000单位），如果预计手术出血很少，也可以在整个手术过程中继续用药[51]。

低分子肝素

低分子肝素（low molecular weight heparin，LMWH）与UFH具有相似的作用机制。由于其被分成各种大小的小分子，与UFH相比，LMWH混合物中大到足以直接抑制凝血酶的成分较少。LMWH越来越受欢迎，因为其导致肝素诱导的血小板减少症发生率低于UFH，并且不需要持续监测。这些益处的代价则是其治疗效果无法轻易被逆转。加速康复外科（enhanced recovery after surgery，ERAS）建议，在手术前1天停止治疗剂量的依诺肝素（＞40 mg，每天4次），在脊柱手术前12～24小时停止预防剂量的依诺肝素（30 mg，每天2次至40 mg，每天4次），需要注意的是，根据血栓栓塞的风险，可以继续预防性使用依诺肝素[52]。

磺达肝素

磺达肝素是另一种肝素类化合物。目前尚无严格的研究评估磺达肝素在老年脊柱手术患者中的安全性与有效性，因此脊柱外科医师必须依靠其临床判断决定术后何时开始使用这种药物。ASRA建议在脊柱手术前2～3天停止预防剂量的磺达肝素，同时也提示没有强力证据反对继续用药[52-53]。对于治疗剂量的磺达肝素，最后一次给药应在脊柱手术前4～5天[52-53]。

桥接抗凝

当术前停用口服抗凝药物时，可以使用短效药物"桥接"抗凝药物停用与手术之间的时间。传统上，肝素化合物用于桥接。重要的是，没有临床试验证据可以指导桥接的使用，尽管回顾性研究表明桥接会增加术中和术后出血风险，且不会显著降低术前血栓栓塞风险[49]。需要权衡VTE风险与脊柱手术术中、术后的出血风险才能最终决定是否桥接[49]。

如果确定桥接抗凝治疗对患者有益，LMWH通常是首选[49]，因为它们不需要监测，肝素诱导的血小板减少症发生率较低，并且具有与UFH相似的临床效果。重要的是，桥接似乎不会降低VTE发生率，但会增加出血风险[49]。因此，建议尽可能避免桥接，即使在大多数近期发生VTE[54-55]或心房颤动患者[49, 56]中也是如此。必要时可以用鱼精蛋白轻松逆转UFH，这在术中出血过多时很有用。图2.4改编自Tafur和

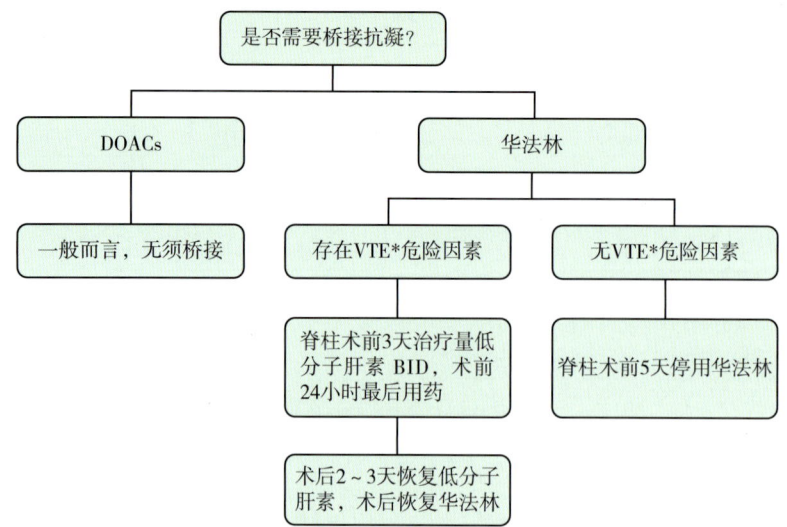

决定是否利用低分子肝素桥接华法林的流程。*静脉血栓栓塞（VTE）的危险因素依据比值比从最高到最低包括预期的大手术（$OR \geq 10$）、脊髓损伤（$OR \geq 10$）或严重创伤（$OR \geq 10$）、既往深静脉血栓形成（$2 \geq OR \geq 9$）、恶性肿瘤（$2 \geq OR \geq 9$）、化疗（$2 \geq OR \geq 9$）、麻痹性卒中（$2 \geq OR \geq 9$）、充血性心力衰竭（$2 \geq OR \geq 9$）、激素替代治疗（$2 \geq OR \geq 9$）、卧床3天以上（$OR \leq 2$）、年龄增加（$OR \leq 2$）、肥胖（$OR \leq 2$）、静脉曲张（$OR \leq 2$）[57]。

图2.4

Douketis提出的用于术前抗凝桥接的流程[49]。

术中抗凝

术中抗凝是接受特定脊柱手术患者的一种选择[58-59]。术中给予抗凝药物的主要风险是出血。有时出血风险低于血栓形成风险。例如，腰椎前入路与髂动脉血栓形成相关，继发于显露时的动脉牵拉[58]。据估计，髂动脉血栓形成的发生率高达0.9%[60]。尽管现有研究有限，但数据表明，腰椎前路手术术中肝素应用与出血增加无关，可以安全地用于预防髂动脉血栓形成[59]。一些研究评估了术中肝素在游离皮瓣手术中预防微血管血栓形成的安全性和有效性[61]。这些数据表明，在术中单次使用普通肝素后，微血管血栓形成和血肿形成的发生率均未显著增加[61]。虽然这些数据源于接受游离皮瓣重建手术的患者，可能并不适用于脊柱手术患者，但研究也提示，对于适当患者，术中使用UFH进行肝素化是安全的。遗憾的是，在老年患者脊柱手术中，当评估血栓形成风险高于出血风险时，至今没有指南可明确指导术中抗凝的适应证、适当时机和最佳剂量。

术后抗血栓治疗

刚刚接受脊柱手术的老年患者，尤其是患有恶性肿瘤或运动受限的神经功能损伤者，存在中度至高度的静脉血栓栓塞风险[57]。保守治疗可作为预防静脉淤滞和血栓形成的一线治疗[62-64]。术后早期下地活动与序贯加压装置（sequential compression device，SCD）的作用非常重要[62-64]。北美脊柱学会（North American Spine Society，NASS）的机械性血栓栓塞预防指南指出，尽管缺乏详细次数和持续时间的证据，"在手术前或手术开始时进行机械加压并持续到患者完全下床行走是一种合理的做法"[65]。当这些保守治疗不足以有效预防血栓形成时，可以采用抗血栓治疗。最近的研究表明，SCD、早期下床活动与术后早期积极抗凝的多模式治疗可降低VTE的发生风险，而且不会增加出血风险[10]。应当指出的是，NASS建议谨慎使用术后抗凝药物，因为许多择期脊柱手术的VTE风险相对较低。事实上，一些老年人可能身体足够健康而不需要术后抗血栓治疗，但也应根据具体情况决定。需要术后抗血栓治疗时，最常选择的术后即刻VTE预防药物是普通肝素和依诺肝素[10, 54, 66]。

了解脊柱术后常规操作可能会增加术后VTE风险也很重要。例如，通常使用类固醇来减轻术后急性期肿胀，但在一项超过94 000名脊柱神经外科患者的研究中，这种做法导致肺栓塞风险增加1.47倍以及深静脉血栓形成风险增加1.55倍[67]。当脊柱手术患者存在恶性肿瘤[57]、活动受限的神经功能损伤[10, 57, 68]或住院时间较长[57]时，VTE风险更高。术后住院时间越长，结局越差，尤其是对于生理适应性较差且发生谵妄风险较高的老年患者[69-70]。

以下将概述在脊柱手术后重新开始使用抗血小板药物和抗凝药物的建议流程。换言之，本节的剩余内容专门用于介绍术前使用过（或术前有长期使用指征）特定抗凝药物或抗血小板药物患者的管理。因此，最佳的使用方法是注意患者术前服用了哪些药物，并确定重新启动该特定药物的建议流程。因此，以下内容并不适用于所有患者。

抗血小板药物

图2.5描述了老年患者脊柱手术后重新开始抗血小板药物管理的建议流程。

阿司匹林（乙酰水杨酸）

对于脊柱手术，建议在术后停用阿司匹林8～10天，直到显著出血的风险降低[71]。对于有裸金属支架或药物洗脱支架的患者，由于血栓栓塞风险显著，阿司匹林通常在整个围手术期持续使用[71]。如果需要为大型脊柱手术停用阿司匹林，则应根据具体情况与内科医师、麻醉医师共同做出决定，同时考虑患者年龄、并发症、药物、手术范围、预期恢复时间、住院时间，以及可能影响治疗或随访依从性的社会经济因素[71-72]。

氯吡格雷和其他P2Y12受体拮抗剂

一旦术后出血风险降低，就应该开始使用氯吡格雷和替格瑞洛[73]。患者服用这些药物通常是因为他们有裸金属支架或药物洗脱支架，这些支架有着很高的血栓栓塞风险。

口服抗凝药物

图2.6描述了老年患者脊柱手术后开始口服抗凝药物的建议流程。

华法林

建议在手术后1～3天重新开始使用华法林[56]。在等待重新开始使用华法林期间，患者可以在术后≥24小时使用预防或治疗剂量的肝素化合物进行桥接。有证据表明，上述桥接效果不劣于低分子量肝素桥接[56]。尽管如此，术后使用LMWH或UFH桥接华法林通常需要根据具体情况决定。如果需要术后桥接，外科医师可以选择在术后2～3天开始使用治疗剂量的LMWH或UFH，或在手术后1～2天开始使用预防剂量的LMWH或UFH。另一种方法是在手术后1～3天开始使用华法林，无须肝素桥接[56]。

DOAC

DOAC通常可以在手术后2～3天重新开始使用[74]，如果患者无法行走或有其他血栓形成危险因素（如活动性恶性肿瘤），可以在此期间使用预防性抗凝药物。低剂量依诺肝素（40 mg）通常用于预防性抗凝。

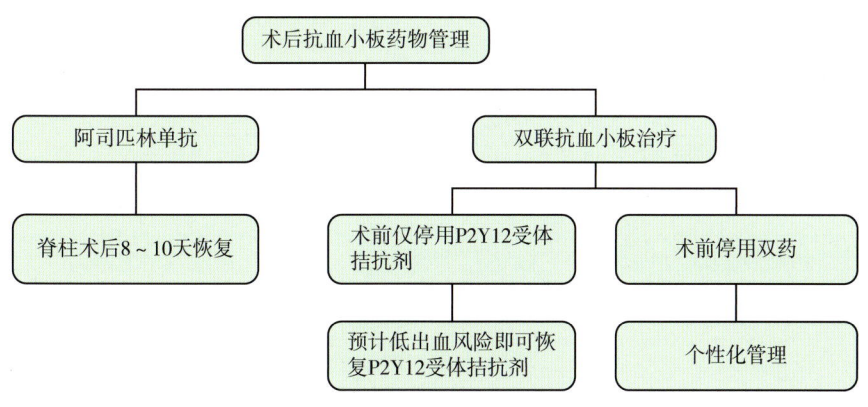

术后抗血小板药物管理的建议流程。

图2.5

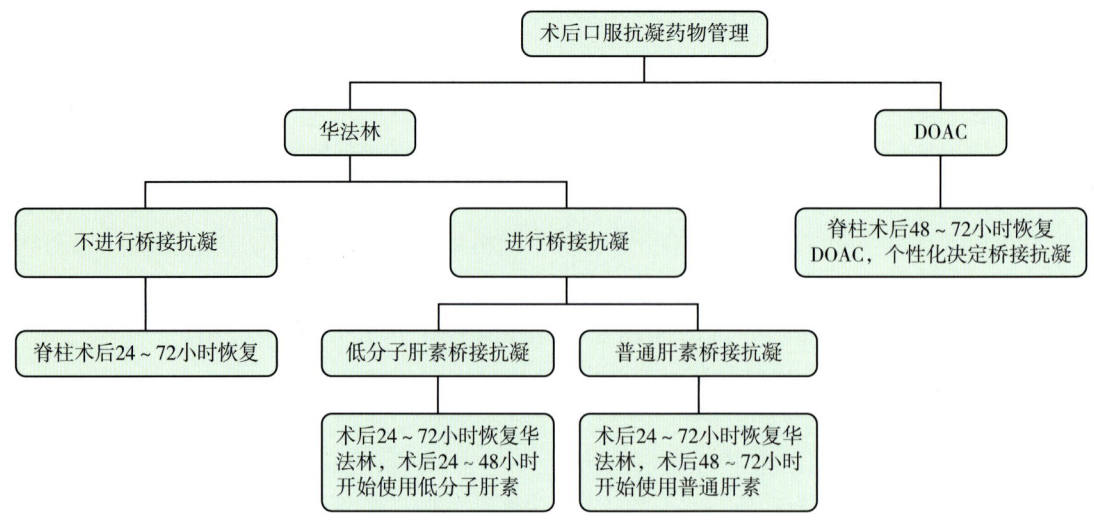

术后抗凝药物管理的建议流程。

图 2.6

有研究表明，术后应用DOAC的出血风险低于华法林[48]。此外，与口服抗凝药物（DOAC和华法林）相比，抗血小板药物（肝素化合物）已被证明会增加脑出血风险。与华法林相比，DOAC有更少的死亡、心血管事件、出血性卒中和因出血并发症致住院情况[46]。

肝素化合物

图2.7描述了老年患者脊柱手术后开始使用肝素化合物管理的建议流程。重要的是，NASS指南目前建议将机械预防和早期下床活动作为VTE低风险手术的一线治疗，例如大多数通过后方入路进行的择期手术[65]。对于VTE高风险手术，可以使用肝素化合物降低血栓形成风险。一些证据表明，脊柱术后立即开始使用肝素与症状性硬膜外血肿的发生率增加无关[10]。同时，NASS指南依据已报告的症状性硬膜外血肿对脊柱术后使用肝素和依诺肝素发出警告[65]。也就是说，UFH和LMWH在临床中经常在脊柱术后使用。总之，目前关于肝素术后使用的证据是相互矛盾的，但无论如何，术后抗血栓药物的使用应在考虑患者年龄、并发症、手术范围、神经功能损伤以及任何其他VTE或出血的风险因素后决定[57]。如果开始使用肝素，则必须在住院期间仔细监测神经功能情况[65]。

UFH和LMWH

UFH和LMWH通常在手术后24小时或在下一个计划给药时刻开始[51, 75]。它们的半衰期短且起效快。在合适的临床情况下，UFH或LMWH可用于术后桥接华法林或DOAC。

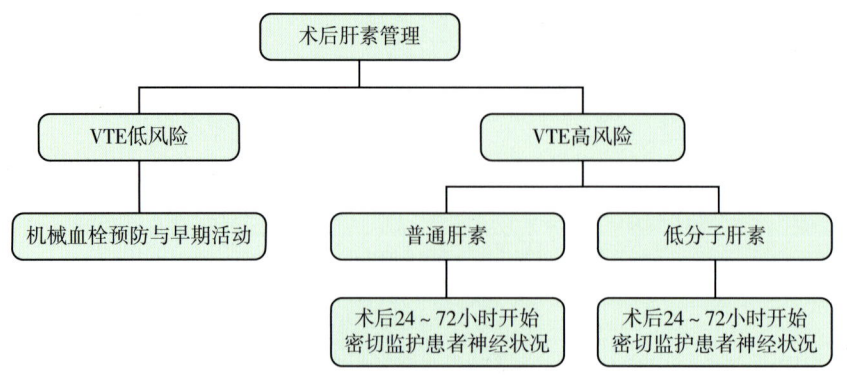

术后肝素化合物管理的建议流程。

图 2.7

紧急情况下的抗血栓管理

择期脊柱手术为手术团队提供了渐进、可控的抗血栓管理时间。而对于外伤和感染等多种病因导致的脊柱急症则不能提供如此充足的时间。正如本章前面提到的,许多65岁以上的老年人长期服用抗血小板药物或口服抗凝药物。对于老年患者的脊柱急症,确定任何可能增加围手术期出血的药物并制订有效的管理计划至关重要。本节将概述需要脊柱急诊手术的老年患者的抗血小板药物和抗凝药物管理。

抗血小板药物

阿司匹林

如前所述,许多老年人有时甚至在没有医师处方的情况下服用阿司匹林。在紧急情况下,重要的是要采集患者的用药史和他们上次服药的时间。如果无法从患者那里获得,应该从家庭成员那里获得这些信息。在没有患者用药史信息的情况下,可以进行血小板功能测定,这很容易评估血小板功能[76]。然而,这些检查的时间效率较低,尤其是在神经外科急诊时。通常可以通过术前输注血小板来逆转阿司匹林的作用[76]。

氯吡格雷

与阿司匹林类似,重要的是要确定脊柱急诊手术患者是否服用氯吡格雷,如果服用,应采集最后一次服药的时间。当此信息不可知时,可以使用血小板聚集试验来测量氯吡格雷的影响。同样,当患者需要神经外科急诊干预时,此类测试的时间效率并不高。与阿司匹林相比,氯吡格雷往往会导致更多的血小板功能障碍[76]。当需要逆转氯吡格雷时,在神经外科急诊手术中可能需要更多的血小板[76]。

口服抗凝药物

华法林

华法林通过抑制维生素K环氧化物还原酶激活维生素K来发挥作用,因此它可以阻止凝血级联因子Ⅱ、Ⅶ、Ⅸ和Ⅹ的合成。华法林的半衰期为36~42小时[77]。因此,在紧急情况下,仅在外科手术前立即停用华法林通常不足以使INR正常化[78]。同样,维生素K给药本身也通常不足以在手术前使INR正常化,因为维生素K需要12~24小时才能完全发挥作用[78]。因此,往往需要输注活化的凝血级联因子。在使用华法林进行抗凝治疗时,使INR正常化所需的新鲜冰冻血浆(fresh frozen plasma,FFP)量大到惊人[78-79]。因此,对于脊柱急诊手术,通常使用凝血酶原复合物浓缩物(prothrombin complex concentrate,PCC)来逆转华法林[78-79]。PCC可包含4种因子(四因子PCC:Ⅱ、Ⅶ、Ⅸ和Ⅹ因子)或3种因子(三因子PCC:Ⅱ、Ⅸ、Ⅹ及少量Ⅶ因子)。

如果手术可以安全地延迟6~12小时,静脉输注维生素K可使INR正常化(INR<1.5)[79]。如果不能延迟手术,目前指南建议使用20~50 IU/kg的四因子PCC并同时静脉注射维生素K(5~10 mg)来逆转华法林[79-80]。值得注意的是,逆转华法林仍然存在较小的血栓并发症风险[79, 81]。也就是说,应根据每位患者的并发症、预计手术范围和术前INR仔细权衡PCC的风险与获益。

DOAC

如前所述,DOAC主要通过抑制Ⅱ因子或Ⅹa因子发挥作用。DOAC不易被监控或逆转,因此紧急情况下的DOAC管理具有挑战性。尽管如此,脊柱外科医师仍然可以优化围手术期出血和血栓形成的风险。

与华法林相比,DOAC的起效和失效速度更快,因此确认患者最后一次服药时间非常重要。DOAC在1~3小时达到峰值效果,并且它们被清除得足够快,因此如果手术可以延迟8~12小时,大手术可能不需要逆转剂[77, 79]。在脊柱急诊手术之前,还应检查服用DOAC患者的肾功能,DOAC全部通过肾脏清除,尤其是在外伤继发出血的情况下,可能会发生急性肾损伤,从而导致血液中DOAC蓄积[77, 79]。因此,估计肌酐清除率对于确定DOAC清除率可能延迟的程度很重要。

依达赛珠单抗(idarucizumab),顾名思义,是一种单克隆抗体。它以高亲和力结合达比加群。虽然价格昂贵，但它是美国食品药品监督管理局（Food and Drug Administration，FDA）批准用于急诊外科手术的唯一一种非维生素K口服抗凝血逆转剂[77]。idarucizumab通常以间隔小于15分钟的2次推注或输注2.0～2.5 g的方式给药[77]。在美国，其效果是使用APTT或稀释的凝血酶时间来衡量的，不一定需要延迟急诊手术来进行这些化验[77]。评估idarucizumab疗效的主要临床试验表明，达到达比加群最大逆转的中位时间在4小时，从抗体输注到手术的中位时间为1.6小时[82]。此外，93%的外科医师报告手术期间的止血是正常的[82]。约67%需要急诊手术的患者在手术后72小时内重新开始抗血栓治疗[79, 82]。

由于尿毒症所致血小板功能障碍，以及经肾脏清除的DOAC（如达比加群）在血液中蓄积，慢性肾脏病（chronic kidney disease，CKD）与出血风险增加相关[83-84]。随后对idarucizumab临床试验数据的重新分析进一步发现，无论肾功能基线如何，idarucizumab都能完全逆转达比加群[85]。用idarucizumab逆转后，94.4%的严重肾功能不全患者（肌酐清除率＜30 mL/min，n=91）实现了外科医师认为的正常止血，没有患者在术后24小时经历出血并发症[85]。相比之下，93.6%的基线肾功能正常患者（肌酐清除率≥80 mL/min，n=108）实现了外科医师认为的正常止血，2.1%的患者术后24小时经历了出血并发症[85]。研究发现有严重肾功能损害的患者在逆转后12～24小时达比加群水平再次升高[85]。因此，在脊柱急诊手术的情况下，idarucizumab可以在肾功能不全患者中逆转达比加群，但是也需要术后仔细监测出血并发症。

安得塞奈（andexanet）是一种重组Ⅹa因子变体，用于逆转因子Ⅹa拮抗剂，如利伐沙班、阿哌沙班和依度沙班。andexanet已被证明在给药12小时后可有效降低Ⅹa因子活性并具有极佳或良好的止血效果（颅内出血定义为极佳：与1小时相比，12小时出血量增加≤20%；良好：与1小时相比，12小时出血量增加≤35%）[86]。但是，andexanet目前仅被批准用于逆转与Ⅹa因子抑制剂相关的大出血。

ciraparantag是一种小的合成阳离子，据称可与所有非维生素K拮抗剂及肝素和钙通道螯合剂结合[77]。迄今为止，临床试验仍在评估其逆转依度沙班、LMWH和UFH的安全性和有效性。

由于目前没有直接的逆转剂被批准用于在急诊外科手术中逆转Ⅹa因子抑制剂，因此也要考虑逆转抗凝的替代方法。目前指南指出，四因子PCC是一种可行的选择[77, 79, 87-88]，但是PCC对Ⅹa因子拮抗剂的安全性和有效性尚未在一般人群中进行严格研究，更不用说在老年群体了[89]。最后，虽然用PCC逆转Ⅹa因子抑制剂可能有效，但也需要同时考虑临床实际以及手术期间出血风险后决定。

肝素化合物

UFH

一般来说，患者只会在住院期间接受UFH治疗。由于UFH的血浆半衰期为45～90分钟，因此通常可以简单地通过停药来逆转其抗凝作用，即使是在急诊手术的情况下也是如此[80]。

andexanet是重组Ⅹa因子变体，据称也可以逆转UFH。如果不能在停用UFH的情况下延迟手术，硫酸鱼精蛋白已被批准用于逆转UFH。通常以30分钟内每80～100单位UFH给予1 mg硫酸鱼精蛋白的剂量逐渐给药，最后30～60分钟内每给予80～100单位UFH给予0.5 mg硫酸鱼精蛋白，以及超过2小时给予的每80～100单位UFH给予0.25～0.35 mg硫酸鱼精蛋白[76]。鱼精蛋白本身就是一种抗凝血剂，因此过量的鱼精蛋白会导致出血增加[76]。因此，建议在逆转UFH时尽量减少鱼精蛋白剂量。

LMWH

LMWH的半衰期比UFH长（4小时 vs. 45～90分钟），因此有时只需停药即可逆转其作用。当不能延迟手术时，仍可给予硫酸鱼精蛋白。值得注意的是，硫酸鱼精蛋白在逆转LMWH的作用方面不如逆转UFH有效，其安全性和有效性仅在小型回顾性研究中得到证实。当逆转LMWH时，在4～8小时内每给予1000单位LMWH，给予1 mg硫酸鱼精蛋白[76, 80]。如果最后一剂LMWH的给药时间超过8小时，则可以使用更少的剂量[80]。

磺达肝素

迄今为止，尚无FDA批准的磺达肝癸钠逆转剂。重要的是，硫酸鱼精蛋白对磺达肝素没有作用。虽然在大出血的情况下重组Ⅶa因子可减弱磺达肝素的作用[80]，但迄今为止没有研究评估在急诊手术中逆转磺达肝素的安全性与有效性，更不用说在老年患者身上了。

特别注意事项

身体成分变化

自然衰老会导致身体成分发生变化，在脊柱手术前对老年人进行药物管理时必须考虑到这一点。值得注意的是，老年人的肌肉和全身水分比例往往较低，这最终导致全身脂肪比例相对增加[90-91]。这些变化改变了抗血栓药物的药代动力学和药效学。

药代动力学

药代动力学是指进入体内的化合物的吸收、分布、代谢和消除的过程。随着年龄的增长，药代动力学会根据身体成分和生理功能的变化而变化。本节的其余部分将重点关注对脊柱手术患者非常重要的抗血栓药物的药代动力学及其与年龄相关的变化。

吸收

迄今为止，有关衰老对大多数药物吸收的影响尚未达成共识[91]，更不用说抗血栓药物了。虽然研究表明老年人胃酶分泌减少[92]、肠道吸收减少[93]，但这些变化的临床意义尚不清楚。迄今为止，还没有测量老年人药物吸收的标准化方法。可能出于这个原因，评估药物吸收变化对临床结局影响的研究结果混杂。无论如何，药物吸收的变化不太可能显著影响老年患者脊柱手术的临床结局[94]。

分布容积

随年龄增加导致的药代动力学变化即是水溶性药物的分布容积（V_D）减少[91]，这是全身脂肪的相对比例增加所致。在抗凝药物中，华法林和肝素都具有一定的水溶性，因此具有较低的V_D值。对于老年人，这些药物的V_D值变得更低，从而导致更高的血清浓度和更高的药物毒性风险。

蛋白结合

华法林是一种极性酸性化合物，在体内与白蛋白结合。随着年龄增长，白蛋白产生减少。从理论上讲，这可能会导致血清中游离华法林水平升高，增加药物间的相互作用[91]。然而，降低的药物蛋白结合率并没有显示出显著的临床意义[95]。

清除

肾脏清除率降低是与年龄相关的主要变化之一。大多数药物的清除是通过肝脏或肾脏进行的[94]。这些器官的生理功能下降导致与这些药物相关的毒性增加[94]。对抗凝药物的影响因其清除器官而异。例如，华法林主要由肝脏清除，而DOAC至少有一部分经由肾脏清除[90]。本节的其余部分将讨论肝肾功能受损对相关抗凝药物清除的影响。

肝功能不全

肝脏合成对凝血和纤维蛋白生成至关重要的多种分子，包括抗凝血酶Ⅲ和凝血级联反应因子。肝功能不全患者合成这些物质的能力下降。然而，肝病患者并不能避免血栓事件的发生。事实上，肝功能不全患者同时存在出血和血栓形成的风险[96]。如今，非酒精性脂肪性肝病（nonalcoholic fatty liver disease，NAFLD）是美国最常见的肝病，在美国成年人中的患病率为30%～40%[97]。继发于NAFLD的肝功能不全患者也可能有与肥胖相关的心血管损害，并且患肝细胞癌的风险更高[97]——两者都是VTE的危险因素[57]。由于大多数研究口服抗凝药物效果的临床试验都排除了肝病患者，因此肝病患者口服抗凝药物的管理方案也尚不明确。

肾功能不全

在60岁及以上的老年人中，39.4%患有CKD[98]。CKD类似于肝病，使患者发生VTE和出血的风险增加[99]。VTE风险增加继发于促凝因子水平升高、促红细胞生成素类似物的应用以及内源性抗凝和纤维蛋白溶解因子水平降低[99]。另外，出血风险至少部分是继发于尿毒症毒素累积所致的血小板功能失调[99]。当肾功能不全的患者服用口服抗凝药物时，出血风险会增加。事实上，CKD患者出现INR＞4.0的可能性是非CKD患者的4倍[100]，这显著增加了术中和术后出血的风险。HEMORR₂HAGES和HAS-BLED风险评分用于预测开始使用华法林后的出血风险（表2.1）[101-102]。

表2.1 两种基于评分的替代性评估指南：出血风险预测评分HEMORR₂HAGES和HAS-BLED（高血压、肝肾功能异常、中风、出血倾向、INR不稳定、老年、药物或酒精使用评分），被用于评估启动华法林治疗后的出血风险

出血风险预测评分 HEMORR₂HAGES		
H	肝脏或肾脏疾病	1
E	酒精或药物滥用	1
M	恶性肿瘤	1
O	老年（≥75岁）	1
R	血小板减少或功能异常	1
R₂	再出血风险	2
H	高血压	1
A	贫血	1
G	基因因素	1
E	过度使用抗凝药物	1
S	中风	1
总分		12
HAS-BLED（高血压、肝肾功能异常、中风、出血倾向、INR不稳定、老年、药物或酒精使用评分）		
H	高血压	1
A	肝肾功能异常	1或2
S	中风	1
B	出血倾向	1
L	INR不稳定	1
E	老年（＞65岁）	2
D	药物或酒精使用	1或2
总分		9

在DOAC中，达比加群的肾脏清除率最高[103]。因此，特别是对于接受达比加群治疗的合并CKD且接受脊柱手术的患者，必须在整个住院期间密切监测肾小球滤过率。DOAC的管理应考虑患者的其他并发症、其他药物应用、透析需求和手术情况。

华法林虽然主要由肝脏清除，但与健康对照相比，CKD患者的华法林清除率降低[100]。在接受血液透析的CKD患者中，经肾脏清除的抗凝药物的药代动力学与药效学尚未明确[104]。此外，抗凝药物会诊对于评估围手术期服用抗凝药物的CKD患者个体化风险和获益非常重要[99]。

在抗血小板药物中，当CKD患者需要围手术期抗凝或桥接治疗时，UFH要优于LMWH，因为UFH水平很容易用APTT监测，而且很容易被逆转[99]。

跌倒风险

跌倒是65岁以上患者最常见的意外住院原因[105]。事实上，一次跌倒会使随后跌倒的风险加倍[106]。接受脊柱手术的老年患者，跌倒风险很大，在进行抗血栓治疗时必须考虑到这一点。服用抗血栓药物的患者即使是轻微外伤也有出血风险。在摔倒意外发生前与不进行抗凝治疗相比，使用华法林进行抗凝治疗使跌倒相关死亡率增加了6倍[107]。此外，在合并骨质疏松/骨质减少的患者群体中，非高处跌倒也可能造成广泛伤害。

根据所呈现的神经功能损伤，接受脊柱手术患者的跌倒风险可能高于接受非脊柱手术者。然而，迄今为止没有证据表明脊柱手术本身与跌倒风险增加相关。

饮食

随着年龄的增长，饮食习惯有时会发生变化。老年人可能会改变他们的生活方式，以适应退休后社交、体能和社会经济因素的变化。抑郁症患病率在老年人中最高，这会进一步改变老年人的饮食习惯。老年人也可能正在服用具有胃肠道不良反应的药物，因此对某些食物的耐受性差，这对饮食改变也有很大影响。

在抗凝药物中，华法林的药代动力学最有可能与饮食有关。如本章前述，华法林可有效降低维生素K活性。增加维生素K的摄入量（可通过补剂或食用绿叶蔬菜获取）会降低华法林的药效[108]。因此，脊柱外科医师在术前与老年患者

沟通饮食习惯非常重要。

复合用药

在本章讨论的药物中，口服抗凝药物在复合用药方面得到了最广泛的研究。华法林通过肝脏中的细胞色素P450系统代谢[109]，这使得它容易受到许多药物相互作用的影响[109-110]。具体而言，联合服用华法林和任何其他具有抗凝特性药物［包括阿司匹林[111]、非甾体抗炎药（nonsteroidal anti-inflammatory drug，NSAID）[111]和选择性5-羟色胺再摄取抑制剂（selective serotonin reuptake inhibitors，SSRIs）[112]］的患者出血风险显著增加。在65岁及以上的老年人中，重度抑郁症的患病率为1%～5%[113]，但15%老年人会出现临床上显著的抑郁症状[114]。此外，在住院的老年患者中，抑郁症患病率为10%～12%[114]。脊柱外科医师在脊柱手术前与患者一起彻底地回顾药物治疗方案至关重要。即使在INR没有增加的情况下，联合应用华法林和这些药物也会增加出血风险[110]。

许多抗菌药物通常通过两种机制影响华法林的功能：消灭产生维生素K的肠道细菌（次要）和通过细胞色素P450系统改变药物代谢（主要）[108]。细胞色素P450系统的抑制剂，如甲硝唑、磺胺甲噁唑-甲氧苄啶和环丙沙星，往往会增强华法林的抗凝作用[109]。细胞色素P450系统的诱导剂，如利福平，可减弱华法林的抗凝作用[109]。脊柱手术患者，尤其是在术后留置Foley导管期间，可能会发生尿路感染（urinary tract infections，UTI），并且需要应用上述药物之一进行治疗。对于近期接受脊柱手术且发生UTI的患者，需要关注华法林的应用管理。

甲状腺功能变化也会改变INR。例如，甲亢患者INR增加[110]。因此，甲状腺疾病患者应当咨询内分泌专家的建议，来使用甲状腺替代药物（如左甲状腺素）或甲状腺抑制药物（如甲巯咪唑）。此外，改变甲状腺功能的药物（如胺碘酮）也必须在围手术期谨慎使用，通常由开具药物的医师提供用药意见[110]。

血脂异常是一种容易导致心血管疾病的慢性病症。血脂异常的患病率随着年龄的增长而增加，这并不稀奇[115]。一些老年人可能开始服用贝特类药物以降低甘油三酯、增加高密度脂蛋白[115]。因为贝特类药物已被证明可增强华法林的作用，所以针对同时服用贝特类药物的患者，脊柱外科医师在围手术期应用华法林时应谨慎[110]。

展望

本章提供了抗血栓药物治疗管理的指导意见。这对于理解抗血栓治疗在老年脊柱手术患者中的风险和益处具有重要作用。然而，迄今为止，尚无标准化指南获得脊柱外科医师的共识，更不用说对患有多种并发症的老年患者的抗血栓管理了。美国人口正在老龄化，越来越多的成年人患有慢性病。尽管进行随机对照试验来评估抗血栓治疗对患者预后的作用仍具有挑战性，但为脊柱手术制定标准化指南对于脊柱外科未来至关重要。未来的潜在研究方向包括开展随机对照试验评估接受前路腰椎手术的患者术中抗凝出血与血栓形成的风险、比较LMWH与UFH在围手术期抗凝桥接中的作用、为接受心血管支架植入并使用双重抗血小板治疗的老年患者制定理想的抗血小板治疗方案。

参考文献

（谭海宁　于凌佳　杨　雍　译）

第三章

内科并发症的管理

Sujatha Sankaran

术前风险分层与风险沟通

老年人的术前风险分层有助于患者围手术期并发症的风险量化。有多种风险分层工具可用于量化围手术期风险，但没有一种是针对老年人的。美国外科医师学会国家外科质量改进计划（American College of Surgeons National Quality Improvement Program，ACS-NSQIP）已经创建并验证了一种风险评估工具，该工具考虑了手术的特定风险，并纳入了许多患者的特定因素，包括老年相关的多种因素，如年龄、功能状态和营养状况。其他因素还包括在老年人中更常见的危险因素，如呼吸系统疾病、心力衰竭和癌症扩散。ACS-NSQIP工具可量化严重并发症、术后感染、血栓栓塞、再次手术、再入院和总体死亡率等各种风险。其他风险分层工具，如修订心脏风险指数（revised cardiac risk index，RCRI）和Gupta风险评估，更侧重于围手术期严重心血管不良事件（如心肌梗死）的风险评估。

评估风险后，外科团队还应评估患者是否有能力做出医疗决定。随后，外科团队应根据患者的预期寿命与患者和家属讨论其总体治疗目标。许多脊柱手术的目的是减轻疼痛，对康复进行切实的讨论与沟通，对于向患者阐释疼痛缓解的进度及能否满足患者的医疗预期都非常重要。开放的沟通和共同的决策至关重要。

老年人特有的危险因素

老年人易患多种疾病，这些疾病会增加围手术期并发症的风险。与年轻人相比，老年人更容易患肾脏、心脏和肺部疾病。在脊柱手术前针对老年人应评估4个特定项目——认知状态、功能状态、营养状态和身体虚弱程度。

有认知障碍的患者更可能在医院内出现谵妄，反过来又会增加住院时间并导致其他术后并发症。术前应评估患者的认知能力，有认知障碍的患者应转诊给老年病专家。同时还应评估患者是否存在其他容易导致认知障碍的情况，例如听力和视力丧失、饮酒或使用其他药品，以及药物不良反应等。

功能状态是术后并发症的另一个重要预测指标。应对患者进行日常生活活动能力（activities of daily living，ADL）评估，并且进行定时的"起身和行动"测试。该测试用于评估患者从坐姿起身、步行3 m、转身再坐回椅子上的能力。"起身和行动"测试时间超过15秒与术后并发症的风险增加相关，这些患者应在术前接受物理治疗和其他专业治疗，术后应尽早开始功能锻炼。

营养状态是术后并发症的另一个重要预测因素。营养不良的风险随着年龄的增长而增加，而营养不良会增加术后并发症的风险。可通过检测前白蛋白和白蛋白水平、记录患者非故意性体重下降，以及测量体重指数来评估。在某些情况下，术前营养支持可以改善手术预后。

这些独立预测因素可以被组合起来共同评

估身体虚弱程度。有研究表明，存在以下任意4项危险因素会增加6个月内死亡率：认知评分低于3分，白蛋白低于或等于3.3 g/dL，过去6个月内跌倒超过1次，血细胞比容低于35%，至少1种日常生活活动能力丧失，并且存在至少3种并发症。

年龄

死亡风险随年龄增长呈线性增加，但主要心血管不良事件的风险仅随年龄增长而略有增加，年龄并不是接受脊柱手术患者出现心脏并发症的预测因素。然而，随着患者年龄的增长，肺部并发症风险显著增加。尽管年龄确实会增加某些术后并发症的风险，但没有证据表明年龄增长与死亡率增高直接相关。当死亡风险随着年龄增长而增加时，患者并发症的数量随之增加，例如认知功能减退、营养不良和衰弱症等。

肥胖

肥胖本身不会增加术后死亡率和大多数术后并发症风险。但是，肥胖确实会增加围手术期总住院时长及深静脉血栓形成、肺栓塞、伤口感染、机械通气等风险。

糖尿病的管理

围手术期神经内分泌激素的释放可引起糖尿病患者出现高血糖，围手术期应密切监测老年脊柱手术患者的血糖水平。此外，与非糖尿病患者相比，糖尿病患者的冠心病发病率更高，因此术前详细的心血管检查非常重要。美国糖尿病协会推荐的术后血糖目标范围为80～180 mg/dL，但关于围手术期最佳目标血糖则各不相同。血糖应避免低于70 mg/dL。对于口服糖尿病药物的患者，钠-葡萄糖协同转运蛋白2（sodium-dependent glucose transporters 2，SGLT-2）抑制剂应在手术前3～4天停用，因为这些药物会增加术后尿路感染、血容量不足、急性肾损伤和糖尿病酮症酸中毒等的发生风险。其他口服降糖药可以在手术前服用，但应服用到手术当日早晨。对于使用胰岛素的患者，一般应按正常剂量给予每天1次或2次的基础胰岛素，但应暂停餐时胰岛素。对于使用预混固定比例胰岛素的患者，手术前夜应给予约20%剂量的普通胰岛素，手术当天应给予约50%剂量的普通胰岛素。对于复杂的用药方案，可能需要与患者的内分泌专家共同进行术前评估。手术后，患者一旦恢复正常进食，就可以恢复大多数口服降糖药和胰岛素治疗方案。如果患者有急性肾损伤或充血性心力衰竭，则应停用二甲双胍，由于存在血容量不足和尿路感染的风险，不应在住院期间重新开始使用SGLT-2抑制剂。接受类固醇治疗的患者容易出现高血糖，可能需要更大剂量的胰岛素。

心脏和肺部疾病

接受脊柱手术的高龄患者发生心肺并发症的风险增加，应在术前进行全面评估，并根据RCRI等评分系统进行风险分层。一旦进行风险分层，就应该与患者及其家属讨论手术的相对风险与获益。如果决定继续手术，手术当天一般可以继续使用血管紧张素转化酶抑制剂、血管紧张素受体阻滞剂、盐皮质激素拮抗剂和地高辛等药物，而β受体阻滞剂一般在术前和术后可以继续使用。

研究一致表明，年龄会增加脊柱手术引起的肺部并发症风险，包括术后肺不张、肺部感染、慢性阻塞性肺疾病加重和呼吸衰竭。阻塞性睡眠呼吸暂停（obstructive sleep apnea，OSA）会增加术后并发症风险，包括低氧血症、呼吸衰竭、机械通气等，并且需要转入ICU治疗，因此所有患者都应在术前进行OSA筛查。慢性阻塞性肺疾病和肺动脉高压也会增加脊柱手术引起的肺部并发症风险，但哮喘不会显著增加术后肺部并发症风险。

静脉血栓栓塞症

在脊柱手术中，术后深静脉血栓形成或肺栓塞的发生风险为0～15%。合并恶性肿瘤会增加围手术期血栓栓塞的风险。所有75岁以上的患者都被认为存在中度或高度的术后静脉血栓栓塞风险。所有低出血风险的患者都应接受预防性抗凝药物治疗。有研究表明，低分子肝素比普通肝素在预防静脉血栓栓塞方面更有优势，因此普通肝素只用于对低分子肝素有禁忌证（如肾功能不全）的患者。对于出血风险高且对预防性抗凝药物存在禁忌的患者，可以使用间歇充气加压装置进行机械性预防血栓。

贫血

接受大型脊柱手术的老年患者更易发生大量失血。患者应在围手术期输血，以维持血红蛋白水平高于 7 g/dL。

谵妄

术后谵妄是一种急性间歇性精神错乱，其特征是注意力波动，伴或不伴术前的认知改变。高龄会增加患者术后谵妄的易感性，在一些研究中发现，高达62%的接受大手术的老年患者出现过谵妄。谵妄的可逆致病因素包括感染、电解质紊乱、无法控制的疼痛、既往痴呆病史、药物不良反应及如酒精等物质的戒断反应。预防术后谵妄的策略包括非药物治疗，例如提供辅助工具（包括眼镜和助听器，以维持感官输入）、再定向与认知刺激及早期活动。应避免使用会增加谵妄风险的药物，包括苯二氮䓬类、抗胆碱能类和阿片类药物。由于疼痛控制不佳也会导致谵妄，因此也可能需要使用阿片类药物。如果患者因谵妄出现严重躁动状态，而可逆诱因已经解决，非药物干预如再定向刺激无效，宜用小剂量抗精神病药物如氟哌啶醇治疗。不建议在老年患者中使用苯二氮䓬类药物，因其会在起镇静作用的同时加重意识障碍。

术前与术后疼痛管理

接受脊柱手术患者的疼痛管理存在一定的挑战，因为其中许多患者合并慢性疼痛且对阿片类药物耐药。此外，阿片类药物有可能在老年患者中引起谵妄和意识模糊，但疼痛控制不佳也会导致谵妄，因此对患者进行全面评估至关重要。多模式镇痛将非阿片类药物与阿片类药物相结合以控制疼痛，是一种可以改善疼痛的方法。对于阿片类药物耐受的患者，氯胺酮可能是一种有效的辅助止痛药。加巴喷丁和普瑞巴林等类型的药物也可减少脊柱术后患者对阿片类药物的需求，但会导致镇静和呼吸抑制，因此在老年患者中使用这些药物时应谨慎。对于接受脊柱手术的患者，对乙酰氨基酚在控制疼痛方面效果较弱但不良反应较少。由于存在骨不连风险，非甾体抗炎药在许多脊柱手术中是相对禁忌的，因此麻醉医师、内科医师与脊柱外科医师需要针对每位患者进行术前讨论以决定是否可以安全地使用上述药物。术后需逐渐减少阿片类止痛药的使用，并在患者出院时为其提供持续性减量计划。应告知患者阿片类药物过量及不良反应风险，如果患者出院时，口服吗啡当量超过 90 mg，应使其接受鼻内纳洛酮给药，并指导患者及其家属在阿片类药物过量时如何使用纳洛酮。

吸烟、饮酒和药物使用

吸烟会增加术后并发症发生风险，包括总体死亡率、伤口感染、一般并发症和肺部并发症等。应向所有吸烟者提供戒烟干预措施，有证据表明不吸烟的时间越长，患者本人获益越大。酒精滥用也与术后并发症发生风险增加有关，包括手术部位和全身感染、心肺并发症及其他问题，如住院时间延长、ICU天数增加及再次手术率增加。虽然鲜有证据表明术前戒酒会降低围手术期风险，但饮酒仍有危害，建议术前戒酒。采集完整的药物史也很重要，因为这可能提示阿片类药物、兴奋剂或其他可能影响术后病程等药物的异常使用，包括疼痛管理和药物戒断风险。

术后处置

接受脊柱手术的老年患者通常需要延长住院时间，在某些情况下，还需要ICU级别的护理。在接受腰椎融合术的患者中，有多达10%的患者需要在ICU接受治疗，高龄、男性、有其他并发症且更容易出现术后并发症的患者需要住院治疗。手术时间超过5小时及胸椎前路手术与住院时间延长相关。此外，接受脊柱手术的老年患者出院后需要转到其他医疗康复机构的风险增加。在医疗机构进行康复期间，提供持续性物理治疗、功能锻炼和防跌倒护理，有利于患者顺利出院。

结论

接受脊柱手术的老年人通常有多种并发症，这些并发症使他们住院时间更长，且更易出现术后并发症。术前全面的评估及与家庭保健医师、外科医师和其他专科医师的沟通，可以减少许多并发症带来的影响。最重要的是，应向患者及其家属充分解释手术的风险和获益，以确保他们对手术充分知情，并对将接受的手术及术后情况有清醒的认识。在老年脊柱外科手术中，了解患者的需求，以清晰明了的方式提供包含手术的全面信息，以及有效一致的沟通是手术成功的关键。

参考文献

（谭海宁　于凌佳　杨　雍　译）

第四章

老年患者脊柱手术的麻醉问题

Priscilla Nelson, Philip C. Kuo

引言

老年患者特别是患有脊柱退行性疾病的患者可以从脊柱手术中受益良多，与年轻患者相比，脊柱病变的手术治疗可以改善生活质量，且并发症发生率相似[1-3]。此外，还有研究表明，手术管理成本效益的提高对于初诊和复诊手术来说是相似的[1-3]。然而，还有其他一些研究（其中一些是基于全国范围内的代表性样本）提出了相互矛盾的信息，这些研究表明老年患者的并发症发生率、再手术率和再入院率可能会显著提高[4-7]。鉴于存在并发症增加的可能性，老年患者的围手术期优化是有必要的。这就要求在对手术患者护理的每个阶段都能采取针对性的处理方法。

年龄相关的生理变化

衰老涉及影响分子、细胞和器官水平机制的多种生物途径（表4.1）[8]。在对老年患者进行初步检查时要牢记这些差异。

中枢神经系统

中枢神经系统的衰老可导致许多问题的出现，包括认知下降、记忆丧失、痴呆、运动障碍、抑郁、睡眠障碍和谵妄风险增加[9]。衰老并不会改变神经元的数量；然而，它确实会导致突触和树突的减少，从而造成脑容量减少[9]。与年龄相关的神经元传输和发射、钙代谢和基因表达的变化改变了连接和认知可塑性[9]。这种改变会导致术后谵妄和术后认知功能障碍，可影响10%以上的老年患者。

心血管系统

心血管系统的老化会导致动脉硬化、交感神经张力变化、压力感受器功能改变、心肌弹性丧失和传导系统异常。这些变化也使老年患者静脉血栓栓塞的风险更高。血管弹性的丧失导致对前负荷的依赖，循环血量的小幅减少可导致心输出量的显著下降。在预计有中度至大量失血的脊柱病例中，可能会出现明显的心血管失调。心律失常（如心房颤动）也可能由于缺少心房强力收缩而导致心输出量下降。心脏处理自主神经变化的能力也随着年龄的增长而下降。

呼吸系统

老年人的呼吸系统顺应性较差，肌肉组织较弱，肺部病变的发生率也较高。中枢对高碳酸血症和缺氧反应迟钝，这导致麻醉所诱发的呼吸抑制风险增加。咽部的张力、清除分泌物的能力、黏膜纤毛运输能力及咳嗽反射敏感性降低也会增加术后误吸和肺炎的风险。此外，闭合容量（即在呼气过程中气道关闭时所检测到的临界肺容量）随着年龄的增长而增加，这将导致肺不张的风险增加，以及由于分流引起的与年龄相关的氧合下降。

泌尿系统

40岁以后，肾脏的体积开始减小、重量开

表4.1　各器官系统与年龄有关的生理变化和围手术期注意事项

系统	生理变化	围手术期注意事项
中枢神经系统	大脑重量减轻、体积减小	术前认知评估
	脑血流量和脑耗氧量减少	康复性训练
	自主神经反应迟钝	术后谵妄的预防和筛查
	神经退行性病变阈值降低	
心血管系统	心肌细胞数量减少、体积增大	有条件的情况下，进行术前心脏排查
	心肌和大血管硬化	维持术中血压正常，以确保适当的灌注
	交感神经张力降低	
	心肌传导异常	
呼吸系统	呼吸肌衰弱	关键气道的保护和管理
	胸壁硬度增加	对阿片类止痛药进行审慎的剂量调整
	对生理变化的中枢反应迟钝	
	咳嗽能力和气道保护功能降低	
	呼吸抑制	
泌尿系统	肾皮质减少	由于生理容量调整受损，需要密切关注容量管理
	肾小球滤过率降低	
肝胆/胃肠系统	肝脏体积减小	肝清除药物的半衰期延长
	血流量减少	总体恶心和呕吐减少
皮肤/肌肉系统	温度调节障碍	调节环境温度
	肌肉量减少	改变体位以防止压力点出现
		康复性训练

始减轻，这主要归因于肾小球硬化[8]。这会导致肾小球滤过率降低。许多常见的慢性疾病也会加速肾小球滤过率的降低。虽然大多数老年患者的肌酐水平正常，但他们的肌肉质量和总肌酐较低。因此，应该根据老年患者的个体情况差异谨慎地看待肌酐的正常值。此外，老年患者调节容量状态的能力也可能出现下降，这可能导致体内酸碱失衡。这与血清肾素、醛固酮的减少和肾素活性的降低及钠排泄的改变有关。由于不适当的钠排泄，低血容量可导致低血压和急性肾损伤的出现[10]。

胃肠系统

衰老导致肝脏血流量减少和肝细胞减少，但肝脏仍然能保持正常的合成功能。然而，如氯胺酮、芬太尼、吗啡和利多卡因等依赖肝脏血流清除的药物可能具有较长的作用时间。除此之外，术后恶心和呕吐的发生率也随着年龄的增长而降低。

肌肉骨骼和皮肤系统

随着年龄的增长，肌肉量减少，总体脂量增加。即使是短时间的卧床休息也会造成肌肉量的显著损失。一项研究显示，卧床休息10天的老年人比卧床休息28天的年轻人肌肉流失更快[11]。因此在围手术期进行物理治疗以防止肌肉流失是至关重要的。在寒冷的手术室中，由于皮下脂肪或绝缘脂肪的减少，很快就会发生体温调节的异常。同时也有可能出现皮肤微循环的异常，这可能导致伤口愈合不良。最后，骨关节炎的高患病率导致老年患者的关节活动度受限，将患者从仰卧位调整为俯卧位或使患者伸展颈部以获得良好的手术入路和视野暴露是具有挑战性的。

麻醉前咨询

对于老年患者,术前评估应遵循统一的护理标准,并且需要额外关注体弱患者、功能状态、多重用药患者认知能力和术后谵妄的风险[7, 12]。美国外科医师学会制定了一个最佳的实践指南,以帮助老年患者进行术前管理[13-14]。

虚弱

虚弱是一个相对较新的概念,它试图捕捉个体对生理压力的储备能力。生理储备可以被定义为器官系统的衰退从而导致生理上的虚弱状态。在脊柱手术中,虚弱指数与多种不良手术事件独立相关[15-17]。此外,虚弱与手术患者谵妄风险增加相关[18-19]。

康复性训练

基于随机对照试验的结果,康复性训练已被证明可以改善手术和患者报告的结果,同时可以缩短脊柱手术患者的住院时间[20-21]。这种康复性训练包括参加强化锻炼计划和优化止痛治疗[21-22]。值得注意的是,研究组中包括了老年患者,因此,研究结果适用于这个队列。不过,对老年患者的康复性训练还缺乏更详细的了解,需要用更多的样本来进一步验证。

认知和痴呆

获得基线认知状态很重要,因为这有助于对术后谵妄风险患者进行分层。在65岁以上的患者中有超过20%的患者存在某种形式的认知障碍[23]。尽管许多临床医师在与患者讨论认知问题时犹豫不决,但患者普遍愿意接受这种筛查[23]。一些可以快速进行且具有良好敏感性的测试包括简易智力状态评估[24]、蒙特利尔认知评估[25]、简易精神状态检查[26]、画钟测试[27]和认知障碍检查[9, 28]。研究表明,术前有认知障碍的患者术后谵妄的风险较高,因此建立其认知功能的基线是很重要的[29]。这类术前有认知障碍的患者术后能出院回家的可能性也较小,他们所需要的护理水平也明显较高[30]。筛查有助于对老年患者进行风险分层,从而帮助医师进行决策。

药物管理

药物管理最佳的做法是识别老年患者服用的药物,这可以避免多重用药并识别潜在的药物相互作用。重要的是要避免服用美国老年医学会制定的《老年人潜在不适当用药Beers标准》中所列出的药物[31]。我们常规用作标准麻醉剂的一些药物可能不适用于老年患者[9],它们包括一些抗胆碱能药物,如苯海拉明、东莨菪碱和羟嗪,这些药物可能会增加患者出现意识障碍的风险。老年患者可能对苯二氮䓬类药物更敏感,因为这些药物的代谢可能更慢。苯二氮䓬类药物通常作为术前用药,它可使老年患者谵妄、认知障碍和术后跌倒的风险增加。

术中管理

术前评估一旦完成,麻醉师的任务就是设计一个适合老年人需求的术中麻醉计划。任何术中麻醉的主要目标都是相同的,即镇痛、稳定血流动力学及使患者失去术中记忆、运动能力。同时,老年患者的体温调节也很关键。由于老年群体存在异质性,所以很难就术中管理做出宽泛的描述,因此对这类患者必须提供个体化护理。

麻醉技术:全身麻醉、局部麻醉和监护麻醉

大多数脊柱疾病需要患者行俯卧位进行气管插管和全身麻醉。然而,由于微创手术(minimally invasive surgery,MIS)的增加,某些医疗机构有时会采用非全身麻醉的替代方案,如神经轴(区域)麻醉和局部麻醉。没有数据显示特定麻醉技术可降低谵妄、术后神经系统疾病或认知功能障碍的发生率[9]。

监护麻醉的标准与接受全身麻醉的患者相同。但由于储备不足,老年患者极易发生气道梗阻、缺氧、高碳酸血症和误吸。从轻度麻醉到深度麻醉的进展可能会十分迅速。在老年人被给予神经轴麻醉作为主要麻醉的手术中,深度镇静与较高的死亡率有关[32]。

镇静深度

美国麻醉医师学会提出的新脑健康倡议建议根据年龄调整吸入麻醉药的浓度，并使用经过处理的脑电图来判定和维持麻醉深度[33]。麻醉深度监测器的作用是避免麻醉平面过深而导致的低血压和血流动力学不稳定。

血流动力学灌注监测

在脊柱手术患者中，血流动力学监测可以通过有创或无创技术进行。我院通常使用动脉导管监测血压的每分钟变化，同时利用外部血压袖带进行相关的监测。可以使用各种脉搏血氧计进行脉搏和组织氧合监测，其中一些脉搏血氧计还可以指导液体管理。

灌注监测对老年患者来说至关重要，原因有以下几点：首先，保持适当的脑灌注至关重要，因为老年患者的脑血管反应性可能下降[34]。由于这种储备的减少，短暂的低血压会导致下游的缺陷，但这种情况在对低血压有更适当的脑扩张反应的年轻人身上可能看不到。其次，保持适当的外周血流灌注以及脊髓灌注对手术效果至关重要。低血压应以标准方式治疗，谨慎输液和使用血管升压药物，与外科医师保持密切沟通，以确定灌注是否与失血有关或由于麻醉剂对血管的影响。血压目标应根据老年患者的术前状态来设定。

术中神经生理监测

术中神经生理监测是脊柱手术的标准护理，对老年患者来说不会改变[35-36]。可以使用多种监护仪进行脑监测，但在我院使用的是脑电双频指数监测仪（BIS监测仪）或SedLine指数监测仪（Masimo监测仪）[37-40]。这些监测仪可以对麻醉深度进行评估。神经元传输监测通过结合肌电图、运动诱发电位、体感诱发电位、脑电图来检查神经系统的完整性，这取决于手术的情况。尽管现有的研究对脊柱手术术中神经生理监测的利用存在明显的差异性，但多模式的方法已被证明在某些情况下更加有效和准确[41-42]。

术后管理

术后麻醉护理的目标包括充分控制疼痛和预防常见的老年相关不良事件。美国外科医师学会为老年手术患者的护理制定了一份最佳的实践指南，其中包括一份清单，用以加强对谵妄、肺部并发症、跌倒、术后泌尿系统并发症和压疮的预防，并改善护理过渡[14]。这些并不只针对脊柱手术的病例；总体的原则和概念可以广泛应用。麻醉后监护病房中没有针对老年患者的具体建议；然而，应额外关注血氧饱和度降低和误吸的发生风险[9]。疼痛控制必须谨慎实施，以充分控制疼痛，同时尽量减少过度镇静的可能性，最好是采用多模式方法。应避免使用长效阿片类药物和加巴喷丁。

谵妄筛查

谵妄预防是老年患者术后护理的一个重要方面，因为在接受脊柱手术的老年患者中，谵妄的发生率可高达40%[43]。最成功的是利用多学科的方法，将重点放在行为恢复上，而非对谵妄进行药物治疗。其中一个项目，即住院老年人生活项目（hospital elder life program，HELP），其内容主要是重新定位、调整和恢复正常的睡眠周期，这已被证明在非脊柱手术中能改善相关结果，并具有成本效益[44-45]。考虑到谵妄与许多后续不良结局（包括更差的认知结局和增加的痴呆风险）相关，预防谵妄尤为重要[46-47]。术后谵妄与住院时间更长、费用更高、制度化风险增加、功能减退和术后6个月死亡可能性更高有关[48]。然而，其他研究表明，谵妄可能与早期认知功能障碍有关，但对后期影响不大[49-50]。至少有一项最新研究认为，较长期的术后认知功能障碍（postoperative cognitive dysfunction，POCD）可能是一个与神经认知缺陷有关的过程[50]。

术后认知功能障碍

术后认知功能障碍是一种记忆或思维障碍，已被神经生理测试证实[51-52]。术后谵妄是认知功能障碍[47]的独立危险因素，可对术后生活质量产生重大影响。考虑到人口的持续老龄化和手术事件对认知能力的影响，这是当前研究的一个重要领域。最近有许多研究开始从风险角度和治疗角度深入探讨脊柱外科的这一主题。最近的一项系统综述表明，在非心脏手术中，很大一部分患者在术后早期表现出认知功能障碍，但很少有证据表明持续性认知功能障碍与长期功能障碍有关[53]。

管理策略

最近的一项随机对照试验对腰椎减压和融合患者的全身麻醉与全身和硬膜外麻醉的联合麻醉进行了比较，结果表明，与单纯的全身麻醉相比，联合麻醉在最初的48小时内疼痛较轻，认知功能障碍较少[54]。然而，对全身麻醉和局部麻醉进行比较的系统综述并没有发现结论性的差异[55-56]。其他随机研究表明，静脉注射利多卡因可以改善术后3天的认知能力（基于小型精神状态检查[57]），另外与静脉注射药物相比，吸入药物麻醉也可能导致术后认知障碍发生率更高[58]。总的来说，这是一个需要积极研究的领域，目前还缺乏详细的了解。

结论

老年脊柱手术患者具有独特的围手术期生理特征，需要额外的术前检查和术后重点管理。这类患者术后出现谵妄的风险特别高，最好通过多学科的非药物治疗方法进行管理。鉴于这两个概念的重要性，有必要进一步研究虚弱对围手术期结局的影响及术前康复对老年患者的影响。

利益冲突：无。

参考文献

（祝　斌　彭　轩　于凌佳　译）

第五章

老年患者脊柱疾病的预康复与康复

Leroy R. Lindsay, Heidi Chen, Jaspal R. Singh

引言

腰背部疼痛是老年人残疾、功能受损和生活质量下降的最主要原因[1-2]。尽管大量的治疗干预措施用于常见的腰背部疼痛，但仍有机会在手术前进行优化并帮助患者康复[3]。值得关注的是，脊柱退行性病变的择期手术与较长的住院时间、重复手术率的增加和术后并发症风险的增加相关[4]。此外，许多接受择期手术的患者具有不可控制的风险因素，而这些因素导致了上述并发症的发生，并增加了"护理期"的支出[3]。最后，由于多种因素的共同作用，许多老年患者没有达到预期的功能水平，这也强调了术前优化和特定的术后康复路径的重要性[3-4]。

许多康复评估量表试图标准化患者的功能状态。这些指标通常用于评估与腰痛相关的功能障碍。这些评估可以帮助医师识别躯体障碍，并为每位患者量身定制治疗计划。尽管这些评估工具比较复杂，但许多量表仍缺少包括营养、社会-心理因素和其他医疗条件等有助于功能恢复的评价因素[5]。

为了加速脊柱术后功能恢复，医疗保健模式必须从医师们各行其是转向跨学科合作[4,6]。通常，脊柱疾病的康复治疗目的在于维持和改善功能，同时避免更多的侵入性干预。如果手术干预是必要的，康复治疗主要集中于恢复脊柱的功能。这种基于问题的方法有一定的局限性，且在老年患者中被进一步放大。相反，医师正在探索手术前的康复治疗和持续的康复治疗，以期在尽可能恢复功能的同时降低医疗成本、住院时间、发病率和死亡率等。然而，这种护理模式由于需要大量的护理支持而受到限制，但它代表了医疗保健模式的转变。虽然这种模式已应用在许多外科中（如心脏外科、移植外科等），但很少有专门的脊柱护理路径。对于老年人的评估、干预措施和预期都与健康的年轻群体不同。医师应该意识到身体系统的变化，这些变化可能导致老年人更容易出现持续的疼痛、体力和身体机能的下降。因此，老年脊柱预康复和术后早期康复必须进行适当的评估、优化和予以适当的干预措施[7]。

考虑到这些因素，我们将预康复模式转变为脊柱术后加速康复模式。Carli和Zavorksy提出了一项针对老年人为期1～3个月的多模式的术前预康复计划，其中纳入了耐力、力量、柔韧性和营养的指标。关于耐力和力量训练的具体建议见表5.1。他们提出一个持续3个月的耐力项目，在临床上已经被证明可增加最大摄氧量、降低血压和增加迷走神经张力。此外，从中度到剧烈运动强度的循序渐进可以促进快收缩肌纤维的血管生成，改善氧气的输送。在营养方面，建议在运动前3小时摄入约560 kcal的碳水化合物，以改善糖原储备；在力量训练后30分钟内立即摄入约200 kcal的蛋白质-碳水化合物，以通过蛋白质合成来促进肌肉增长。

目前，对接受脊柱手术的患者进行预康复治疗益处的研究还很缺乏。在Nielsen等的一项研究中，28名患者接受了预康复治疗，包括在腰椎手术前6～8周每天进行30分钟的家庭锻炼，注

表5.1 手术前3个月耐力和力量训练的建议

项目	具体内容	强度	持续时间	注意事项
耐力	有氧运动（散步、慢跑、游泳、骑自行车、划船、跳舞）	中等强度（45%～65%最大心率）；周期性高强度间歇训练（90%最大心率）	每周4次，每次30～50分钟	
力量	主要肌肉群的8～10组练习	每项运动4组，强度大（80%最大阻力）；对于较虚弱的成年人：进行4组中等强度的运动（60%最大阻力）	每周非连续性2次，每次间隔至少72小时	练习自由重力之前使用重力器械

重背部和腹部肌肉力量和心血管系统训练，结果显示Roland-Morris量表评分提高，同时术后达到功能恢复标准的速度比对照组更快，住院时间更短。然而，客观测量的坐立测试和起立行走测试的得分在干预组和对照组之间没有显著差异。最近的一项单盲随机对照试验评估了除推荐的家庭锻炼计划外，在脊柱手术前，每周2次物理治疗干预的预康复计划效果，并将其与等待手术组进行比较。每个项目都根据患者的疾病进行定制，包括物理治疗、有监督的锻炼计划及减少恐惧和提高活动水平的行为学方法。运动方案根据患者的功能、姿势、功能状态制订5～6项运动，每项重复15次，共3组，在每次运动的开始、过程中及结束时进行10分钟的心血管锻炼。目标强度水平为中度[8]。两组都接受了包括姿势和步态训练的术后预康复计划。随后，门诊和家庭锻炼项目自出院后一直持续进行6周。单盲随机对照试验的初步结果显示，患者自述腰背部疼痛、焦虑、恐惧回避行为和身体活动能力有所改善；但两组术后结果除持续增加的身体活动能力外没有差异[8]。单盲随机对照试验的次要结局表明，干预组中接受了至少12次治疗的患者，其步态速度、股四头肌肌力（术前用测力仪测量）及自我报告的身体活动能力和步行距离均有显著的改善。

目前，一些证据表明预康复训练可改善术前和术后效果，但没有足够的证据证明预康复训练可以加速脊柱术后康复。未来需要更多关于老年人接受脊柱手术的预康复训练的研究。

一系列指标可以评估老年人脊柱疾病中常见的功能障碍，包括行动能力、平衡能力、力量和耐力等。以下是术前康复和术后康复常用的结局指标。

定时起身和行走（timed up and go，TUG）用于评估老年人的移动性、平衡性、行走能力和跌倒风险。通过测量个体从直立坐姿到站立位、行走3 m并返回到起始位置所花费的时间来进行评分。虽然TUG对检测老年人的移动性降低是敏感的，但是对于患者缺乏哪方面的移动性则是非特异的，这限制了该项测试在制订个体化康复计划中的应用。有证据表明，老年人的康复锻炼可以将平均TUG评分从31.9分降低到21.2分[9]。

伯格平衡量表（berg balance scale，BBS）有14个项目，用于评估成年人的静态平衡能力。每个项目按0～4分进行评分，满分为56分。不同研究提出了不同的评分临界值，用于提示跌倒风险。其中一项研究发现分数＜40分，跌倒风险为100%；另一项研究发现，在养老院人群中，分数＜47分与跌倒风险增加相关[10-11]。其局限性为在解释BBS评分和测试所需时间上没有明确的共识。

手持式测力器是一种以磅或千克为单位测量手和前臂力量的设备；通常要求测试3次取平均值。为了避免握力的改变需采用特定的体位，有证据表明握力与下肢力量和功能不相关，特别是老年女性[12]。

测力器可以直接测量上肢力量，通过测量5次患者从坐姿到站立姿势所花费的时间来评估下肢力量。已被作为一种筛查工具，用于评估得分大于或等于12分的老年人的跌倒风险[13-14]。目前有可参考的年龄匹配比较的标准值[15]。该测试也具有良好的测试/再测试可信度[13]。由于该测试不是对力量的直接测量，Bohannon等在2010年[16]的研究表明，与该测试的其他方法

（如30秒坐立测试）相比，该测试更能反映下肢，特别是伸膝的力量。

目前用于评估康复期间耐力的方法包括6分钟步行试验，主要测量6分钟内步行的总距离，测试期间允许测试者适当休息。该测试成本效益高、易于执行[5]，也具有良好的测试/再测试可信度[17]。测试结果可以与年龄匹配的标准数据进行比较[5]。用6分钟步行试验评估功能改善时，Perera等[7]发现，轻微差异范围为19～22 m，显著差异范围为47～49 m，约有半个足球场的长度。2分钟步行试验是6分钟步行试验的简易版，在老年住院康复患者中的依从性更好[9]，具有良好的测试/再测试可信度及可参考的年龄匹配人群的标准化数据（Connelly和Thomas，2009[15]）。值得注意的是，这些评估适用于轻度至中度功能障碍的老年人，在健康或活动能力更强的老年患者中的应用有限。

最终的长期康复目标参照美国运动医学会和美国卫生与公众服务部制定的体力活动指南。对于老年人，除了进行成年人所需的抗阻和耐力练习外，还建议进行平衡练习。运动强度水平可通过几种方式来衡量（表5.2），包括运动强度的相对测量方法，如心率储备百分比（%HRR），其近似于耗氧储备百分比（%VO$_2$R）、最大心率百分比（%MHR）、BRPE量表（6～20分）或RPE量表（0～10分）进行的感知运动评分，以及使用代谢当量（metabolic equivalent，MET）对运动强度进行绝对测量。%VO$_2$R是最剧烈活动与休息时的耗氧量之差的百分比。MET为休息时坐位消耗的氧气量，等于3.5 mL O$_2$/（kg·min）。

为增强力量，每周应进行至少2天的中等强度或高强度的力量抗阻练习；其训练规模与前述类似。该计划应包括渐进式重量训练或负重体操、爬楼梯或其他针对主要肌肉群的锻炼。训练计划可包括8～10组练习，每个练习重复8～12次[18]。

关于耐力训练，成年人应该每周进行150分钟的中等强度或75分钟的高强度训练。运动的持续时间取决于强度。对于中等强度运动，成人应力求每天进行30分钟，每次至少10分钟的锻炼。对于高强度运动，成年人应该每天进行连续20分钟的运动[18]。

考虑到老年人跌倒的风险，建议将平衡训练纳入多元运动方案。但目前尚无平衡训练数量或强度的具体指南。训练方案应包括循序渐进的、更具挑战性的平衡导向性训练，这可以减少基础支撑，加强小腿和足部的肌肉群支撑，结合可以改变重心的动态运动，减少感官输入[18]。有一些研究表明，为降低跌倒风险，总共需要50小时的平衡训练[19]。

表5.2 运动强度分类

	耐力活动						对抗练习
	相对强度				绝对强度（MET）年龄组		相对强度
强度	VO$_2$R/%、HRR/%	MHR/%	RPE（0～10分）	BRPE（6～20分）	65～79岁	80岁及以上	最大自主收缩/%
非常轻	<20	<35	1～<2	<10	<1.6	≤1	<30
轻	20～<39	35～<54	3～<4	10～<11	1.6～3.1	1.1～1.9	30～<49
中等	40～<59	55～<69	5～<6	12～<13	3.2～4.7	2～2.9	50～<69
强	60～<84	70～<89	7～<8	14～<16	4.8～6.7	3～4.25	70～<84
非常强	≥85	≥90	9	17～<19	≥6.8	≥4.25	≥85
最强	100	100	10	20	8	5	100

注：VO$_2$R：耗氧储备；HRR：心率储备；MHR：最大心率；RPE：修正的Borg自觉运动评分；BRPE：Borg自觉运动评分；MET：代谢当量[18]。

在柔韧性上，建议针对主要肌肉群进行每周2天的中等强度持续性拉伸训练[18]。

对于那些由于功能丧失、虚弱、腰背痛或其他慢性疾病而导致功能受限的老年人，建议采用更保守的方法，应根据患者的喜好和耐受程度进行可耐受且循序渐进的运动。因此，应针对训练进展困难的患者进行运动计划的量身定制[20-22]。

术后早期康复训练

康复训练应在手术当天开始。越来越多的证据表明早期活动可以缩短住院时间，降低再入院率和术后并发症发生率[23-24]。早期活动包括不同程度的独立活动，如做圆木滚、每天多次从床上移动到椅子上，或参与物理或职业康复治疗[24]。虽然这些功能活动很重要，但在研究中缺乏标准使得难以确定准确的活动量及哪些活动对患者是最有益处的。术后顺利出院回家的要求是能够在患者相对独立的情况下或在看护人提供合理的帮助下，在家中走动、上下楼梯，以及进行日常活动。如果这些目标在围手术期内无法实现，则在回家之前要考虑其他方法，包括急性或亚急性康复，这取决于患者的活动水平、参与治疗的能力和社会支持。在这些情况下，需要更多的时间和资源来发现老年患者身体的真正需求。总的来说，没有一个完美的方案，可以充分满足老年人在接受脊柱手术时的康复需求。

结论

术前优化不仅包括管理可控的危险因素，预康复训练是危险因素管理的必要补充，可降低术后并发症的发生率。制订一个手术特定预康复计划并不是必需的，但可为老年患者进行定向功能评估提供参考，并提示术后恢复进程。我们需要更多的高质量研究来验证疾病特定的功能评估和针对性治疗的效果。最终，需要一种多层次的方法来改变医疗行为和实施循证实践。这需要医疗保健服务人员和医疗机构共同商议，同时还需注意影响护理的心理、认知和社会因素。

参考文献

（祝　斌　吴孟昊　于凌佳　译）

第六章

加速康复外科和脊柱手术

Michael D. Staudt，Xiaofei Zhou，Olindi Wijesekera，
Jonathan P. Miller，Jennifer A. Sweet

引言

患者的手术体验由围手术期包括术前、术中和术后3个不同阶段组成，并且全过程有许多不同的医务人员负责。因此，术后康复是个复杂的过程，不光依靠成功的手术操作，还取决于围手术期多学科护理康复的质量。这种多学科的团队合作对于减少患者的疼痛、降低并发症发生率和缩短康复时间是至关重要的。事实上，大部分患者都会经历术后疼痛，且大多为中重度疼痛[1]。术后疼痛控制不足会对患者和医疗系统造成很多负面影响，包括生理不良反应、患者满意度差和总住院花费增加[2]。

因此，加速康复外科（ERAS）理念的提出是为了优化围手术期康复的流程。ERAS的核心是通过多学科协作应用基于循证医学证据的多模式围手术期管理方案[3]。2001年，欧洲学术型外科医师学会成立了ERAS研究学组，他们根据已发表的文献首次制定了结肠手术的多模式康复方案[4]。以前，"快速康复"手术的概念已经在不同的临床专业如心脏外科和普外科中描述过[5-7]，最初的重点是加快康复速度，随后发展成为优化围手术期管理流程，以减少并发症和促进康复[8]。随后，ERAS协会成立，其宗旨是"通过研究、教育、审议和有循证医学证据的实践，发展围手术期管理的流程，促进康复"（http：//www.erassociety.org）。

尽管ERAS协会已经发布了许多指南，涵盖多个专业领域，但尚无关于脊柱手术围手术期管理的指南。美国神经外科医师协会（Congress of Neurological Surgeons，CNS）目前正在制定脊柱手术围手术期管理指南，预计将于2021年发布。直到最近，文献中仍缺少关于脊柱手术的ERAS和临床结局的描述[9]，近几年，大家对不同脊柱手术和疾病ERAS方案的研究热情开始逐渐增加[10-11]。本章的目的是概述脊柱手术相关ERAS方案及组成部分，并回顾ERAS的发展过程和文献中报告的结果。

脊柱手术应用ERAS的理论基础

脊柱手术围手术期应用ERAS方案已经得到了广泛的认可。一些脊柱手术由于手术时间长、肌肉剥离多和内植物的原因，术后康复时间长、恢复活动晚和疼痛严重，尤其是进行腰椎融合术和复杂脊柱矫形手术的患者在术后第1天会经历"最严重的疼痛"[12]。相应的，术后疼痛会影响临床预后指标，包括住院时间、术后活动时间、再入院率、阿片类药物耐受和使用剂量的增加[13]。

脊柱疼痛管理的复杂性是由于引起疼痛的病因不同，主要包括伤害性损伤、神经病变和炎症机制，潜在引起疼痛的解剖部位又可包括椎旁肌、骨、小关节和椎间盘[14]。术后早期的疼痛除了会导致康复延迟和住院时间延长，还可能发展成为慢性术后疼痛[15]。疼痛还与恐动症有关，或称脊柱手术后的"运动恐惧"，这可能影响术

后的早期活动，从而导致更严重的疼痛、活动障碍和心理不良反应[16-17]。

以前，在治疗急性术后疼痛时可任意使用阿片类药物；然而，与阿片类药物应用相关的急性和慢性并发症发生率和死亡率的上升促使了多模式镇痛（multimodal analgesia，MMA）的发展，以减少围手术期阿片类药物的应用、控制术后疼痛和改善患者康复[18-19]。值得注意的是，大多数接受脊柱手术的患者仍然在服用阿片类药物，而术前较大量阿片类药物的使用及较高的疼痛评分与术后长期使用阿片类药物相关[20]。有趣的是，术前大量使用阿片类药物还与腰椎减压或融合手术后再手术率的增加有关[21]。此外，老年人应用阿片类药物造成的并发症更多，因为这些患者普遍存在更多的并发症和多重用药，使得发生并发症的风险更高[22]。特别要注意的是，我们还必须考虑到潜在的跌倒和骨折风险[23]。尽管还缺乏关于65岁及以上老年患者阿片类药物滥用的数据[24]，仍有一些研究报告了其滥用和成瘾率正在上升[25-26]。

在美国，脊柱退行性疾病的外科手术率在过去的几十年里迅速增加，特别是使用脊柱融合术治疗腰椎管狭窄和腰椎滑脱[27-29]。需行融合手术的病例复杂性逐渐增加，导致住院花费增加及严重并发症发生率和死亡率的升高[30]。有趣的是，一些研究表明，术后而不是术中的因素，更能预测腰椎融合术后住院时间的增加[31]。各医疗机构和各外科医师在术后康复流程上存在明显的差异，在药物处方、功能锻炼和恢复日常活动或工作的指导方面都有所不同。因此，脊柱手术围手术期应用ERAS方案可以简化术后康复流程并改善预后。

ERAS方案的流程

多模式ERAS管理模式的重点是优化术前、术中和术后的方案（图6.1）。这种模式的基础是尽量减少各种生理、心理的压力和经济成本[32-33]。

术前

优化的术前流程甚至从患者入院前就开始了。术前准备从术前宣教开始，包括手术的具体细节、手术预期时长、住院天数、对术后出院的预期、对功能和活动的可能限制及术后康复的预期进程。尽管这些信息看似基础，但采用结构化方法提供术前宣教内容，患者更易接受。事实上，有证据表明，这样的术前宣教可以改善脊柱手术后的疼痛、功能和精神心理预后[34-35]。预康复，也就是在择期手术前增加运动功能和能力，在脊柱手术中得到了进一步的研究[36]；然而，关于"预康复"这一主题的研究还很少，且

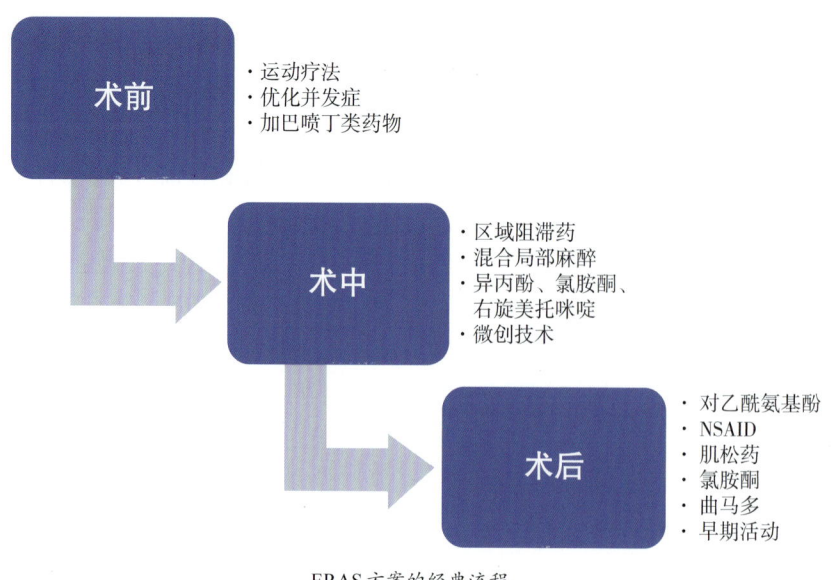

ERAS方案的经典流程。
图6.1

预康复是否与术后疼痛或运动功能的改善存在相关性尚不清楚。

其他术前还需要考虑的内容包括并发症的管理和优化,特别是在老年人群中高发的心脏病和糖尿病。已有许多研究表明,糖尿病患者血糖控制不佳会提高脊柱手术后并发症的发生率,包括感染和伤口愈合不良[37-38]。同样,吸烟与脊柱手术后较高的不良事件发生率相关,包括感染、融合失败和心肺并发症[39-40]。筛查这些因素对于优化患者术前的健康状况和功能至关重要。另外,还有一些通常不被重视的危险因素,如营养不良,与脊柱手术后的不良事件独立相关,包括感染、住院日延长和死亡率增加[41-42]。除这些可变因素外,还有一些不可变的因素,如抗凝药物的使用,也可能导致围手术期并发症的发生,应妥善处理。

如前所述,感染是脊柱手术中一个需要高度重视的并发症。除了优化并发症的管理,其他应该考虑的关键因素包括术前合理使用抗生素,以及恰当的无菌消毒准备和手术技术。最近的相关文献中提到了术前应用葡萄糖酸氯己定沐浴可作为减少手术部位感染的一种方式[43]。最近一项针对4266例脊柱手术的研究表明,术前要求患者应用氯己定沐浴至少3次的准备方案可显著降低术后感染的风险[44]。有趣的是,在单因素分析中,仅在接受非融合脊柱手术的患者中观察到了这种风险的降低,这可能与脊柱融合术本身的复杂性增加有关。

"超前镇痛"是指术前使用止痛药以预防术后疼痛。在机制上,这些药物可以抑制或减少由于组织损伤和炎症产生的自主神经反应和伤害性信号[13]。术前应用加巴喷丁类药物,包括加巴喷丁和普瑞巴林,已被证实可以减少围手术期患者阿片类药物的使用量,并能改善腰椎手术后的疼痛评分[45-46],且这两种药物的疗效是类似的[47]。NSAID的应用也已被证明可以改善术后疼痛评分,并减少术后阿片类药物的使用[48]。尽管人们担忧非甾体抗炎药可能导致假关节或骨不连,但许多研究已经报告了术后应用适当剂量的非甾体类药物是安全的[49-50]。许多ERAS方案根据医疗机构或医师的偏好而联合应用不同的药物,常见的组合包括加巴喷丁类、非甾体抗炎药和(或)对乙酰氨基酚[51-53]。另一个考虑因素是给药时间,有的方案是手术晨用药,而有的是术前晚给药。加巴喷丁类药物的给药方案,包括术前2～24小时单次或分次口服300～1200 mg[54]。一项针对众多住院手术患者的荟萃分析确定了加巴喷丁的累积应用剂量与总的吗啡应用减少量是相关的[54]。

术中

术中实施ERAS方案有许多值得注意的地方,包括麻醉药物的选择、尽量选用非阿片类药物的多模式镇痛、预防性抗菌药物的应用及维持正常体温和血容量。

已有很多不同的麻醉方案可以与ERAS方案相结合。异丙酚是许多ERAS方案中全身麻醉药物的首选[52-53, 55-56]。有研究报告切皮前和术中静脉应用氯胺酮不仅可以减少阿片类药物的用量、减轻伤口疼痛,还可通过减少吸入麻醉药物的需要量提高神经电生理监测的效果[14, 57]。有研究表明,右美托咪定作为脊柱手术中的镇静和镇痛辅助药物可以显著减少术中和术后阿片类药物的使用量[58]。据报告,静脉应用糖皮质激素可减轻术后疼痛和恶心呕吐[59],但一些研究表明这也会导致术后感染率升高[60]。脊柱手术的区域阻滞(椎管内)麻醉也在不少研究中描述过,通常应用的是布比卡因[61]。与全身麻醉相比,区域麻醉可能使失血量减少、恶心和呕吐发生率降低、疼痛评分改善及住院日缩短[61]。

切口局部浸润麻醉是一种应用广泛和有效的技术,通常在切皮前浸润皮下和关皮前浸润肌肉组织[62]。这些措施可改善术后疼痛评分及减少阿片类药物的使用[63]。虽然局部麻醉药通常受限于相对较短的持续时间,但最近人们开展了对使用含有布比卡因的多泡脂质体的相关研究,研究发现这种脂质体的药物释放可以持续数天。最近的研究表明,单独应用布比卡因脂质体[64]或与ERAS方案联合使用[65],均可改善术后运动功能,并能减少阿片类药物的使用。鞘内注射吗啡也可以改善脊柱手术后疼痛评分和减少术后阿片类药物的使用[66];而一些研究已经报告了其可能发生包括皮肤瘙痒和呼吸抑制在内的并发症[66]。虽然术后即刻疼痛得到改善,但止疼效果往往不能持续到术后48~72小时,并且鞘内应用吗啡与住院日的缩短无关[66-68]。

脊柱手术可能与许多内环境稳态失衡相关,特别是那些持续时间较长、需要更多显露和(或)内植物的手术。较长的手术时间可能与长期的低体温相关,研究表明这可能会增加感染的发生风险[69];因此,将患者体温维持正常并将核心体温控制在36 ℃以上是十分必要的。大型脊柱手术还可能和失血量增多相关,从而导致低血压和增加终末器官损伤的风险[70]。因此,在脊柱手术中维持正常的血容量是必要的,并与减少失血量、降低输血率及改善呼吸和肠道功能相关[71]。据报告,氨甲环酸的应用可以有效减少围手术期出血和输血率[72],与彻底的术中止血技术联用,可作为一种有效控制失血的手段[73]。

另一个需要考虑的因素是避免应用或早期拔除导尿管和伤口引流管。导尿管的留置与尿路感染相关,但在是否和脊柱手术后手术部位感染相关上尚存争议[74]。同样还有研究表明,长期留置伤口引流管是发生手术部位感染的独立危险因素[75]。手术时间长和暴露范围大的大型脊柱手术尿管和引流管往往是必要的,而微创手术(MIS)通常能够避免应用。因此,许多ERAS流程明确指出应早期拔除尿管和引流管,以实现早期下地和功能锻炼[11]。

术后

脊柱手术后需重点考虑的因素是疼痛控制、早期下地和出院标准。早期的加速康复方案可能只关注康复和出院的速度,而最近的ERAS流程更强调优化患者的围手术期体验。

术后最需考虑的因素之一是疼痛控制和适当的用药方案。前文提到的超前镇痛和术中多模式镇痛的应用可以改善术后疼痛评分并能减少阿片类药物的应用。不同药理作用的止疼药物应协同应用于镇痛治疗,常用的术后镇痛药物包括对乙酰氨基酚、加巴喷丁或普瑞巴林、非甾体抗炎药和肌松剂。规律应用非甾体抗炎药而不是按需给药,在术后可以和阿片类药物起到协同镇痛的作用[18]。这样可以减少阿片类药物的总体应用剂量,从而降低术后恶心和嗜睡的发生率[18]。这些优势对更易受阿片类药物不良反应影响的老年患者而言更为有益[22,76]。当然,围手术期应用非甾体抗炎药时还应考虑潜在的血小板功能障碍、胃肠道刺激和(或)肾功能损害的风险[18]。

在围手术期使用N-甲基-D-天冬氨酸(N-methyl-D-aspartate agonists,NMDA)激动剂,如氯胺酮,也可能是治疗术后疼痛的一种有效方法。氯胺酮的不同给药方案包括切皮前浸润麻醉、术中输注、术后和患者自控镇痛(patient-controlled analgesia,PCA)泵联合应用。用于静脉输注时可以减少阿片类药物的应用,并减少恶心呕吐的发生[18,57,77]。然而,上述用药方式可能需要用药流程的各环节如药房、康复科、麻醉科及护理人员的协同努力才能实现。此外,氯胺酮是一种精神活性药物,它可能会增加衰弱的老年人群术后认知障碍的发生风险[78]。在一项针对60岁及以上接受大型手术患者的多中心随机对照研究中,术中使用亚麻醉剂量的氯胺酮并没有降低术后谵妄的发生率,而是增加了术后噩梦和幻觉的发生率[79]。

完全避免使用阿片类药物十分困难,因此可能需要合理地应用短效阿片类药物曲马多。曲马多对μ阿片受体作用较弱,但也作用于非阿片受体,从而抑制去甲肾上腺素和5-羟色胺的再摄取。因此,曲马多的优势在于可以提供多模式的镇痛[18]。曲马多对阿片受体的弱作用也降低了其成瘾性和传统阿片类药物使用时出现的其他全身性不良反应的风险[18]。一种新的镇痛方案是根据数字评定量表(numeric rating scale,NRS)评分来使用镇痛药物,小于4分应用非阿片类药物,5~7分应用曲马多,8~10分应用羟考酮[55]。在这个方案中,如果疼痛仍不能缓解,且需要增加镇痛药物剂量,则需要由麻醉医师进行评估[55]。

自控镇痛泵通常在术后12~24小时应用。在这一初始阶段之后,患者转为口服药物治疗,剂量由患者自控镇痛药物的使用量和频率来决定[14]。然而,研究表明患者自控镇痛泵的使用与阿片类药物总使用量增加和不良事件增加相关[80]。有趣的是，与多模式镇痛相比，自控镇痛泵的镇痛效果类似甚至更差[80-81]，因此ERAS方案中是否应用自控镇痛泵还有待商榷。如果应用自控镇痛泵，应提前规划停药和过渡到口服药物治疗的时间[82]。

ERAS方案中的一个重要组成部分是早期下地活动，是指手术当天或术后第1天的下地活动。许多研究记录了卧床和制动导致的不良反应，特别是失用性病变、心肺事件和深静脉血栓的风险升高[83-85]。多个学科都认为早期下地活动可以显著减少术后住院时间，同时也可以降低感染、呼吸功能损伤、血栓栓塞事件和脓毒症的发生率[86]。关于脊柱手术后早期活动对预后影响的研究还相对较少；然而，这些研究都认为早期下地可以降低围手术期并发症发生率、缩短住院时间[87-90]。因此脊柱手术围手术期应用ERAS方案是值得推荐的[91]。同样值得关注的是住院期间的物理治疗和职业疗法[52, 55, 92]，以及随后门诊的持续性功能治疗。

按脊柱手术类型划分的结果

在2018年之前，关于ERAS和脊柱手术的文章报告相对较少，而在过去几年中，人们的兴趣及发表的ERAS方案呈指数级增长。这些方案往往不完全相同，与不同的医疗机构特点相关，但通常会强调提供更好的术前宣教、早期营养和下地活动、多模式的疼痛管理，以及逐渐微创化的操作技术。这些方案都已经在各种脊柱手术中进行了研究，从简单的椎板减压切除术到更大型的肿瘤手术和脊柱融合术。目前报告的大多数方案都集中在腰椎手术上。无论ERAS方案有何特殊性，几乎所有的研究都肯定了ERAS的积极作用，通常可以减少住院时长和阿片类药物的使用，而没有增加并发症发生率或再入院率[93-98]。表6.1全面概述了一部分挑选出的评价ERAS方案与常规护理方案的研究。

ERAS在脊柱不同部位手术的应用

已有关于颈椎手术患者的ERAS方案研究[53, 99-104]，尽管许多报告是与其他脊柱手术ERAS方案共同统计研究的结果。在Soffin等的研究中，33例患者接受了前路颈椎椎间盘切除融合术（anterior cervical discectomy and fusion，ACDF）或颈椎间盘置换术，平均每例患者应用了18个ERAS项目。在术后90天内，患者几乎没有并发症发生，无再入院病例[114]。在另一项研究中，Debono等比较了两组实施ERAS方案前后接受ACDF的患者，发现没有新增并发症，且住院日明显缩短[100]。Sivaganesan等报告了择期退行性脊柱手术在ERAS方案实施前后的结果；尽管住院日显著缩短，90天内并发症显著减少，但颈椎手术患者这一亚组的数据分析显示预后没有明显差异[103]。Venkata和van Dellen还发表了一篇以早期下地活动、减少阿片类药物使用、患者宣教和减少引流管为中心的ERAS实施方案的研究。此研究包括腰椎和颈椎手术的患者，其中以非内固定腰椎减压手术的患者为主。Logistic回归模型显示手术类型对住院时间无影响[113]。其他脊柱解剖位置的类似研究还显示了总体的住院成本下降和住院日缩短[53, 101]。

已发表的ERAS方案中，腰椎手术占了绝大多数[55, 65, 82, 105-115]。2004年，Scanlon和Richards报告了早期的腰椎手术加速康复方案[116]。在这个"当日椎板切除术计划（same day laminectomy program）"项目中，55岁及以下无慢性并发症患者麻醉方案中的麻醉药物从异丙酚改为硫喷妥钠，不使用长效肌松剂，术后早期下地活动。术前项目无任何变化。他们的样本选取了27名能够在手术当天出院的患者，住院天数共计减少了约54天，节省了111 420美元的住院花费[116]。腰椎融合术的ERAS方案已经进行了专门的评估。在一项回顾性研究中，Bradwood等发现，与实施前相比，接受标准化ERAS方案的腰椎融合术患者的中位住院时间显著缩短，且出院回家的患者比例更高（75% vs. 64%）[82]。两组在疼痛评分、再入院率或跌倒方面没有显著差异。在另一项回顾性研究中，Wang等评估了老年患者行1～2个节段腰椎融合术的ERAS方案，发现总体住院日有所缩短[68]。

表 6.1 脊柱手术的 ERAS 方案与常规护理方案的比较

作者及年份	研究类型	样本数/例	开放或微创	手术类型	ERAS 内容	LOS（与传统治疗组相比）	疼痛情况	并发症发生率/再入院率	费用
Fletcher, 2014[94]	回顾性	ERAS 279, 常规 86	开放	AIS 患者接受 PSF	术后：早期口服药物、拔除引流管、PT、营养	2.92天 vs. 4.28天			1885美元 vs. 2779美元
Gornitzky, 2016[95]	前瞻性	ERAS 58, 常规 81	开放	AIS 患者接受 PSF	围手术期：MMA 术后：早期活动、营养	LOS 减少 31%	POD 0、1、2 天减轻	无差异	
Muhly, 2016[96]	回顾性	ERAS 84, 过渡期 104, 应用前 134	开放	AIS 患者接受 PSF	术后：MMA、营养、过渡到口服药物、拔除引流管	4 天 vs. 5.7 天	POD 0、1 天减轻	无差异	
Fletcher, 2017[97]	回顾性	ERAS 105, 常规 45	开放	AIS 患者接受 PSF	术后：早期活动、营养、过渡到口服药物、拔除引流管	LOS 减少 48%		无差异	
Rao, 2017[98]	回顾性	ERAS 51, 第一方案 100, 第二方案 39	开放	AIS 患者接受 PSF	第一方案：早期停用 PCA、硬膜外疼痛输注至术后 POD 3、全面营养支持至 POD 2、使用头孢唑林至引流管拔除，在移除硬膜外导管后拔除导尿管、术后第 2 天开始起床坐椅，并进行短距离行走。第二方案：术后 0 天，开始全面营养，如果硬膜外引流仍在但患者可以站立，可拔除导尿管	84.3小时（第二方案）vs. 98.4小时（第一方案）	无差异		
Li, 2018[99]	回顾性	ERAS 114, 常规 110	开放	颈椎（椎板成形术）	术前：患者教育、抗菌预防 围手术期：缩短禁食时间、MMA 术后：MMA、早期拔除引流管、营养、活动	5.75天 vs. 7.67天	POD 3 VAS 2.72 vs. 3.35（疼痛频率无差异）	尿路感染率降低 恶心和呕吐的发生率较高	
Debono, 2020[100]	回顾性	ERAS 202, 常规 202	开放	颈椎（ACDF）	术前：患者教育、消毒 围手术期：超前镇痛、无常规引流、无支具 术后管理：坐在恢复室、早期理疗 出院后：电话随访、满意度调查、结果指标	1.40 天 vs. 2.96 天	满意度无差异	无差异	

续表

作者及年份	研究类型	样本数/例	开放或微创	手术类型	ERAS内容	LOS（与传统治疗组相比）	疼痛情况	并发症发生率/再入院率	费用
Carr, 2019[53]	回顾性	ERAS 620，传统183，无ERAS后进行ERAS 129	开放	颈椎、胸椎、腰椎	术前：患者教育，碳水化合物负荷，MMA，控制温度，鼻用聚维酮碘拭子 围手术期：控制温度，MMA，TXA 术后：MMA，早期营养，拔除引流管、活动	LOS：5.4天 vs. 8.2天 ICU LOS：1.8天 vs. 3.1天			传统和ERAS途径之间节省19 344美元
Dagal, 2019[101]	前后对照	ERAS 267，传统183，无ERAS后进行ERAS 108	开放	颈椎、胸椎、腰椎	术前：优化并发症，患者教育，碳水化合物负荷，MMA，控制温度，鼻用聚维酮碘拭子 围手术期：控制体温、抗生素和止吐预防，MMA，液体管理 术后：MMA，早期营养、活动，拔除导管/引流管	LOS：6.1天 vs. 8.2天 ICU LOS：1.9天 vs. 3.1天		无差异	62 429美元 vs. 53 355美元
Debono, 2019[102]	回顾性	ERAS 1920，常规1563	均有	颈椎、腰椎	术前：患者教育，减少禁食时间 围手术期：MIS，限制引流管使用 术后：MMA，有效的管理体系（术前48小时至术后第15天）	ALIF：3.33天 vs. 6.06天 ACDF：1.3天 vs. 3.08天 后路腰椎融合术：4.8天 vs. 6.7天		ALIF：无差异 ACDF：无差异 后路腰椎融合术：10.9% vs.14.8%	
Sivaganesan, 2019[103]	前瞻性	ERAS 151，常规1596	开放	颈椎、腰椎	围手术期：MMA 术后：早期活动	颈椎：无差异 腰椎：2.5天 vs. 2.9天		总体并发症发生率较低（4.6% vs. 11.3%） 颈椎：无差异 腰椎：并发症发生率较低（3.8% vs. 12.8%）	

续表

作者及年份	研究类型	样本数/例	开放或微创	手术类型	ERAS内容	LOS（与传统治疗组相比）	疼痛情况	并发症发生率/再入院率	费用
Ifrach, 2020[104]	前瞻性	ERAS 504, 常规60	开放	颈椎、胸椎、腰椎（外周神经手术的小样本队列）	术前：患者教育、咨询（如疼痛管理、睡眠、内分泌、营养）；围手术期：碳水化合物负荷、MMA；术后：早期离床活动，坐椅子上进食，限制Foley尿管使用时间，使用羟考酮5 mg，2周内初级保健医师（primary care physician）随访	3.7天 vs. 4.3天	阿片类药物使用减少1个月（36.2% vs. 71.7%）和3个月（33.0% vs. 80.0%），疼痛评分无显著增加		
Bradywood, 2017[82]	前后对照	ERAS 244, 常规214	开放	腰椎	使用医嘱套（术后护理/药物、活动/治疗、患者教育）、多学科查房	3.4天 vs. 3.9天，出院时间更长（75% vs. 64%）	无差异	无差异	
Wang, 2018[105]	回顾性	ERAS 38, 常规15	微创	腰椎	内镜下减压、布比卡因脂质体、未插管	1.23天 vs. 3.9天			
Ali, 2019[106]	前后对照	ERAS 201, 常规74	开放	腰椎（外周神经手术的小样本队列）	术前：患者教育、咨询（如疼痛管理、睡眠药物、初级保健、内分泌、营养）、手机应用程序；围手术期：碳水化合物负荷、MMA	无差异	疼痛评分无差异（阿片类药物使用减少1个月38.8% vs. 52.7%）	无差异	19 212美元 vs. 22 656美元
Tarikci Kilic, 2019[107]	回顾性	ERAS 60, 常规60	微创	腰椎	术前：咨询/教育、减少禁食时间；围手术期：MIS，预防恶心呕吐，控制体温，等血容量，局部布比卡因；术后：早期活动、营养	26.52小时 vs. 30.10小时	术前：无差异；6小时：1.68 vs. 4.03（VAS）；12小时：1.12 vs. 3.08（VAS）	恶心减少（15% vs. 63.3%）	麻醉：73.00日元 vs. 270.42日元；手术：1258.67日元 vs. 1991.67日元

续表

作者及年份	研究类型	样本数/例	开放或微创	手术类型	ERAS内容	LOS（与传统治疗组相比）	疼痛情况	并发症发生率/再入院率	费用
Soffin, 2019[55]	回顾性	ERAS 18, 常规 18	微创	腰椎	术前：对乙酰氨基酚和加巴喷丁术前用药, NRS 教育 围手术期：MIS, 无阿片类药物麻醉, MMA 术后：早期营养	无统计学差异	ERAS 患者的 NRS 疼痛评分或麻醉恢复室（PACU）阿片类药物消耗量无差异, 但围手术期阿片类药物总消耗量减少（2.43 vs. 38.125 口服吗啡当量）		
Angus, 2019[108]	前后对照	ERAS 214, 常规 412	开放	腰椎	术前：康复前补充维生素 D, 戒烟 围手术期：碳水化合物负荷, MMA 术后：MMA, 出院后第 1、3 天电话随访, 术后第 6 天检查	脊柱侧凸： 8 天 vs. 11 天 复合固定： 5.2 天 vs. 7 天		减少 30 天再入院率（1.9% vs. 2.1%, 但无统计学显著性）	
Brusko, 2019[65]	前瞻性	ERAS 57, 常规 40	均有	腰椎	围手术期：布比卡因 术后：静脉输注 1 克对乙酰氨基酚, 每日由 ERAS 团队进行查房。	2.9 天 vs. 3.8 天	术后第一天疼痛下降 4.2 vs. 6		
Smith, 2019[109]	回顾性	ERAS 96, 常规 123	开放	腰椎	术前：患者教育, 麻醉会诊, 糖尿病优化 围手术期：多模式镇痛, 预防性抗恶心呕吐方案 术后：早期活动, 尽早拔除导尿管	无差异	任疼痛方面无差异（长效阿片类药物使用的减少了 5.2% vs. 14.6%		
Feng, 2019[110]	前后对照	ERAS 30, 常规 44	微创	腰椎	术前：患者教育 围手术期：多模式镇痛, 氨甲环酸 术后：早期活动, 营养支持	5 天 vs. 7 天		无差异	人民币 71 426 元 vs. 70 467 元

续表

作者及年份	研究类型	样本数/例	开放或微创	手术类型	ERAS内容	LOS（与传统治疗组相比）	疼痛情况	并发症发生率/再入院率	费用
Heo, 2019[111]	回顾性	ERAS 23, 常规 46	微创	腰椎	术前：情绪支持、超前镇痛、血栓素A、止吐药 围手术期：MMA、TXA、MIS、万古霉素粉、Dermabond（无缝线） 术后：早期营养、活动		非ERAS组术后第1天和第2天VAS较高	无差异	
Wang, 2020[112]	回顾性	ERAS 96, 常规 96	开放	腰椎	术前：教育/咨询、减少禁食时间、碳水化合物负荷、SCD、抗生素预防 围手术期：MMA、TXA、体温管理 术后：早期活动、营养、拔除引流管	12.3天 vs. 15.5天			
Yang, 2020[113]	回顾性	ERAS 51, 常规 21	微创	腰椎	术前：患者教育、戒烟/戒酒、减少禁食时间、插管前2天给予抗生素气雾剂、营养评估、麻醉前访视、精神科医师进行心理评估 围手术期：MMA 术后：术后24小时给予抗生素、早期营养、拔除引流管	3天和1个月时Barthel指数改善（相当于6个月时）。手术时间缩短，失血量减少，NSAID使用减少/离床活动时间缩短/LOS缩短			
Grasu, 2018[52]	回顾性、前后对照	ERAS 41, 常规 56	微创	腰椎	术前：患者教育、焦虑管理、疼痛咨询（如果患者术前每天服用阿片类药性剂如曲马多/加巴喷丁＞5片）、减少禁食时间 围手术期：温度管理、MIS（如可能）、静脉麻醉最大化 术后：MMA、早期活动、营养、疼痛管理咨询	无差异	疼痛评分改善和阿片类药物消耗减少（无统计学显著性差异）	无差异	

注：ALIF：前路腰椎椎间融合术；ACDF：前路颈椎椎间盘切除融合术；AIS：青少年特发性脊柱侧凸；LOS：住院时间；MIS：微创手术；MMA：多模式镇痛；NRS：数字评定量表；POD：术后天数；PSF：后路脊柱融合术；PT：物理治疗；TXA：氨甲环酸；VAS：视觉模拟评分法。

脊柱手术后阿片类药物的消耗作为一个重要的需要考虑的因素，已在一些研究中有所评估。在一项以择期胸腰椎脊柱手术为主的前瞻性对照研究中，Ali等比较了阿片类药物使用量、疼痛评分、住院日和再入院率。其中，ERAS方案包括术前宣教和饮用碳水化合物饮料，以及由包括营养科、内分泌科、睡眠医学科和疼痛管理科在内的各学科进行会诊，必要时进行进一步评估和优化干预。虽然住院日没有显著改变，但ERAS组术后即刻和术后1个月时阿片类药物的使用量明显减少[106]。在随后发表的随访文献中，术后3个月和术后6个月的阿片类药物应用均有所减少[117]。据报告，阿片类物质使用障碍者在接受开放腰椎手术时，并发症增加和整体住院费用增加，表明这一患者群体可从ERAS方案中受益[118]。

一些研究将重点放在围手术期完全避免使用阿片类药物上。这种方案被称为无阿片类药物麻醉，在全身、中枢（硬膜外或蛛网膜下腔）或软组织浸润均不应用阿片类药物。在一项由同一外科医师实施的微创腰椎手术研究中，与使用阿片类药物的标准ERAS方案相比，应用无阿片类药物麻醉的ERAS方案患者并没有增加术后的疼痛水平[55]。虽然该研究受到样本量的限制，但仍是一个有希望的研究和治疗方向。

微创手术

脊柱外科手术中最重要的创新之一是微创技术的发展。与传统的脊柱开放手术相比，微创手术通常包括更小的切口，应用显微镜、内镜或管状通道，以及植入可膨胀式椎间融合器和经皮螺钉。先前的研究表明，与开放手术相比，微创手术方式下的后路腰椎椎间融合术（PLIF）或经椎间孔入路腰椎椎间融合术（TLIF）可减少失血量和缩短住院日[119-120]。尽管有这些优势，微创手术后的临床预后通常和开放手术相同[9,121-122]。然而，多项研究已经报告了微创技术的优势，包括术后感染风险降低[123]、阿片类药物使用减少[124]、术后活动改善[125]及住院花费降低[105,121-122,126]。因此，只有将微创技术严格地纳入ERAS方案框架时，才能看到其真正的价值。

Chang等比较了应用可膨胀式椎间融合器的内镜下椎间盘切除术与显微镜下标准的微创椎间盘切除术，并报告了内镜下手术的ERAS组患者阿片类药物使用率和住院日更少[127]。该ERAS方案的其他主要组成部分包括不插管的静脉镇静麻醉和注射布比卡因脂质体。与之类似，Wang等也发现，与标准微创TLIF组相比，内镜下微创TLIF患者的住院日和失血量更少[105]。与传统治疗组相比，内镜手术ERAS组的医疗成本也显著降低了15.2%，约为3444美元[105]。

在使用微创技术的ERAS方案中，因手术技术改变而带来的优势占比很多；然而，这并不表示方案中的其他ERAS项目就不重要。Feng等回顾了实施ERAS方案前后的微创TLIF患者，两组的手术技术没有改变[110]，实施了11个ERAS项目后，住院日、失血量、医疗成本和并发症方面均有显著减少[110]。

脊柱畸形手术

ERAS在青少年特发性脊柱侧凸（adolescent idiopathic scoliosis，AIS）融合治疗中的应用已被多个研究团队研究[94-98]。这类复杂手术常规导致住院时间延长，这也是ERAS方案可能在这类患者中尤为适用的原因。Muhly等制定了一个ERAS流程，重点是多模式镇痛、早期下地活动和营养，并研究该方案应用前、应用过渡期间和应用后对预后的影响[96]。应用ERAS方案后，住院日显著缩短，再入院率没有增加，术后早期的疼痛水平也显著降低。Gornitzky等也表明在术中和术后应用多模式镇痛可以缩短31%的住院时间，并减少34%的患者自控镇痛泵使用率[95]。

Sanders等将ERAS应用于青少年特发性脊柱侧凸手术，并注意到术后住院费用明显减少[128]。该ERAS方案优化了术前宣教、早期下地活动、早期拔除引流管和营养方面，以及早期过渡到口服止痛药的流程。随着住院日的缩短，平均费用减少22%，从23 640美元减少到18 360美元。尽管能做到早期出院，但并没有增加并发症[128]。Fletcher等还强调了青少年特发性脊柱侧凸术后早期下地活动、营养和拔除引流管的重要性，并报告了应用ERAS可以早期出院，平均费用下降了33%，且并发症发生率没有增加[94]。然而，ERAS组和常规治疗组尚有显著的差异，包括常规治疗组中内植物和椎弓根螺钉的使用率相对较高。在随后的报告中，该团队继续评估了他们的ERAS方案，表明应用ERAS方案后住院日缩短了48%[97]。

肿瘤手术

ERAS的应用有助于改善高危患者手术预后，如肿瘤患者。Grasu等设计了一套ERAS方案，重点针对脊柱转移瘤患者的术前干预、减少禁食时间、多模式镇痛、微创手术和术后早期下地活动[52]。手术方式从单纯减压手术到椎体切除术。所有手术均为择期手术，排除急诊患者。尽管肿瘤位置和原发灶可能并不相同，对照组和ERAS组的术前特征无明显差异，疼痛评分无明显差异。ERAS组患者术后疼痛控制更好，阿片类药物用量相对较少；两组患者的住院时间、再入院率和并发症发生率并无明显差异[52]。

老年患者应用ERAS的结果

随着全球老年人口的增加，老年人群的脊柱手术正成为脊柱神经外科的热点话题。2017年，联合国发布的《世界人口老龄化报告》指出，从1980年到2017年，60岁以上的成年人数量翻倍增加，到2050年估计人口将增加到21亿[129]。这些人口变化趋势也开始在择期脊柱手术中体现；2004年至2015年的统计数据显示，65岁以上患者择期腰椎融合术的数量增加了138.7%[27]。虽然文献较少，但仍有一些初步的研究和潜在的专门设计的治疗方案，包括ERAS方案，以更好地满足老年患者接受脊柱手术的需要。

在提到老年患者脊柱手术时，首要考虑的因素是明确手术目的，并进行适当的术前评估。有研究指出，老年患者的手术目的更侧重于缓解疼痛、维持运动功能和恢复生活自理能力[130]。老年患者术前评估应考虑患者的生活质量和"老年综合征"，以及它们对患者整体健康情况和接受脊柱手术能力的影响。老年综合征是一个用来描述老年患者常见疾病的术语，这些疾病虽然不一定在生理上与特定的器官系统直接相关[131]，但包括骨质疏松、肌肉减少症、营养不良、残疾、压疮、谵妄、认知障碍等多种疾病[129]。

已经有一些研究尝试提出一个综合的老年评估，包括老年综合征和衰弱，并用于术前评估。其中一项评估是加拿大健康与衰老研究中心临床衰弱评估量表（canadian study of health and aging frailty index，CSHA-FI）[132]，它评估了生理、认知、运动功能和社会因素的70个项目，用累计得分表示衰弱情况，由于评估内容全面，执行起来很耗时。另一项包括较少评估项目的改良版CSHA-FI被称为改良衰弱指数（modified frailty index，mFI）[133]，已用于预测脊柱手术并发症发生率和死亡率[134-135]。在Leven等报告的研究结果中，高龄组患者[平均（72±8.3）岁]比年轻患者有更高的衰弱指数，这是脊柱融合术后发生并发症（需输血、血栓栓塞事件等）、死亡、住院日延长和再手术的独立预测因素[134]。因此，这些研究清楚地表明，老年患者接受手术后风险更高，在脊柱外科中，针对老年患者的需求制订治疗方案越来越有必要。

ERAS方案的目的是减少手术带来的应激反应，并减少患者的术后并发症。老年这一危险因素在脊柱手术中的研究尚且不足，大多数数据并未区分老年患者与年轻患者，同时也缺乏评估ERAS方案对老年脊柱手术患者影响的研究。很少有相关的研究发表[104,112]；尽管这些方案特点不同，但也有许多满足老年患者需求的共同点，如术前宣教和咨询、减少术前禁食时间、早期下地活动和经口进食水，以及围手术期应用多模式镇痛。

Ifrach等研究了择期椎板切除术、椎间盘切除术、椎间孔扩大成形术、胸腰骶融合术、颈胸融合术、前路颈椎椎间盘切除融合术的老年患者使用ERAS方案的有效性[104]。相关的疼痛结果包括在1个月和3个月时自我报告的阿片类药物使用情况和患者报告的疼痛评分。术前ERAS项目包括书面宣教材料、戒烟，以及主要针对营养学、睡眠医学、疼痛和内分泌学的术前共同咨询。围手术期方案包括饮用碳水化合物饮料和给予加巴喷丁镇痛。术后药物治疗包括对乙酰氨基酚、酮咯酸和肌松剂，并限制阿片类药物只能在术后第1天应用。其他措施包括早期下床活动，在术后第1天开始血栓预防，并在2周内由初级保健医师对患者进行随访。这些患者在1个月和3个月时的自我报告麻醉药物使用量有显著的减少，而疼痛评分没有增加。减少老年患者中阿片类药物的使用是一个重要的话题，因为这些患者由于多种并发症而不得不接受多种药物治疗。

Wang等研究了65岁及以上的腰椎间盘突出症或腰椎管狭窄症患者使用ERAS方案的有效性[112]。这项回顾性研究将ERAS方案组和既往未接受ERAS方案的患者进行了比较，旨在评估ERAS方案是否对并发症、住院日、术后疼痛评分和30天再入院率产生影响。术前措施包括患者宣教和咨询、控制术前禁食时间、液体和碳水化合物负荷、预防性应用抗生素和使用抗血栓弹力袜。术中措施包括使用氨甲环酸以减少失血量，维持正常体温，以及局部镇痛。术后措施包括早期下床活动、早期经口进食水、早期拔除导尿管和多模式镇痛。ERAS方案的依从性为92.1%，其中停用导尿管的依从性最低（52.6%）。总的来说，ERAS方案组和非ERAS方案组患者的并发症发生率或死亡率没有差异，包括JOA评分、VAS评分或ODI评分等也没有明显差异。然而，ERAS方案组患者的住院时间显著缩短［（12.30±3.03）天 vs.（15.50±1.88）天］。ERAS方案的依从性与预后密切相关；在一项对接受腰椎融合术的老年患者的回顾性研究中，发现老年患者对ERAS方案的依从性较低，并发症发生率较高，住院时间较长[136]。

脊柱退行性疾病在老年患者中所占的比例越来越大，如果保守治疗失败，则需要手术治疗。他们的手术目标通常与年轻患者不同，他们关注的是能否保持自理能力和活动能力。Chakravarty等描述了Cleveland诊所使用的ERAS方案，该方案包括将所有75岁以上的择期脊柱手术患者转诊到老年医师处进行衰弱评估，并有足够的时间进行优化和预康复[92]。针对老年人群个性化的术前优化和手术治疗的优势需要进一步研究，如微创技术，通常可以带来更少的术中失血和更短的住院时间。老年患者是一个弱势群体，他们可受益于个性化的、多学科的ERAS方案，用以优化他们的围手术期治疗，包括老年科医师、营养科医师、疼痛管理医师和麻醉医师的参与。

ERAS的实施

从根本上来说，脊柱手术围手术期ERAS方案的制定需要多学科参与和团队合作。ERAS方案应该是专门针对不同医疗机构制定的，通过整合现有的资源以满足患者需求。例如，术前ERAS方案采用"预康复"，优化并发症管理，并恰当地应用加巴喷丁类药物，需要病房护士、护工、康复医师和转诊医师的共同参与。同样，与麻醉团队和手术室医务人员的沟通对术中ERAS方案的实施至关重要。术后ERAS方案包括疼痛管理标准程序和早期下地活动，需要为各级医师制定详细的术后方案流程。此外，宣教材料、团队会议及与患者、护士、营养科医师、康复治疗师和会诊医师的沟通将减少可能出现的错误并能统一信息的发布。上述要点对于术后的康复和改善患者的体验都是至关重要的。

尽管人们普遍认为ERAS方案对脊柱手术是有益的，但该方案并没有被完全接受。在一项针对脊柱外科医师的跨国调查中，只有不到一半的受访医师熟悉ERAS这一概念，只有约1/3的受访医师实际应用了ERAS方案[137]。脊柱手术是多样的，即使是单一的疾病也有多种治疗方案的选择；因此，没有一个方案是普遍适用的，难以实现广泛的推广应用。随着专门的脊柱ERAS文献变得更加可靠，方案将变得更加成熟，其使用率无疑将会增加。

结论

由于ERAS方案在实施过程中可能会出现多种情况和变化，某一特殊的改变对预后的直接影响难以确定。最近一篇文献系统性地回顾了2004年至2019年发表的关于各种多模式成人择期脊柱手术ERAS的研究，最常实施的是术前宣教和术中、术后的多模式镇痛[11]。一半的研究发现住院日显著缩短，没有研究发现实施ERAS方案后预后更差[11]。

ERAS的原则是基于多模式方法在术前到术后的过程对患者产生协同效应，重点是通过多学科方法改善手术预后和提高患者满意度。单一的改变并不能代表ERAS方案。总的来说，尽管方案项目要点和患者群体存在很大的差异，ERAS方案都与住院日缩短相关，没有增加并发症发生率或再入院率。未来的研究应聚焦于特定的外科手术或患者群体的优化。

参考文献

（黎仲恩　于凌佳　译）

第二部分

老年脊柱疾病

第七章

脊髓型颈椎病的外科治疗

Ilyas Eli，Zoher Ghogawala

引言

脊髓型颈椎病（cervical spondylotic myelopathy，CSM）是一种由脊髓逐步受压引起的颈椎退行性疾病，通常发生在老年人（平均年龄60多岁）[1]。脊髓型颈椎病是神经损伤并导致残疾的主要原因，对总体生活质量有负面影响。随着人口老龄化，美国脊髓型颈椎病发病率逐渐增加。目前，脊柱退行性疾病的发病率为每百万人中有76人，是北美地区非创伤性脊髓损伤的最常见原因[2]。如果不进行干预，20%～62%的轻症脊髓型颈椎病患者病情会发生进一步恶化[3-4]。

对于有症状的患者，手术治疗可防止神经损伤进一步恶化，并促进神经功能恢复。脊髓型颈椎病的手术目标是解除脊髓压迫，恢复颈椎序列，并治疗同时存在的颈椎不稳[5]。近19%的颈椎手术是为了治疗脊髓型颈椎病[6]，在美国，治疗脊髓型颈椎病的住院费用每年超过20亿美元[7]。来自美国全国住院患者样本（nationwide inpatient sample，NIS）数据库的信息显示，颈椎手术的数量从2002年的每年150 372例增加到2009年的每年186 679例，患者平均年龄为52.6岁[8]。手术干预包括前路、后路或前后路联合，除颈椎椎板成形术以外，其他颈椎前后路手术方式在美国都很常见。尽管病例数量不断增加，但最佳治疗方案（特别是针对老年人的）仍未确定。

病理生理学

脊髓型颈椎病与脊髓受到直接物理压迫有关。脊髓受压会导致损伤和功能障碍，表现为脊髓病的症状和体征。脊髓型颈椎病是静态和动态因素共同作用导致脊髓反复损伤的结果。静态因素包括椎间盘突出和黄韧带肥厚导致的椎管狭窄[9]。颈部伸展活动时黄韧带皱褶和椎间盘突入椎管造成脊髓动态剪切和拉伸损伤，是脊髓进一步受压的动态因素[9-10]。该发病机制是神经元损伤及少突胶质细胞、星形胶质细胞和小胶质细胞功能受损，导致细胞凋亡、炎症和血管损伤。微小血管结构受到压迫导致微循环受损也被认为会导致脊髓型颈椎病[11-12]。最初皮质脊髓束和脊髓小脑束受到影响，会导致精细运动困难和步态失衡。在这一阶段进行体格检查，患者可能会出现损伤节段的下运动神经元体征，以及损伤节段以下的上运动神经元体征，如霍夫曼征、巴宾斯基征和阵挛。其他表现包括颈部疼痛、肩部疼痛、神经根病、膀胱功能障碍和手麻等[13]。脊髓型颈椎病的自然病史并不是完全一致的，症状可能逐渐出现，一些患者可表现为症状稳定或无症状。研究表明，脊髓型颈椎病在确诊后保守治疗，20%～62%的患者在3～6年内神经功能会恶化[4]。外科手术可以解决根本问题，在许多情况下都可以促进神经功能恢复。

老年人围手术期注意事项

对于有症状的脊髓型颈椎病患者，单纯高龄通常不是手术治疗的禁忌证。实际上，老年脊髓型颈椎病更需要积极治疗，因为症状和病情会迅速恶化，且容易跌倒[14]。由于担心手术并发症，部分医师不愿意为老年人进行手术。我们需要关注老年患者的并发症，改善术前状态，以改善患者手术预后。对于老年人来说，全面的术前检查很重要。检查应包括：心脏评估，以排除不稳定的冠状动脉综合征、心力衰竭、心律失常和严重瓣膜病[15]；肺部检查，以评估是否存在肺炎、慢性阻塞性肺疾病和呼吸衰竭[15]；还应通过常规血液检查评估患者肝肾功能。需要密切关注老年患者的营养状况，因为年龄＞60岁是营养状况不佳的风险因素[16]。营养优化至关重要，因为它可以增强手术效果并降低手术相关并发症发生率。

术前明确患者的并发症并进行相应处理，可获得更好的手术疗效并减少术中并发症。特别强调，65岁以上女性患者中约26%、85岁以上女性患者中约50%都患有骨质疏松，因此，脊髓型颈椎病手术前需要常规检查骨密度[17-18]。50岁以上拟行脊柱手术的患者中，有14.5%的男性和51.3%的女性患有骨质疏松[19]，可以通过使用双能X射线吸收法（dual-energy X-ray absorptiometry，DEXA）测量骨密度来明确诊断。通过颈椎CT扫描测量Hu值，也可以用于评估骨质疏松[20]。如果诊断为骨质疏松，可以由基层保健医师或内分泌医师进行治疗。大多数患者的治疗包括补充钙剂和维生素D。此外，双膦酸盐、甲状旁腺激素、选择性雌激素受体调节剂和降钙素是骨质疏松的二线治疗药物。双膦酸盐可促进破骨细胞凋亡，从而降低骨重塑水平。甲状旁腺激素通过对成骨细胞的抗凋亡作用促进骨形成[21]。选择性雌激素受体调节剂可以通过刺激骨中雌激素介导的反应使得骨量增加，虽然与安慰剂相比，使其椎体骨折减少了50%，但由于与雌激素相关的心血管风险，不能将其作为一线治疗用药[22-23]。降钙素是一种直接抑制破骨细胞的鼻腔吸入药物，研究表明，与安慰剂相比，降钙素可以减少33%的脊柱骨折[24-25]。骨质疏松的诊断和治疗可以预防手术并发症，如假体失败、不融合及邻近椎体骨折。

手术治疗

手术治疗的目的是通过减压将椎管直径扩大并恢复到12 mm，从而改善血液供应和脊髓形态，帮助恢复神经系统功能并阻止疾病进展。CSM的手术通过前路或后路都是有效的，选择哪种手术方式取决于患者因素和影像学特征。前路手术包括前路颈椎椎间盘切除融合术（ACDF）和前路颈椎椎体切除融合术（anterior cervical corpectomy and fusion，ACCF）。后路手术包括椎板切除术、椎板切除融合术及椎板成形术。选择不同入路是基于各种因素，如所涉及的病变节段、矢状位力线、压迫位置（腹侧与背侧）、年龄和既往手术史[26-28]。

总的来说，手术干预会使2/3的患者病情好转；然而，15%～30%的病例最终症状没有得到改善[29]。此外，10%～20%的病例会出现临床症状加重的情况[29]。为了评估年龄因素对脊髓型颈椎病手术预后的影响，Grodzinski等对文献进行了系统综述[30]，发现年龄较大的患者更有可能接受后路手术。年龄也是减压节段数量的预测因素。高龄并不是CSM手术治疗的禁忌证，但其仍然是外科医师对老年患者进行手术干预时所需关注的一个重要问题。

前路手术

前路手术可以切除位于颈椎前方的致压病变，如突出的椎间盘和骨赘等。前路手术的一个优点是可以纠正颈椎后凸畸形。与颈椎后路手术相比，前路手术感染风险更低、术后疼痛更少、住院时间更短[31]。因此，前路手术可以降低住院费用。并且相较于后路手术，前路手术的5年再手术率更低（12.1% vs. 17.7%）[32]。Ghogawala等的一项前瞻性病例对照研究表明，与后方入路相比，ACDF可显著改善健康相关生存质量，缩短住院时间，降低住院费用[33]。

ACDF

颈椎前路手术适应证为C_1～C_2节段颈脊髓前方受压，特别是致压物为前路较容易切除的椎间盘-骨赘。关于这种手术方式有很多详细的报告[34]。脊髓型颈椎病合并颈椎后凸更适合这类手术，术中可在颈椎前方植入内植物矫正脊柱后凸。在去除所有压迫脊髓的椎间盘和椎间盘-骨赘复合体后，外科医师通常在每个椎间盘间隙使用同种异体骨和（或）钛合金融合器。如果不使用自稳型椎间融合器，则要使用钛板进行固定（图7.1）。

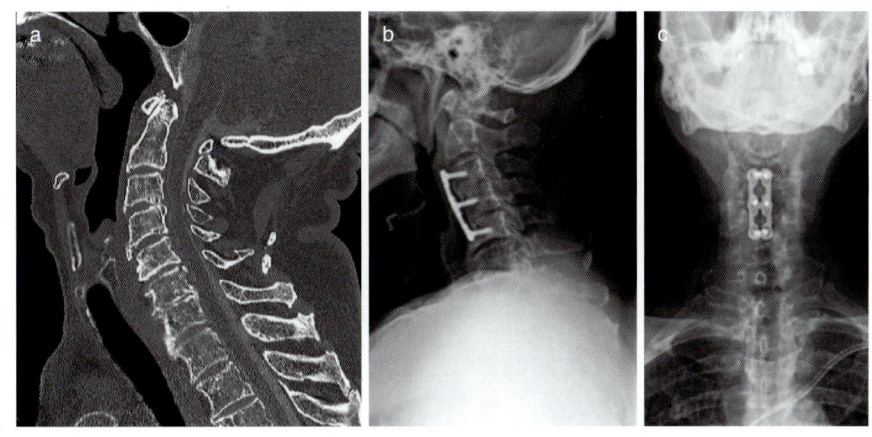

a.术前CT脊髓造影矢状位显示C_3～C_4和C_4～C_5前方受压；b.术后颈椎侧位X线片显示C_4～C_5和C_5～C_6前方椎间盘切除和固定融合；c.术后正位X线片显示C_4～C_5和C_5～C_6 ACDF术后内植物。

图7.1

椎体次全切除术

当椎体后方病变造成脊髓前方压迫、不能单纯通过椎间盘切除进行减压时，ACCF是一种理想的手术方式。可能影响ACCF的因素包括颈椎畸形程度、压迫部位解剖结构和后纵韧带骨化（ossification of posterior longitudinal ligament，OPLL）。ACCF手术细节已经在文献中进行过详细描述[35]。在确定钩突后，计划行15～20 mm宽的椎体切除减压，将部分椎体、骨赘和后纵韧带同时切除。充分减压后，放置钛笼或移植骨，并用钢板和螺钉在椎体前方固定（图7.2）。

后路手术

颈椎后路手术治疗CSM有几个适应证，包括OPLL、病变涉及C_2～C_3水平、高龄、合并3个节段以上的椎管狭窄。后路手术包括单纯椎

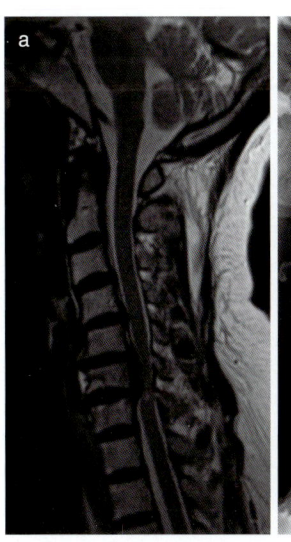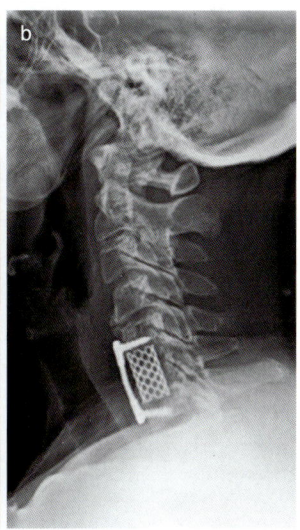

a.CSM患者术前T_2加权MRI矢状位显示椎管狭窄和后凸；b.颈椎侧位X线片显示C_6椎体次全切除减压，C_5～C_7前方使用钢板＋钛笼固定后，脊柱后凸畸形矫正。

图7.2

板切除术、椎板切除融合术或椎板成形术。AO Spine 的 CSM 研究表明，治疗 CSM 的大多数后路手术是椎板切除融合术（58%），其次是椎板成形术（35%），只有 7% 的病例行单纯椎板切除术[36]。NIS 数据库显示，由于担心单纯椎板切除术后，出现颈椎后凸畸形，后路融合手术增加了 0.3%，而单纯椎板切除术呈下降趋势[7]。然而，僵硬型颈椎后凸畸形被认为是颈椎后路手术的禁忌证，通常采用前方入路或前后路联合治疗[37]。

椎板切除术

颈椎椎板切除术包括去除椎板、棘间韧带和棘上韧带，然后从后部切除病变节段的黄韧带，达到充分减压的目的。单纯椎板切除术的一个缺点是随着时间的推移 21%～42% 的病例会出现颈椎后凸畸形[4]。CSM 术后后凸的危险因素包括广泛的椎板切除术、术前颈椎后凸或前凸消失、颈椎活动幅度大、涉及 C_2 椎板切除和颈胸交界区的椎板切除（C_7）[38-40]。此外，还可能发生复发性狭窄和节段性失稳。Bartels 等的一项小型随机研究将椎板切除术（n=9）与椎板切除融合术（n=9）进行了比较，结果表明在随访 18.3 个月后，两组患者的预后和生活质量无显著差异[41]。因此，椎板切除术可单独用于术前前凸较好的患者，这些患者可以不进行颈椎融合术。

椎板切除融合术

为了防止椎板切除术后颈椎后凸畸形的发生，可以在减压后进行融合。在脊柱后凸和失稳合并多节段椎管狭窄的情况下，通常在椎板切除的同时进行内固定，椎板切除融合术可以取得良好的效果[42]。手术需要将患者置于俯卧位，并将 Mayfield 头部固定器固定在患者的颅骨上，患者头部处于中立位。减压之后通过植入钉棒完成内固定，植入双侧自体骨或同种异体骨进行融合。螺钉植入技术已经有很多详细的介绍，例如 C_2 的椎弓螺钉或峡部钉、C_3～C_6 的侧块螺钉、C_7 的椎弓或侧块螺钉及 T_1 和 T_2 的椎弓螺钉等。不同的螺钉技术和入路通常由外科医师根据自己的习惯决定（图 7.3）。

椎板成形术

椎板成形术也是一种后路手术方法，仅减压，不融合，通过掀开-重建椎板来扩大椎管，不会破坏后部结构的稳定性，并且可以保留运动节段。椎板成形术最初在日本文献中被描述，Heller 及其同事详细介绍了手术操作技术[43]。手

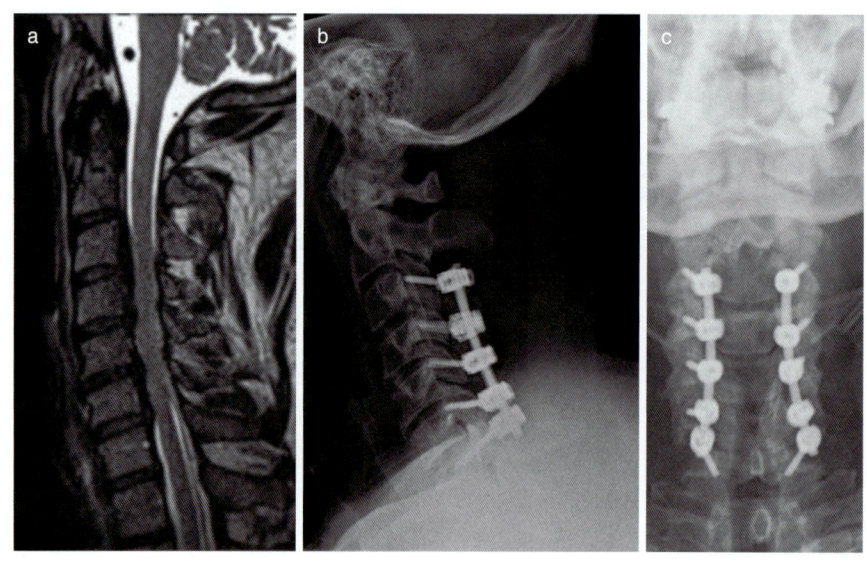

a. 术前 T_2 加权 MRI 矢状位显示 C_3～C_7 脊髓受压；b. 术后颈椎侧位 X 线片显示 C_3～C_7 后方椎板切除并融合；c. 术后正位 X 线片显示 C_3～C_7 内固定物。

图 7.3

术操作包括：患者俯卧位，用三针式Mayfield固定器固定患者头部或将患者头部放在泡沫头枕上；在一侧将椎板磨开，在对侧磨出门轴；然后用钛板固定椎板以增加颈椎管宽度（图7.4）。文献已经描述过几种椎板成形术，如Z字椎板成形术、双开门椎板成形术及单开门椎板成形术[44]。为防止门轴侧断裂，可在门轴侧植入钢板。通常用4～6 mm的自攻螺钉将钢板固定在椎板和侧块上。椎板成形术适用于术前颈椎前凸正常的多节段脊髓压迫患者。脊柱后凸和不稳定的患者禁用，术前颈部疼痛严重的患者也不宜使用[45]。

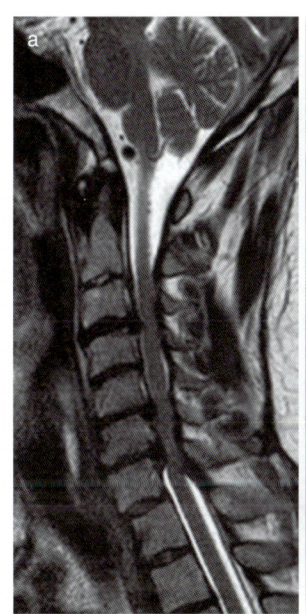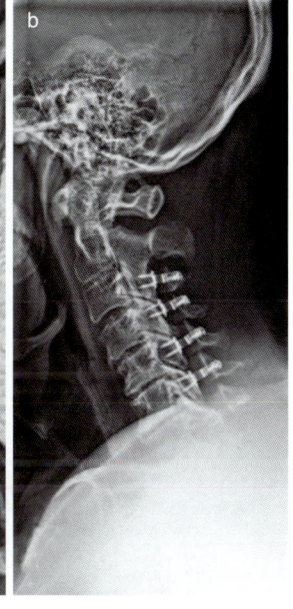

a. 术前T_2加权MRI矢状位显示从C_3～C_7的多节段椎管狭窄；b. 术后颈椎侧位X线片显示C_3～C_7椎板成形及钢板固定。

图7.4

前后联合入路手术

前后联合入路手术主要用于治疗僵硬性后凸畸形或颈椎不稳，也可用于骨质量较差的患者。除僵硬性后凸畸形外，同时存在3个或更多节段的病变时考虑椎体次全切除术。前后联合入路是脊髓减压、畸形矫正、融合概率最高的手术方式[46]，考虑到手术预期时间和患者并发症，可以分期进行手术，也可以一期完成。

并发症

年龄

许多研究表明，CSM手术具有较高的并发症发生率，尤其是在老年患者中。在Nakashima等的一项研究中，年龄已被确定为判断预后的独立预测因素[47]，研究表明，年龄≥65岁的患者在改良日本骨科协会（modified Japanese Orthopedic Association，mJOA）评分和Nurick评分方面的预后更差。并非所有研究都将年龄＞65岁视为较差结果的预测因素。例如，Son等证明，年龄≥65岁和＜65岁的患者在mJOA评分方面没有明显差异[48]。Wang等报告，1992年至2001年NIS数据库中的颈椎病手术后患者，年龄＞74岁是并发症的独立预测因素[6]。另一项研究表明，年龄＞75岁的患者并发症发生率明显高于年轻患者（38% vs. 6%）[49]。

手术入路

前方入路相关的并发症包括前方血管结构（颈动脉和颈静脉）、喉返神经、气管和食管损伤；术后血肿；Horner综合征（可导致声音嘶哑、呼吸困难和吞咽困难）[50]。单纯椎板切除术的并发症包括复发性椎管狭窄和随时间进展的后凸畸形。内固定相关的并发症包括邻椎病、内固定失败、假关节、不融合和邻近节段骨折。

在比较后方入路和前方入路时，Boayke等检索了1993年至2002年NIS数据库中的58 115例病例，发现后路融合手术的并发症发生率比前路手术更高（16.4% vs. 11.9%）[51]；然而，ACCF的并发症发生率可能比ACDF更高。Yonenobu等报告，尽管椎体次全切除术或椎板成形术治疗CSM取得良好的效果，但与椎板成形术相比，椎体次全切除术的并发症发生率更高（29.3% vs. 7.1%）[52]。Edwards等也报告了类似的结果，他们观察到椎体次全切除术的并发症发生率高于椎板成形术，但两组的手术效果相似[53]。

常见并发症

CSM手术治疗最常见的两种并发症是吞咽困难和C_5神经根麻痹。据报告，前路手术后吞咽困难的发生率为7.1%～31%[27,54]。与吞咽困难相关的常见风险因素包括高龄、女性、多节段手术和翻修手术[55]。C_5神经根麻痹的特点是术后1～2天出现单侧或双侧迟发性三角肌和肱二头肌无力[56]。文献报告C_5神经根麻痹的发病率从前路手术的12%到后路手术的30%不等[57]；然而，没有直接比较前路手术和后路手术后C_5神经根麻痹发生率的报告。与C_5神经根麻痹发生最密切的风险因素为颈椎后路手术和C_4～C_5节段手术[58]。前路手术发生C_5神经根麻痹的风险较低，但与ACDF相比，椎体次全切除术的C_5神经根麻痹发生率更高[58]。随着时间推移，C_5神经根麻痹和吞咽困难会逐步改善，但在短期内存在暂时功能障碍和影响患者健康相关生存质量。迟发型并发症包括颈椎椎板切除术后进行性后凸畸形[48-49]，据报告其发生率为21%～42%[4]。

未来研究

CSM手术入路的随机对照研究将帮助患者和医师根据高质量临床数据选择不同的手术方式。一项比较前路和后路颈椎手术的随机对照临床试验（CSM-S；ClinicalTrials.gov标识符：NCT02076113）结果将在不久后公布。在这项试验中，健康相关生存质量是主要的临床结果，研究中还有对术后并发症和卫生资源利用情况的评估。该试验的另一重要特点是比较不同入路选择对恢复工作能力的影响。

结论

CSM是成人非创伤性脊髓损伤的最常见情况。随着人口老龄化，CSM将在老年人中更常见。老年人CSM的外科治疗可以改善生活质量。针对老年患者进行各种并发症的术前检查和对症处理可减少术中和术后并发症的发生。CSM可以通过前路、后路或前后路联合进行手术。CSM手术治疗常见并发症包括吞咽困难和C_5神经根麻痹，这两种情况都会随着时间的推移而改善。临床随机对照试验将帮助我们更好地理解不同类型CSM患者的手术入路选择。

*披露声明：作者与所讨论的任何主题或材料商业公司没有任何直接财务关系。

参考文献

（白成瑞　苏楠　杨雍译）

第八章

寰枢椎骨折治疗

Ellina Hattar, Thiago S. Montenegro, Tyler D. Alexander, Glenn A. Gonzalez, James S. Harrop

引言

老年人发生寰枢椎骨折的风险特别高。造成此类损伤的原因主要有2种:首先是非高处坠落的跌倒,其次是机动车事故造成的高速损伤[1-3]。65岁以上的人群是美国增长最快的人口群体,预计到2030年将占人口总数的20%[4]。随着老年人数量的增加,颈椎损伤,特别是寰枢椎损伤,将在创伤和急救中心更为普遍。老年人常伴随内科疾病、骨质量差、对Halo-vest支架(又称头环背心)耐受性低、可能存在认知障碍或老年痴呆,以及骨愈合能力降低等问题,导致治疗难度增加[2]。

寰枢椎复合体的解剖和力学特性

寰椎和枢椎之间的关节是脊柱活动度最大的部分,允许三维运动。寰枢椎复合体中,C_1~C_2小关节可向一侧旋转40°,占颈椎整体旋转的40%,屈伸10°~13°,侧屈5°[5]。矢状位移动限制在2 mm,主要是由于寰椎横韧带将齿状突限制在C_1前弓上[6]。寰枢椎复合体不仅为颈椎的活动提供了重要结构,还保护了上颈椎和椎动脉。因此,寰枢椎骨折可能会损伤这些结构,并造成严重的并发症和较高的死亡率[7]。

流行病学

寰枢椎复合体尤其是齿状突骨折是老年人最常见的脊柱损伤[1, 8-9]。自20世纪80年代以来,老年人脊柱损伤相关住院人数增加了5倍,增加了这些骨折的患病率[10]。流行病学研究表明,齿状突骨折的风险随着年龄的增长而增加[1, 11]。寰枢椎复合体骨折患者中女性占多数,该人群骨量减少、骨质疏松的患病率较高[2]。此外,老年患者C_1~C_2骨折时,可能同时伴发颅内创伤等[2, 8, 12]。70岁以上患者的颈椎骨折30天内死亡率为8.1%,老年脊髓损伤患者的死亡率接近28%[10]。

齿状突骨折

齿状突骨折是65岁以上患者最常见的颈椎骨折类型,同时齿状突骨折占颈椎骨折的5%~29%[3, 13-14],Anderson-D'Alonzo Ⅱ型骨折占颈椎骨折的8%~15%[15-16]。齿状突骨折有几种分类方法,使用最为广泛的是Anderson-D'Alonzo分类法[17]。Ⅰ型为齿状突尖端的斜行骨折。这种骨折的发生可能与寰枕关节脱位有关[18]。Ⅱ型为齿状突底部的水平骨折,齿状突与椎体轴线完全断开。它是由于颈椎过度伸展时寰椎前弓对齿状突施加压力导致的齿状突骨折。随着年龄的增长,下颈椎受颈椎关节退行性病变的影响程度比寰枢椎节段更大,并且会变得僵硬，即使是低速创伤，也会对上颈椎产生杠杆效应[19]。由于血供不佳、骨折表面积小及齿状突主要为骨皮质，Ⅱ型齿状突骨折与其他类型骨折相比，不愈合的风险更高[20-21]。骨折不愈合的其他风险因素包括骨折向后移位大于5 mm，或成角大于10°，以及骨折粉碎和吸烟[13, 21-24]。Ⅲ型为一种延伸至枢椎椎体和小关节的类型（图8.1）。

由于此类型骨折在老年人中较为常见，下面将主要关注与Ⅱ型齿状突骨折治疗相关的循证医学。到目前为止，还没有关于该主题的Ⅰ级循证医学证据，大多数关于这一主题的文献包括回顾性综述和有限的病例系列报告。

诊断

除了彻底的神经检查外，还需要进行充分的影像学检查，以评估老年患者的颈椎损伤。寰枢椎骨折，尤其是齿状突骨折的临床症状通常是非特异性的，因为患者通常表现为定位不准确的颈后疼痛、椎旁肌肉痉挛、压痛和颈部活动范围减小[21]。尽管有一部分患者在受伤后到达医院前已经死亡，但那些存活下来的患者通常没有神经功能损害[25]。神经损伤情况多样，可能从枕大神经刺激引起的枕神经痛，到感觉缺陷的单侧瘫痪，再到呼吸抑制的高位四肢瘫痪[21]。此外，由于齿状突向后移位引起的迟发性神经损伤可导致颈脊髓病，症状包括颈部疼痛、手部肌肉萎缩和无力，以及步态障碍[25]。然而，老年患者跌倒后，即使没有神经损伤表现，医师也要对寰枢椎进行检查。

很少有研究描述齿状突骨折的长期自然史。Hart等的一项研究显示，对5名70岁以上患者进行至少16个月的随访后，均没有出现神经症状[22]。然而，最近的一项研究认为，齿状突骨折的患者随访时间不足。Crockard等的另一项研究显示，在保守治疗齿状突骨折的患者中，69%的患者在伤后1年被诊断为脊髓病，而38%的患者在伤后5年确诊[25]。目前还不太清楚，此类颈椎损伤人群的最终死亡原因以及死亡是否与高位颈脊髓损伤（spinal cord injury，SCI）有关。

影像学检查

X线片不能排除老年人的颈椎骨折。据估计，35%的C_1骨折和14%的C_2骨折在侧位X线片上无法被发现[26]。CT是高度怀疑颈椎骨折患者最具性价比的检查。MRI可以进一步识别上颈椎韧带损伤[27]。在X线片上，男性寰椎齿状突间隙（atlantodental interval，ADI）大于3 mm、女性大于2.5 mm被认为有异常，可能提示寰枢椎横韧带功能不全造成寰枢椎不稳定[28-29]。

并发症发生率和死亡率

在Muller等的一项研究中，老年人齿状突骨折总并发症发生率为52%，死亡率为35%；而年轻患者并发症发生率为33%，死亡率仅为4%[3]。这些患者大多接受保守治疗。老年患者最常见的2种死亡原因是肺炎和心搏骤停。此外，Majercik等的研究表明，老年人Halo-vest支架外固定术并发症发生率和死亡率明显高于年轻患者，死亡率为40%[30]。

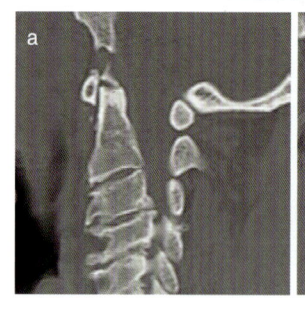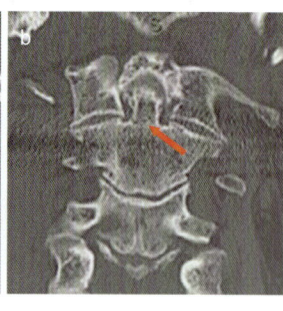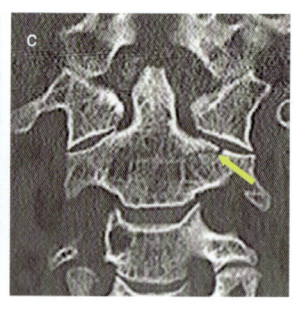

齿状突骨折的Anderson-D'Alonzo分类。a.颈椎CT矢状位显示齿状突尖端Ⅰ型骨折，无寰枕关节脱位的证据；b.颈椎CT冠状位显示齿状突基底部Ⅱ型骨折（红箭头）；c.颈椎CT冠状位显示齿状突Ⅲ型骨折，骨折线延伸至枢椎椎体及左侧寰枢椎小关节（黄箭头）。

图8.1

治疗

Ⅱ型齿状突骨折的治疗策略一直是争论的焦点。治疗方案包括使用刚性颈椎支具固定、Halo-vest支架固定和寰枢椎融合术。研究表明,未进行固定治疗的患者,骨折不愈合率可能接近100%,因此,需要进行外固定或手术内固定[21]。

外固定

Ⅱ型齿状突骨折的保守治疗包括使用Halo-vest支架外固定或颈部支具固定。65岁以上的患者,与Halo-vest支架外固定相关的死亡率为42%,而该组66%的患者出现了严重并发症[2,31]。此外,外固定在促进老年患者骨愈合方面的效果不如年轻患者。Polin等表明,60岁以上的Ⅱ型齿状突骨折患者,如果使用Halo-vest支架外固定或颈部支具固定,骨折愈合率仅为38%,而年轻患者的愈合率为82%[20]。在Smith等的另一项研究中,使用Halo-vest支架外固定治疗80岁以上齿状突骨折的患者,气道并发症发生率为31%,而使用颈部支具固定的患者气道并发症发生率仅为4%[32]。老年患者的Ⅲ型齿状突骨折可以用硬性颈托进行固定治疗,之前有报告称无移位骨折愈合率为100%。

手术内固定

一些研究支持老年Ⅱ型齿状突骨折患者进行手术治疗。在Muller等的一项研究中,11例无移位Ⅱ型齿状突骨折患者中有5例出现骨折不愈合;这5名患者最初均使用颈部支具固定治疗[3]。该研究建议对老年患者的Ⅱ型齿状突骨折进行手术内固定或Halo式架外固定治疗,但要考虑到老年人群对Halo式架外固定的耐受性较差(图8.2)。

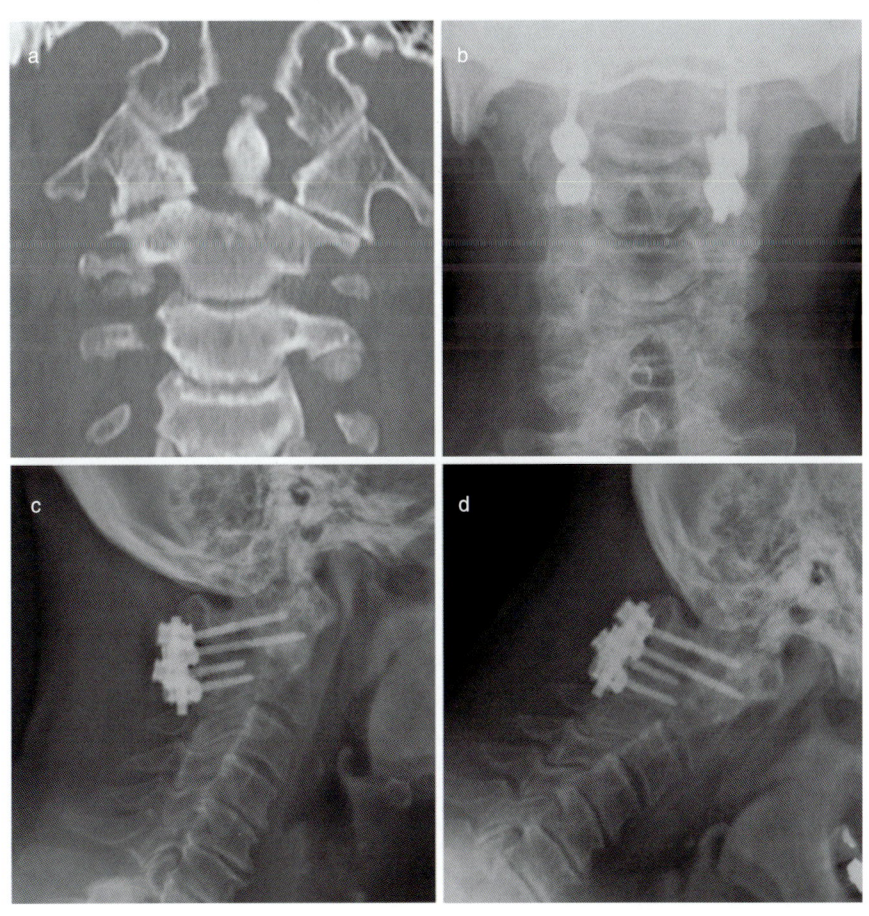

a.颈椎CT冠状位显示Ⅱ型齿状突骨折;b.颈椎术后前后位X线片显示C_1侧块和C_2峡部螺钉组成颈椎后方内固定结构;c、d.$C_1 \sim C_2$侧位X线片显示齿状突无移位,骨折愈合良好。图d为骨折愈合后2年随访的侧位片。

图8.2

在接受手术的老年患者中，Ⅱ型齿状突骨折的死亡率可能低于保守治疗的死亡率。Smith等的一项研究显示，接受手术治疗的老年患者死亡率为12.5%，而接受保守治疗的患者死亡率为15%[33]。Chapman等的研究得到类似的结果，手术组的30天死亡率为7%，非手术组的30天死亡率为22%[34]。Woods等还发现，与保守治疗组相比，手术组的死亡率较低[35]。这些关于死亡率的研究结果表明，手术治疗的患者恢复活动更快，从而使得生存率更高。

Ⅱ型齿状突骨折可采用多种手术方式进行治疗，包括前路齿状突螺钉固定、后路侧块融合或经关节突螺钉植入[36]。Omeis等的一项研究表明，前路和后路手术骨折愈合率均大于30%[36]。此外，研究中接受手术治疗的29名患者，86%最终能够恢复受伤前的运动能力。虽然和最近的研究结果相似，但Andersson等的另一项研究表明，齿状突螺钉固定的骨折不愈合率为9%，而后路固定的不愈合率接近0，保守治疗的不愈合率为54%[37]。因为后路固定骨皮质更牢固，与骨松质相比，骨皮质受到颈椎退行性病变的影响更小。另外，齿状突螺钉可能会在颈椎中形成更大的力臂，且容易发生肺炎和吞咽困难[33]。

寰椎骨折

寰椎骨折相对罕见，约占所有脊柱骨折的2%[14]。Landells等提出了C_1椎体骨折的分类系统，其中Ⅰ型骨折为累及单弓的骨折；Ⅱ型为累及寰椎前后弓的骨折，具有2个或多个骨折碎片；Ⅲ型骨折涉及寰椎侧块[38]。典型的Jefferson骨折是Ⅱ型骨折的一个亚型，其中轴向负荷导致C_1椎体环爆裂骨折（图8.3）。

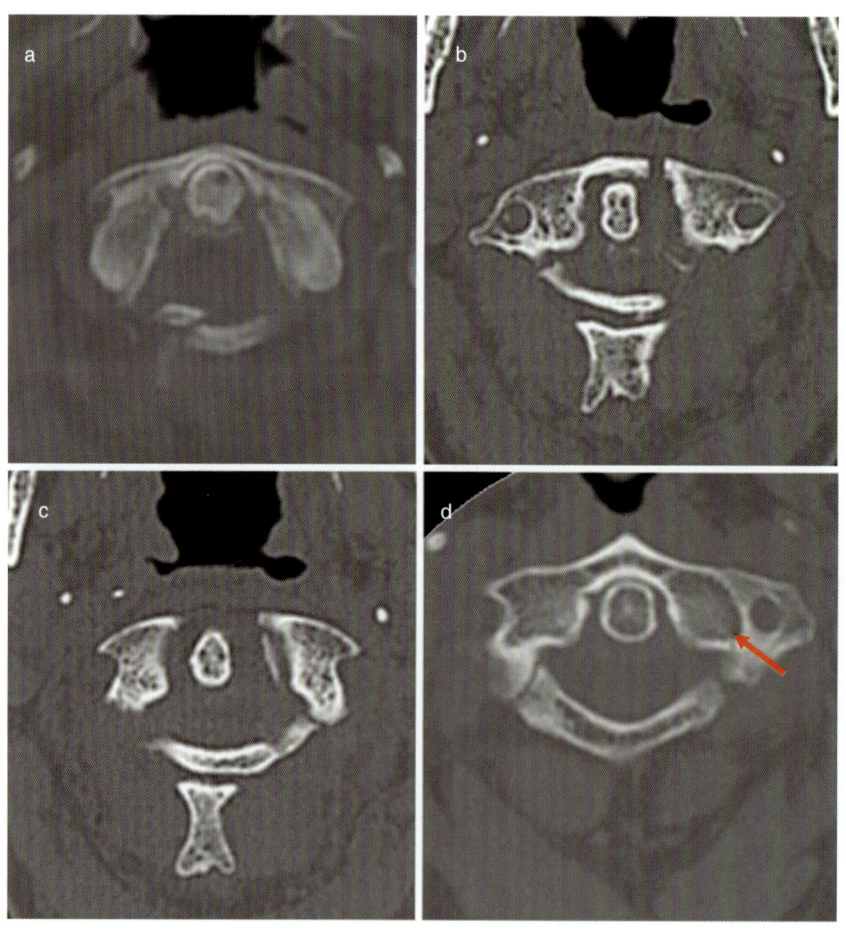

颈椎CT横断面成像所示Landells分类下的寰椎骨折。a. Ⅰ型C_1椎体骨折，仅累及后弓；b、c. 累及寰椎前后弓的Ⅱ型骨折；d. Ⅲ型骨折，延伸至C_1椎体左侧侧块（红箭头）。

图8.3

诊断和治疗

由于 $C_1 \sim C_2$ 水平上椎管直径相对较大，且骨折碎片向外挤压远离椎管，因此这一水平的颈椎骨折很少造成神经系统损害。而在老年人中，此类骨折可能会累及神经，因为老年人发生神经损伤风险的可能性更高，严重时甚至导致死亡[39]。与其他上颈椎损伤一样，X线、CT、血管造影和MRI检查均必不可少。横韧带被认为是维持寰椎稳定性的最重要因素，Spence法则可用于确定损伤的稳定性，当开口位X线片上 C_1 椎体相对于 C_2 椎体侧块完全悬垂，或移位 ≥ 7 mm时，说明横韧带受损[40]。寰椎Ⅰ型、稳定的Ⅱ型（具有完整的横韧带）和Ⅲ型骨折都可以通过颈托固定保守治疗；而在横韧带断裂、侧块矢状劈裂骨折或者合并寰枢椎复合体或其他颈椎节段骨折的情况下，可能需要手术治疗。在30%~70%的病例中，寰椎骨折伴有颈椎其他部位骨折[41-42]。在寰枕分离或枕骨髁并发骨折的情况下，枕颈融合到 C_2 椎体可能是必要的[39]。无论是否使用钛缆钢丝固定，侧块钉棒固定或经小关节固定的后路寰枢椎融合是治疗的金标准。尽管经口入路进行 C_1 椎体环的复位是可行的，但并不是常规操作。老年患者对Halo-vest支架耐受性较差，该装置也不太适合稳定和复位寰椎不稳定骨折。

$C_1 \sim C_2$ 脱位和半脱位

寰枢椎不稳定是一种严重的病变，可出现枕大神经刺激、四肢瘫，甚至死亡。齿状突本身可防止关节过度后伸，但寰枢关节的大部分运动由韧带和附着关节囊限制[6]。

老年人群中的寰枢椎半脱位通常与颈椎类风湿性关节炎相关[43]。寰枢椎不稳定是颈椎类风湿性疾病最常见的表现，超过70%的类风湿性关节炎患者会出现这种情况[44]。类风湿性关节炎累及的关节和韧带将决定半脱位的方向[43]。

- 齿状突背侧的滑膜关节受累将导致横韧带松弛，C_1 椎体相对于 C_2 椎体向腹侧半脱位。
- 齿状突的受累和骨软化可能导致背侧半脱位。
- $C_1 \sim C_2$ 椎体的小关节滑膜受累可能导致侧方旋转半脱位。
- 关节突的破坏可能导致 C_1 椎体上方的枕骨塌陷和齿状突的垂直移位，也被称为颅底内陷、寰枢椎撞击、垂直半脱位和颅骨下沉，是疾病的晚期表现。

其他炎性疾病，如强直性脊柱炎也可能导致寰枢椎不稳定，但很不常见。寰枢椎脱位有较高致残率和死亡率，可因感染发生在儿童中，而老年人的寰枢椎脱位通常由创伤引起[7]。

半脱位可大致分为4类：前方半脱位、旋转性半脱位、垂直半脱位和侧方半脱位。旋转性半脱位，也称寰枢椎旋转固定，根据Fielding和Hawkins创建的分类系统，可分为4种主要类型[45]。Ⅰ型：寰椎在齿状突上旋转，无移位。Ⅱ型：寰椎有3~5 mm的前移位，伴轻度旋转。Ⅲ型：前移位大于5 mm。Ⅳ型：寰椎向后移位，同时伴有旋转。Ⅲ型和Ⅳ型旋转性半脱位被认为是不稳定的，需要固定处理。

影像学检查和诊断

典型症状通常包括颈部疼痛、头痛、斜颈和颈部旋转范围减小，对侧下颌和胸锁乳突肌会痉挛。例如，右侧半脱位会伴有左侧胸锁乳突肌痉挛。

侧位X线检查可用于确定寰枢椎复合体的稳定性，可以通过ADI进行评估。当男性ADI大于3 mm、女性ADI大于2.5 mm时，表明横韧带断裂。此外，ADI大于10 mm表示韧带完全受损[46]。X线评估横韧带完整性还可通过Spence法来推断。CT是寰枢椎半脱位或脱位的影像学金标准。血管造影CT可以识别椎动脉的血管损伤。MRI对于进一步明确脊髓损伤的程度至关重要，并且可能有助于韧带损伤的诊断（图8.4）[7]。

治疗

如果成人寰椎向前方移位 > 5 mm，则考虑手术治疗。急性寰枢椎脱位具有较高的致残率和死亡率，而半脱位是一种慢性进行性病理过程，

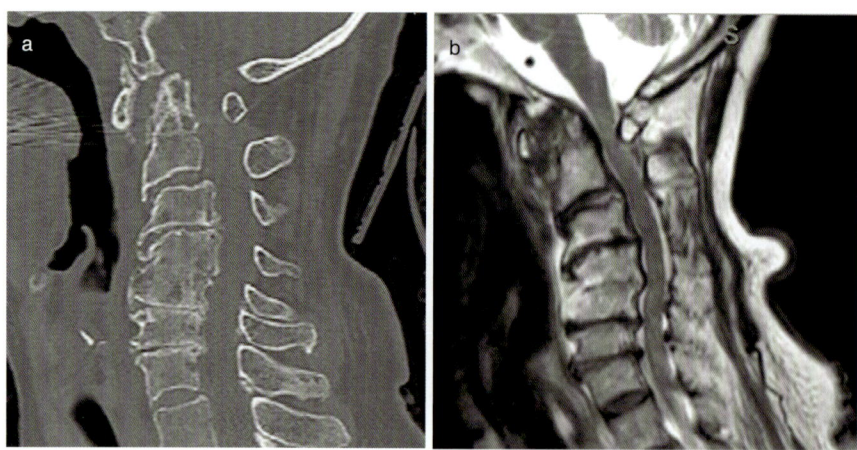

a.颈椎矢状位CT显示寰枢椎前方半脱位,寰枢椎间距增大至6.5 mm,基底内陷;b.颈椎矢状位MRI的T_2加权像显示多节段中央管狭窄伴严重C_1~C_2椎管狭窄。

图8.4

预后较好。急性寰枢椎脱位在成人中很少见,常伴有神经血管功能障碍。大多数情况下,此类损伤需要复位和固定[7]。在类风湿性关节炎继发的症状性寰枢椎半脱位病例中,枕颈融合已被证明可以减少颈部疼痛并改善脊髓症状[47-48]。因为没有关于此类损伤的大规模随机对照研究,治疗仍是一个具有争议的话题。

Hangman骨折

Hangman骨折是指创伤性枢椎滑脱和C_2双侧关节突间的峡部骨折[49]。这种骨折得名于被认为是由司法绞刑造成的伤害,尽管后来发现只有少数绞刑死亡者有这种类型的骨折[50-51]。Hangman骨折占所有颈椎骨折的4%~7%,在高达74%的患者中作为孤立性损伤发生,在9%的患者中合并其他骨折[9, 52-54]。在老年人中,Hangman骨折通常由骨质疏松导致的相对低能量损伤造成,其发病率在过去几十年中一直在增长[55-56]。针对这类骨折的分型由Effendi等首次提出,后由Levine和Edwards进行修改,这是目前最常用的分型[57-58]。

改良Effendi分类系统

Ⅰ型骨折由轴向过伸暴力引起,是唯一一种无移位型骨折,没有成角畸形或C_2~C_3椎间盘受累,被认为是稳定型骨折,可以使用颈托保守治疗。Ⅱ型骨折是由复合暴力导致的,包括过伸轴向暴力、屈曲回弹暴力、压缩暴力,使得C_2椎体发生显著的成角畸形(>11°)和移位(>3 mm)。ⅡA型和Ⅲ型骨折均由屈曲牵张损伤引起。ⅡA型C_2椎体有非常严重的成角畸形,但移位不明显;而Ⅲ型不仅导致椎板或椎弓根骨折,还导致双侧小关节脱位。Ⅱ型、ⅡA型和Ⅲ型通常涉及C_2~C_3椎间盘破裂及前、后纵韧带受累[49, 52, 58]。此外,Hangman骨折有一种不典型的表现,即创伤性枢椎滑脱,会导致椎管狭窄而非椎管扩张(图8.5)[59]。

诊断

为了明确诊断,测量C_2成角畸形和椎体移位都很重要。标准测量方法是终板法,可以使用颈椎侧位X线或矢状位CT重建影像测量。做C_2和C_3下终板的垂线以测量角度;也可以使用椎体后缘切线法,做C_2后缘和齿状突的后缘切线,以测量相交的角度和位移[60]。

治疗和手术技术

Hangman骨折的治疗策略和手术指征仍然是一个有争议的话题,尤其是Ⅱ型和Ⅲ型骨折。一项系统综述表明,62.5%的研究主张所有Hangman骨折均可保守治疗,22%的研究认为保守治疗对一些稳定的骨折是可以接受的,只有一篇文章认为手术是治疗Ⅱ型、ⅡA型和Ⅲ型骨折

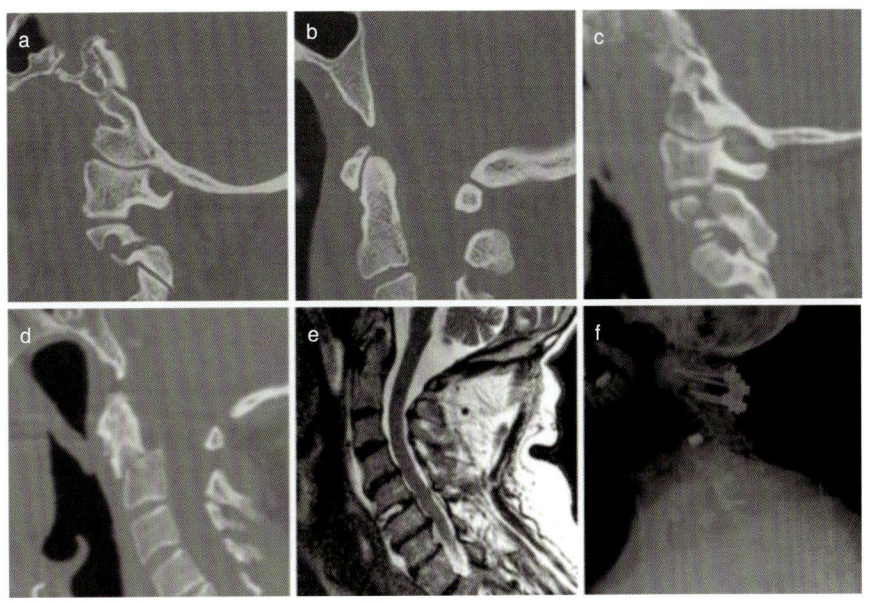

a、b.颈椎矢状位CT显示Effendi Ⅰ型无移位峡部骨折，不伴有C_2和C_3移位；c.颈部矢状位血管造影CT显示骨折通过枢椎椎弓和峡部；d.为并发齿状突骨折，C_2齿状突后方发生成角畸形，而C_2和C_3椎体关系保持不变；e.为颈椎矢状位MRI T_2加权像显示C_5～C_6椎间盘破裂；f.为该患者一期进行了C_5～C_6 ACDF，随后进行了二期C_1～C_2后方融合术。图c～图f为同一患者。

图8.5

的最佳方案[61-62]。

骨折的保守治疗可以采用硬性颈托或坚强固定[49]。Hangman骨折的手术治疗通常应用前路C_2～C_3植骨和钢板固定，其优点是融合节段相对较短，尽管该入路无法解决C_2后弓分离的问题[63]；也可用后路技术，包括使用C_2关节突间峡部螺钉直接固定，或应用C_2峡部螺钉和C_3侧块螺钉进行C_2～C_3后路固定，其优点是保留枢椎运动，但不能解决椎间盘破裂继发的颈椎不稳定[62,64-66]。

结论

老年人寰枢椎损伤的治疗具有挑战性。随着人口老龄化加剧，老年人寰枢椎损伤的治疗越来越重要。尽管没有Ⅰ类研究证据指导此类损伤的治疗，但文献为老年人寰枢椎损伤提供了治疗建议。由于骨质量欠佳、对制动不耐受、同时存在合并伤和伤前内科并发症，治疗变得异常复杂。治疗前需要仔细考虑上述因素，结合临床和影像学表现，选择对患者最有利的治疗方案。

参考文献

（白成瑞 苏楠 杨雍 译）

第九章

老年颈椎微创手术入路

Jacob L. Goldberg，Alexandra Giantini Larsen，Fabian Sommer，Joseph A. Carnevale，
Sertac Kirnaz，Branden Medary，Lynn McGrath，Roger Hartl

引言

在美国，随着预期寿命的增加和人口老龄化，需要医疗的老年患者数量也在增加[1]。老龄化增加了脊柱退行性疾病的发病率，导致更多的老年脊柱患者需要手术治疗[2]。脊柱退行性疾病若不加以治疗，会严重影响老年患者的身体健康和生活质量。老年患者发生手术相关并发症的风险较高，因此老年患者的手术方案选择至关重要[3-4]。如果患者症状可以耐受，可以选择药物或保守治疗，如果患者疼痛严重、出现脊髓病和（或）神经根损害，则可能需要进行手术治疗。在选择合适的适应证的情况下，微创技术可减少软组织损伤和失血，缩短恢复时间，比开放手术更具优势（图9.1）。

与胸椎和腰椎相比，颈椎较少应用微创手术（MIS）。部分原因是颈椎手术的风险相对较高，因为其不仅毗邻颈髓，而且具有独特的解剖学结构，比如颈动脉的存在及其复杂的供血途径。在颈部前方，椎体与气管、食管和其他重要结构相邻。此外，椎骨和椎间盘整体较小，使得该区域的手术更具挑战性。然而，术中导航的进步为颈椎微创手术开辟了新的道路[5]。在本章中，我们将讨论几种颈椎后路的微创手术，为老年患者提供了多种选择。对于每一种技术，我们概述了其优点、禁忌证和手术关键点。

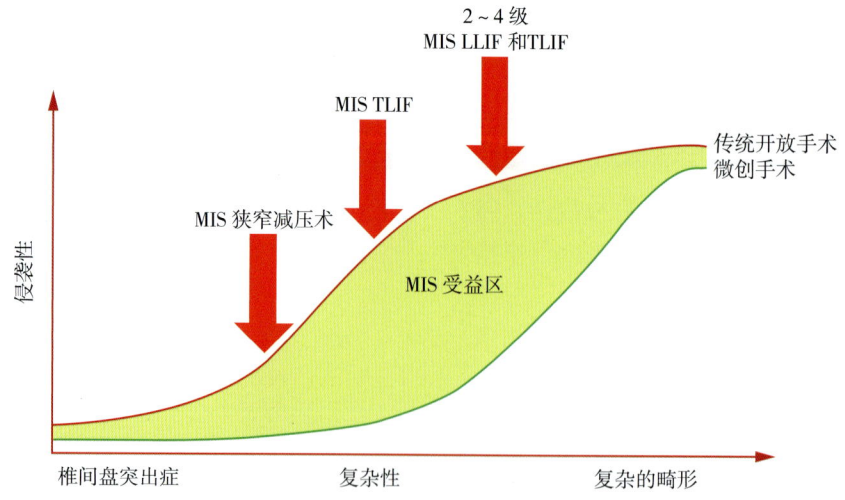

微创脊柱手术和开放脊柱手术复杂性和侵入性的比较。LLIF：经腰大肌和经腰大肌前侧方入路腰椎椎间融合术；TLIF：经椎间孔入路腰椎椎间融合术。

图9.1

经小关节的颈椎后路MIS融合

经后路在颈椎小关节处放置融合器（cage）的技术，最初是作为颅底凹陷患者行寰枢关节融合术的一部分而被描述的[6]。在关节突放置cage可提高稳定性，促进小关节融合[7]。从那时起，这一理念逐渐发展并替代了传统侧块螺钉固定术，可通过后路经皮植入cage[8-9]。对于某些高龄患者，传统的开放侧块融合术会增加手术并发症，可以选择后路经皮小关节cage融合术（图9.2）。一项尸体解剖学研究发现[10]，双侧放置cage与侧块螺钉固定的稳定性相似。除了提高稳定性和促进融合，经小关节置入cage还可以解决退行性疾病中的一些小关节源性疼痛问题。这种手术方式适用于仅行后路融合，或用于进一步稳定颈椎前路减压和（或）融合手术。与报告的类似技术相关数据相比，小关节cage融合术失血量更少、住院时间更短、术后康复更快[11]。小关节cage融合术不适用于小关节破坏的疾病，如肿瘤累及小关节或因创伤引起的小关节破裂。此外，无法配合的患者不能通过这种方法进行融合[12-13]。颈部残疾指数（neck disability index，NDI）评分、VAS评分和12项简短健康调查量表（SF-12）评分在术后2周和1年的随访中，均有所改善[9,13]。一组病例长期随访数据表明[14]，在术后5年随访中没有发现神经根损伤症状的复发，98%的病例术后2年内达到影像学融合。另外，没有明显的后凸畸形、内固定失败或需要二次手术的病例[9]。

此项手术并发症发生率很低。一项对89例神经根型颈椎病患者［平均年龄（58±12）岁］进行的回顾性研究发现，与手术相关的围手术期并发症发生率为3.4%，所有患者均完全恢复[11]。失血量可忽略不计，平均住院时间为29小时[11]。这两项是对老年患者进行手术的重要考虑因素，因为它们是术后谵妄的潜在危险因素[15-17]。

此项手术有几个需要注意的关键点。虽然我们可以在术中透视下完成手术，但更推荐应用三维导航的辅助。与其他选择性颈椎融合术一样，神经监测（包括脊髓体感诱发电位和运动诱发电位）也是一个有用的手术辅助手段。患者俯卧、头部固定，以确保颈椎固定，这对于手术的安全性和导航的准确性（如果使用术中导航）都很重要。使用导航或透视识别小关节的内外侧（图9.3）。沿着共线（内侧到外侧）的轨迹，将导入工具置于关节间隙。应注意避免内植物偏内，否则容易造成神经根损伤。将环钻滑动到关节囊上，从而进行破除骨皮质处理。关节突关节内部的皮质骨，用去皮质骨锉处理。在关节囊上，去除骨皮质后将cage插入关节突。用螺钉将cage固定于下方关节面。去除所有器械（导管除外）后，关节间隙处植骨。止血后，用抗生素冲洗，最后关闭切口。

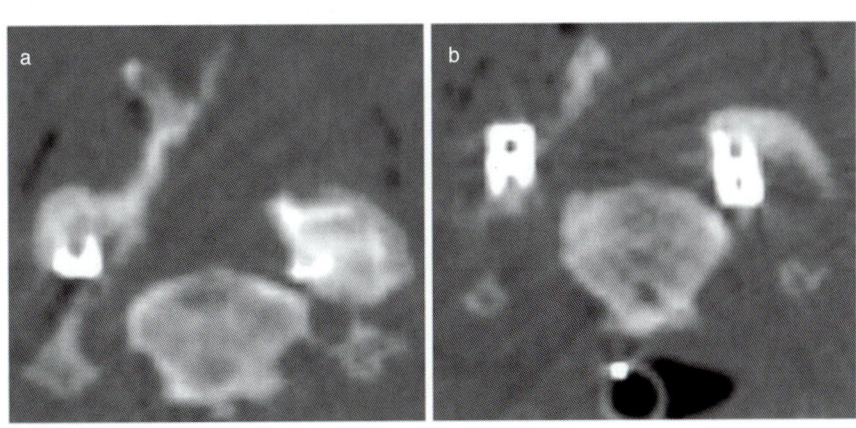

术中CT显示单侧入路双侧颈椎减压取得了很好的效果，小关节cage位置满意。a、b.显示的是不同层面的术中图像。

图9.2

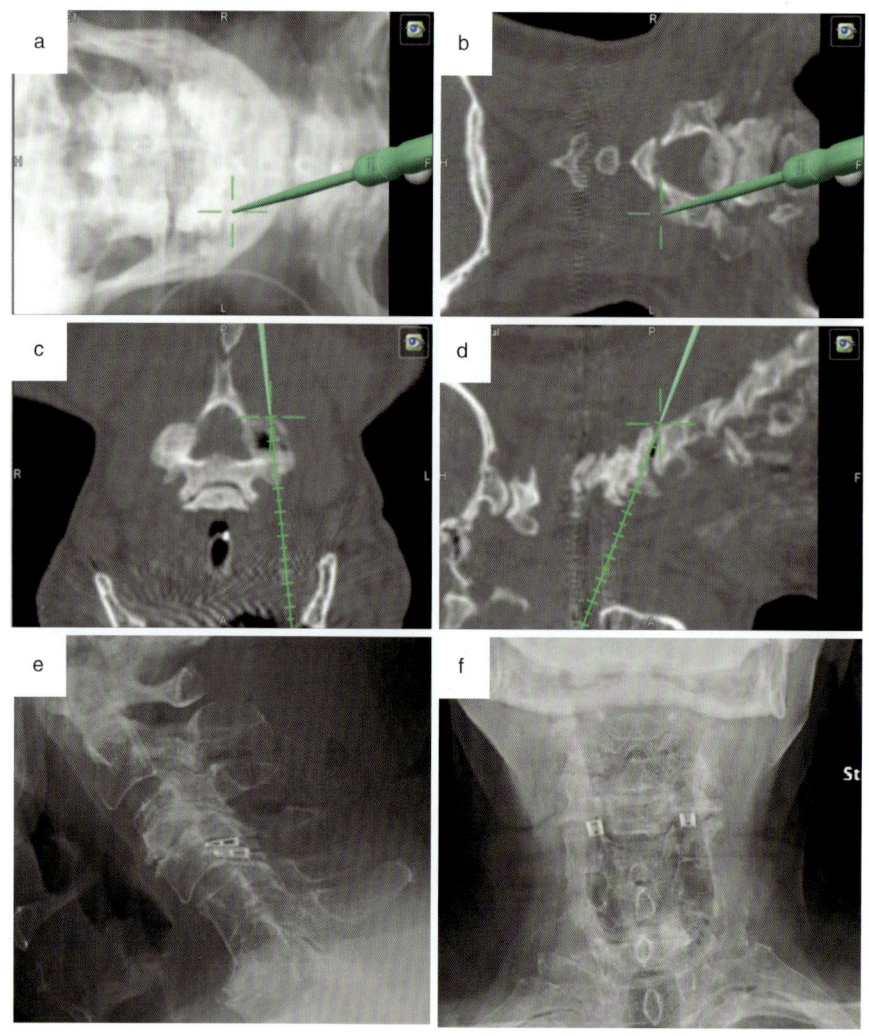

术中三维导航图显示小关节间cage的轨迹和位置（图a～图d）；术后侧位（图e）和前后位（图f）X线片显示双侧小关节间cage植入情况。

图9.3

微创颈椎后路椎间孔切开成形术

2001年，颈椎后路椎间孔切开成形术（posterior cervical foraminotomy，PCF）的微创技术被报告。该项技术对椎间孔异常引起的单侧神经根病变的患者来说是一个很好的手术选择[18]。该项技术也成功地应用于侵犯颈椎出口神经根的病变，包括滑膜囊肿、骨刺和椎间盘压迫等[19-20]。PCF规避了颈椎前路永久性器械植入融合术所带来的并发症，保留了颈椎活动度，并可以在门诊进行。此外，如果患者将来需要行二期颈椎前路手术，初始微创颈椎后路椎间孔切开成形术（MIS-PCF）可以为二期颈椎前路手术提供定位和导航。MIS-PCF的禁忌证包括中央椎管狭窄（脊髓病）、颈椎后凸畸形或不稳定。除了标准的术前检查外，还应进行颈椎X线、MRI和CT检查，以评估动态不稳定和（或）对侧关节突关节的病变。

对于可以应用MIS-PCF治疗的疾病，一些学者也会考虑前路颈椎椎间盘切除融合术（ACDF）。但ACDF可能会增加食管损伤、吞咽困难、喉返神经损伤等风险。行ACDF的老年患者可能更难恢复，术后吞咽困难尤其令人担忧。对于该人群来说，MIS-PCF术后吞咽困难的发生率下降。通过ACDF和PCF之间的比较分析发现，术后1~3年，患者发生上肢疼痛和颈部疼痛的预后结果相似[21-23]。此外，对于单节段神经根病变的患者来说，PCF可以节省成本[24]。另一项评估经皮椎体成形术（即PCF）疗效的研究指出，在目标节段和邻近节段病变中，需要融合术的年化风险分别为1.1%和0.9%[25]。MIS-PCF可以降低失血量、减少镇痛药的使用和缩短出院时间[26]，这些对所有人群，特别是老年患者的术后管理很重要。虽然前路和后路椎间孔切开成形术都有C_5神经根麻痹的风险，但在接受PCF治疗的老年患者中这一风险最高[27]。值得注意的是，86%PCF术后发生C_5神经根麻痹的患者可完全恢复[27]。

一些PCF手术过程的细微差别和关键步骤都是值得注意的。手术过程中，患者取俯卧位，应用头环固定头部。术中采用透视或三维导航来定位责任节段（图9.4），切开皮肤后逐层分离，直至骨面，放置适当的管状工作套筒。尽管不同外科医师的偏好不同，但一个16 mm的工作套筒足以完成该手术（图9.5）。术中三维导航有助于精确定位病变部位，确认切除的安全边界，或定位特定的椎间孔病变处。高速磨钻可以去除小关节的内侧1/3和相应的椎板。术中注意保护脊髓和神经根，使用Kerrison咬骨钳扩大减压区域，就可以解决患者的神经压迫问题。例如，如果症状是由椎间盘压迫椎间孔的神经所致，需要小心地将椎间盘去除。在进行充分的减压、止血后，取出管状工作套筒，应用抗生素冲洗，并关闭切

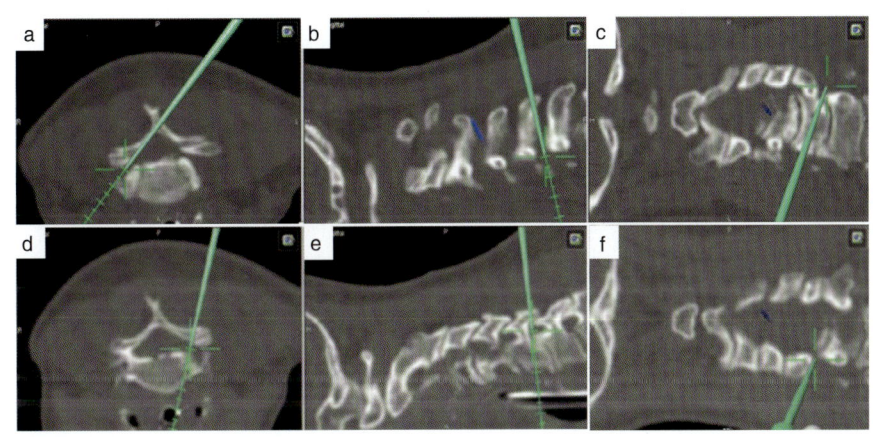

术中三维导航图显示1例颈椎后路椎间孔切开成形术的病例，重点显示对侧减压的轨迹和关节面周围的解剖结构。

图9.4

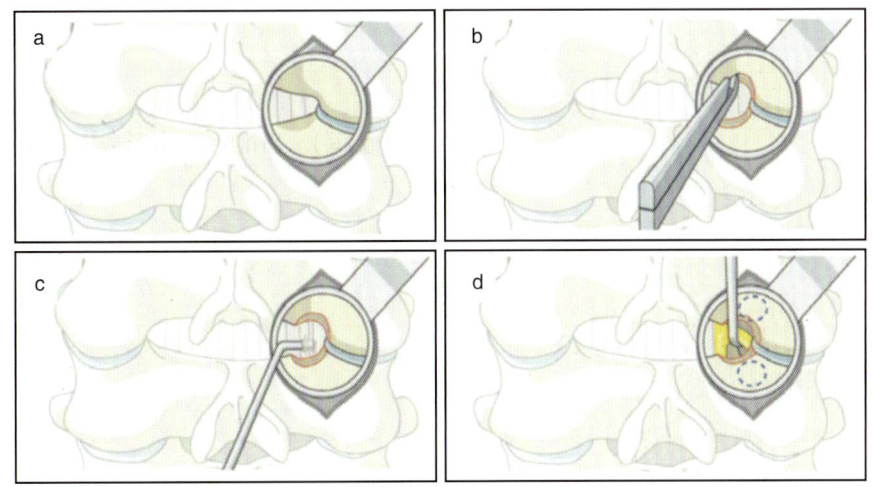

a.通道撑开器置于椎管的外侧和小关节突中部；b.用Kerrison咬骨钳去除打薄了的半椎板；c.直视下用神经探钩将黄韧带钝性分离；d.向头端牵开神经根，可用神经探钩触及椎弓根的上下边界。椎弓根的位置已在图中标出。

图9.5

口。在避免并发症方面,需要注意的是,该手术改变了颈椎的生物力学稳定性,导致椎体不稳,特别是50%或更多的内侧小关节遭到破坏时,这种情况更常见[28]。

通道下颈椎管单侧椎板切开双侧减压术

开放颈椎椎板切除术是一种有效的减压方法,但由于后颈部肌肉剥离引发的疼痛,以及存在迟发的颈椎不稳和后凸畸形发展的风险,需要相对较长的恢复时间[29-30]。严重的疼痛会影响活动能力,这在老年患者中发病率更高。采用单侧入路实现双侧减压技术最早应用在开放腰椎手术中,随着微创技术的发展,现在常规用于所有脊柱节段[31-34]。单侧椎板切开双侧减压术(unilateral laminotomy for bilateral decompression,ULBD)理想的适应证是有症状的中央椎管压迫性疾病,并且不存在节段不稳或后凸畸形(图9.6)。与开放椎板切开术相比,ULBD的肌肉损伤、骨骼破坏量和失血量均减少。尚未有研究比较开放手术和MIS颈椎椎板切开术,但其他脊柱节段手术的比较结果表明,ULBD具有感染率低、麻醉药物使用量减少、住院时间短等优点。这对老年患者特别有利,因为减少了侵入性操作[35]。

几个关键的手术步骤和手术的细微差别值得我们关注。在手术过程中,患者处于俯卧位,颈部应处于中立位。患者应该用衬垫固定在床上(因为手术中,床会旋转以进行"过顶"减压)。此时,可以通过术中透视或三维导航来确定位置。在手术部位做一个约3 cm长的切口。采用锐性切开与电凝剥离相结合的方法,直至暴露筋膜层。依次放置扩张器,直到可以放置适当大小的管状牵开器(约16 mm)。从椎板的尾部开始,逐步向头端减压,使用高速磨钻来去除骨质,暴露黄韧带止点。为了进行对侧减压,将手术床向术者对侧旋转(图9.7)。随后对棘突下进行潜行切除减压,并使用高速钻去除对侧椎板的前部。棘突基底部,用高速磨钻磨除对侧椎板。尽可能保留黄韧带,可以防止硬脊膜撕裂。使用弯头吸引器轻柔地按压黄韧带,以显露骨质。必须注意不要使弯头吸引器对脊髓过度挤压。应用球型探钩小心地切除黄韧带在骨头上的止点。接下来,用Kerrison咬骨钳切除剩余的黄韧带。最后,检查椎板切除后的术野情况,仔细止血,用抗生素冲洗,最后缝合切口。

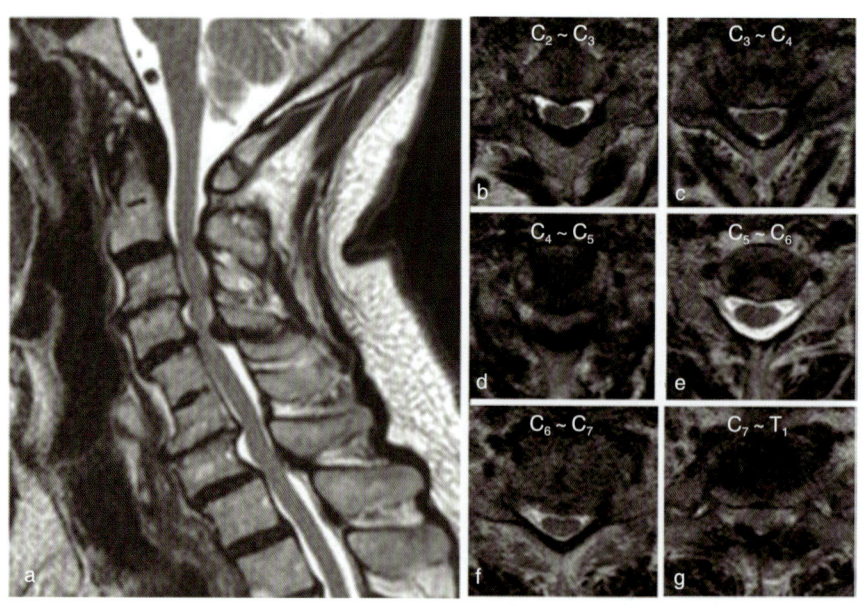

一位65岁的女性患者多节段颈椎和椎间盘退行性病变。最严重的中央管狭窄节段是$C_4 \sim C_5$节段,主要是由韧带肥厚引起的。这种病变可以通过通道下ULBD手术完成减压。

图9.6

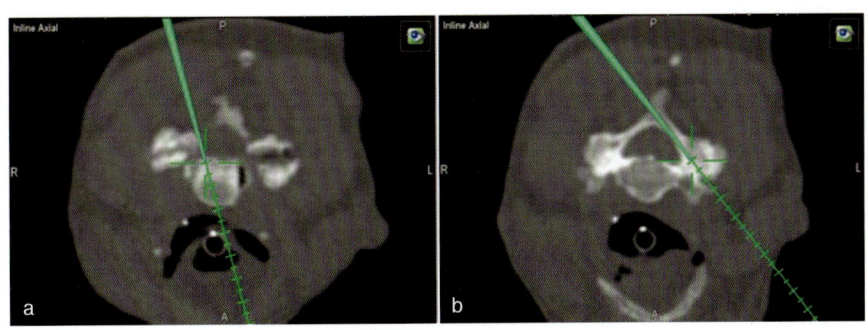

术中三维导航图显示充分的单侧和过顶后对侧减压。

图9.7

结论

因脊柱疾病寻求治疗的老年患者数量正在逐年增加。应用外科手术治疗脊柱退行性疾病会显著改善患者功能状态和生活质量,所以,在这一高危人群中,选择合理的手术适应证是很重要的。当患者的疾病采用手术治疗更加有利时,微创手术具有几个潜在的优势,包括降低失血量、降低感染风险和降低术后镇痛的需求。虽然有时需要进行前路手术,但部分后路微创手术也值得推广和应用。后路小关节融合术可以提供一种微创手术的选择,可替代传统的侧块螺钉或用于辅助前路手术。对于由椎间孔病变导致单侧神经根病变而无禁忌证的病例,MIS-PCF是一个很好的选择,它使得外科医师能够避免放置永久性植入物,避免采用前路手术,并保留了运动功能。最后,在中央管狭窄的病例中,ULBD已被证明是安全有效的。所有这些手术都可以在术中透视和三维导航的辅助下进行。

参考文献

(孙海波 苏 楠 杨 雍 译)

第十章

下颈椎损伤

Asdrubal Falavigna，Charles André Carazzo

引言

预计到2030年，美国65岁以上的人口总数将达到8850万[1]。因此，老年颈椎骨折的发生率将以同样的速度增加[2]。在这些病例中，严重的神经损伤与并发症的发生率与高死亡率之间存在着密切的关系[1, 3-4]。

外伤导致的颈椎骨折在老年人中很常见[5]。由于人体解剖学和生物力学的特征，上颈椎骨折更为常见。在65～75岁年龄组的患者中，下颈椎损伤也很常见，其发生率甚至高于C_0～C_2的骨折[6]。一半以上的损伤发生在C_5～C_7节段[5-6]。由于骨量减少和椎体退行性病变，低能量创伤就可造成老年患者发生不稳定和复杂的颈椎骨折[6]。

早期诊断和个体化治疗对提高老年患者的生存率至关重要，因为老年患者通常有严重的并发症，会增加不良预后的风险[7]。在发生骨折/脱位概率较高的老年患者中，CT对诊断具有重要意义[7-9]。

AO Spine骨折分型根据损伤类型进行分型，具有高度的可靠性[10]。医疗决策过程和治疗计划取决于骨折形态、神经功能损害程度、患者并发症、衰弱指数和一般健康状况[11]。除非患者存在手术禁忌，否则不稳定的下颈椎损伤应采用前路、后路或联合入路手术治疗[11]。颈托或Halo-vest支架等保守治疗方式可用于没有神经损伤风险的轻微且稳定的骨折，或不具备手术条件的患者[12-13]。

流行病学

世界各地的老年人口数量正在逐年增长，老年人是发生运动系统损伤的高风险人群[14]。1990—2013年，英国75岁以上重大创伤患者的比例从8.1%急剧上升到26.9%，每年有12%的美国老年人因损伤去急诊进行救治[14-15]。最常见的骨折部位包括髋关节、桡骨、肱骨和颈椎[4]。

创伤性颈椎骨折的发生率表现为年龄双峰分布，分别为15～54岁和65～80岁[14]。在65岁以上患者中，颈椎骨折的发生率为2.6%～4.7%，绝大多数损伤是由低能量暴力所致，如站立位跌倒[16]。下颈椎骨折的发生率约为30%，通常与高强度创伤有关[17]。

病因学

老年人颈椎骨折发生率较高的原因是跌倒次数增加、机动车事故，以及与老年性骨量减少和退行性病变相关的生物力学强度下降[1, 18]。老年患者颈椎骨折通常是由站立或坐位摔倒引起的低能量损伤所致，与视力下降、周围神经病变、反应时间延长、反应迟钝有关[19]。

Spivak等（1994）回顾性研究了2059例颈椎创伤患者，并根据年龄（＜40岁和＞65岁）进行了分析[17]。研究发现两组患者的病因有显著差异。40岁以下成人的创伤主要与车祸和潜水相关（40.9%和19.1%），而在65岁以上的老年患者中，多为跌倒损伤，占71.5%[17]。老年患者因跌倒引起的损伤主要发生在上颈椎（69.8%），少数发生在下颈椎椎体（30.2%），这意味着非上颈椎椎体损伤，可能需要更多的能量创伤[17]。

Asemota等（2010）从NIS数据库中收集数据，该样本占所有美国住院患者分层样本的20%[2]。他们分析了167 278名老年人，平均年龄81岁，其中51.2%的患者受伤的主要原因是跌倒。91.3%的患者发生孤立性颈椎骨折，8.7%的患者合并有脊髓损伤[2]。

Lomoschitz等（2002）评估了225例颈椎创伤，并按照2个年龄组（65～75岁和>75岁）进行了分析[6]。65～75岁组患者脊柱损伤的主要病因是高能量创伤，如车祸伤和高处坠落伤，通常位于下颈椎椎体。而75岁以上患者的损伤主要由低能量创伤造成，如站立或坐位跌倒，大多数损伤位于上颈椎[6]。

正常情况下，C_3～C_7节段更灵活，更容易发生损伤，但随着年龄的增长，这些节段变得僵硬，C_1～C_2成为颈椎最灵活的部分。由于骨质疏松，肌肉、韧带和椎间盘退行性病变，老年人群脊柱的生物力学发生变化，从而导致低能量创伤造成颈椎骨折的发生率较高[3]。

虽然上颈椎（C_0～C_2）受影响更大，但多节段颈椎骨折的发生率为30%～40%，多节段颈椎损伤可能相邻，也可能不相邻（图10.1）[1, 6]。

诊断

老年患者下颈椎骨折诊断困难的原因主要是X线图像分辨率差、骨量减少和椎体退行性病变等。大多数指南建议，X线检查的诊疗策略应基于加拿大颈椎诊疗规则和加拿大国家急诊X线应用学（National Emergency X-radiography Utilization Study，NEXUS）[8-9, 20]。

Hoffman等于1998年描述了NEXUS规则[8]，根据以下5条标准筛选低脊柱损伤风险的患者：①无中毒表现；②无颈部后中线压痛；③无其他可产生疼痛的损伤；④无意识状态改变；⑤无神经功能改变（表10.1）。一项对34 069例颈椎损伤患者的NEXUS规则的验证研究显示，其敏感性为99.6%，特异性仅为12.9%[21]。然而，它在65岁以上老年患者中的应用价值并不理想，因为其呈现的数据非常矛盾，敏感性从89%到100%不等[22-23]。根据NEXUS规则，导致诊断困难的混杂因素有：①初始表现无疼痛，触诊时否认压痛；②不存在那些会分散患者注意力或干扰诊断的疼痛性损伤；③对意识状态改变的理解不同[7, 24]。

加拿大颈椎诊疗规则基于3个高风险标准、5个低风险标准和患者旋转颈部的能力（图10.2）[20]。对8924例颈椎骨折患者的研究发现，

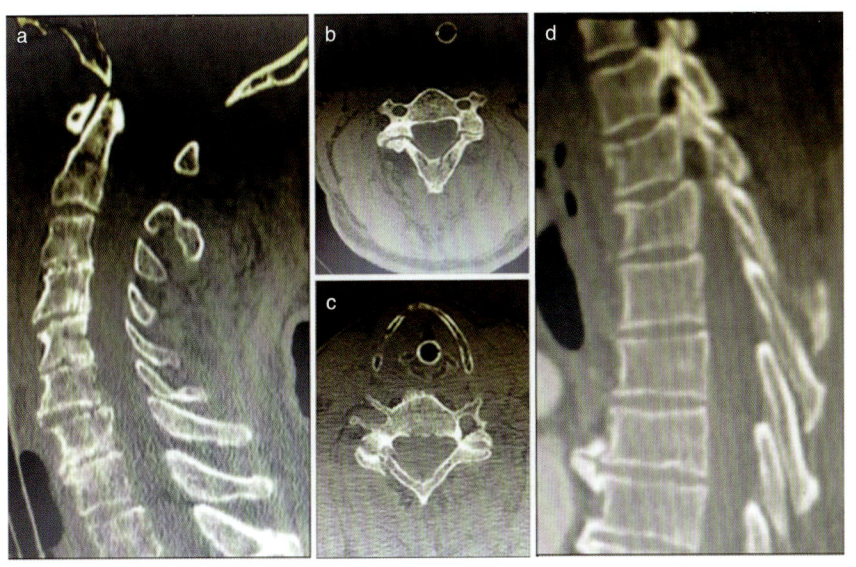

75岁男性患者从0.6 m高处摔倒致多发骨折：C_3椎板骨折，C_5右侧小关节骨折，T_3、T_4椎体骨折。

图10.1

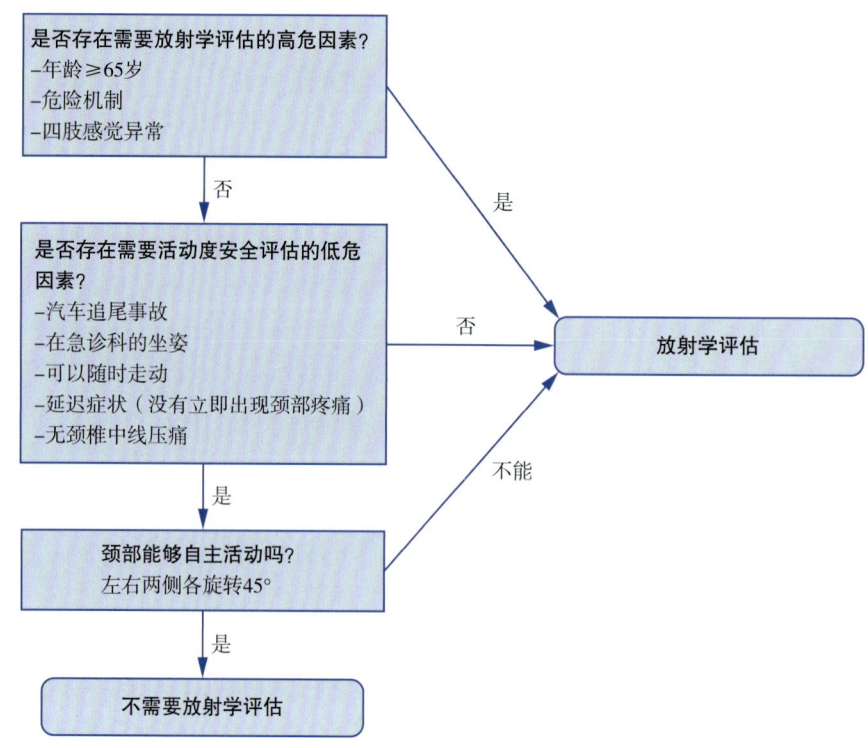

加拿大颈椎诊疗规则：高风险标准、低风险标准和患者旋转颈部的能力。

图10.2

加拿大颈椎诊疗规则识别损伤的敏感性为100%，特异性为42.5%。但加拿大颈椎诊疗规则对老年患者并不友好，对于所有65岁以上的患者，它都需要格拉斯哥昏迷评分（Glasgow coma scae，GCS）为15分和影像学图像[20]。

表10.1 加拿大国家急诊X线应用学

无中毒表现
无颈部后中线压痛
无其他可产生疼痛的损伤
无意识状态改变
无神经功能改变

治疗决策应根据患者的个体化特征、神经系统检查、患者的并发症、损伤的类型和创伤能量的大小而制定。虽然需要考虑经济成本和电磁辐射剂量，CT仍是较好的辅助诊断方法。关键问题在于哪些老年颈椎创伤患者应接受CT检查。高质量的颈椎X线（包括张口位和齿状突影像）对于颈椎损伤风险较低的75岁以下老年患者是一种有价值的检查[3]。而75岁以上的老年患者，颈椎损伤的风险明显增加，如果怀疑颈椎骨折，应行CT检查[3]。

分型

提出分型的主要目的是给予标准化的诊断和治疗，目前主要的分型包括：Holdsworth 分型[25]、Allen 和 Fergusson 分型[26]、Magerl 分型[27]、下颈椎损伤分型[28]和 AO Spine 分型[10]。下颈椎脊柱损伤的 AO Spine 分型，结合了临床、神经学和形态学参数，将骨折分为椎体压缩型（A型）、前方或后方张力带断裂型（B型），以及前后方张力带同时断裂、水平不稳定型（C型）。此外，还需要评估小关节损伤情况、神经系统损伤程度和并发症情况（图10.3）[10, 29]。

治疗

老年患者下颈椎损伤的治疗仍然具有挑战性，需要考虑并发症、残疾程度、耐受力和骨质疏松等情况[19]。该类型患者需要个性化的管理和精准医疗来处理各种伴发情况，因此制定标准化的诊断和治疗指南较困难且具有争议[30]。

AO脊柱下颈椎损伤分类系统

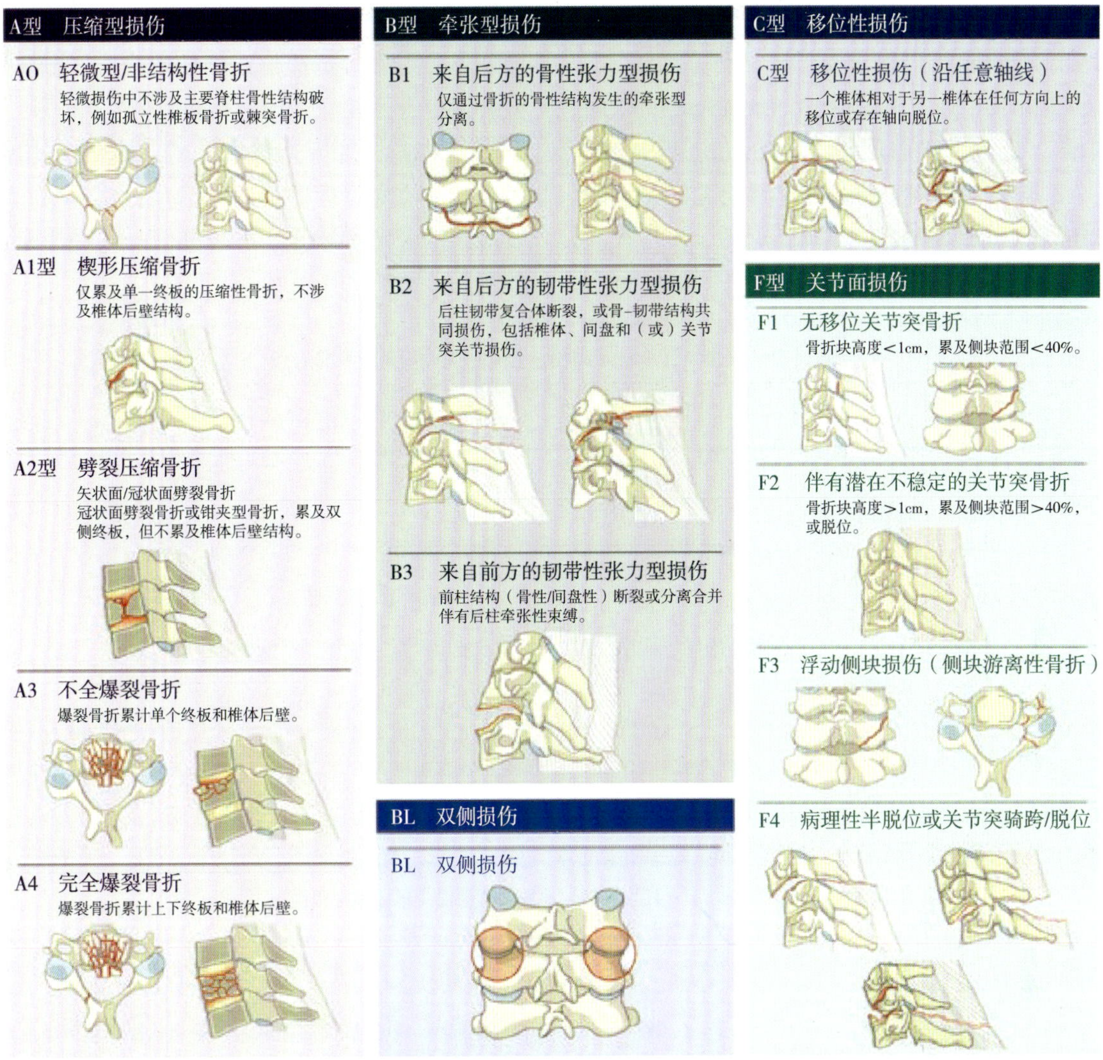

形态学分类流程

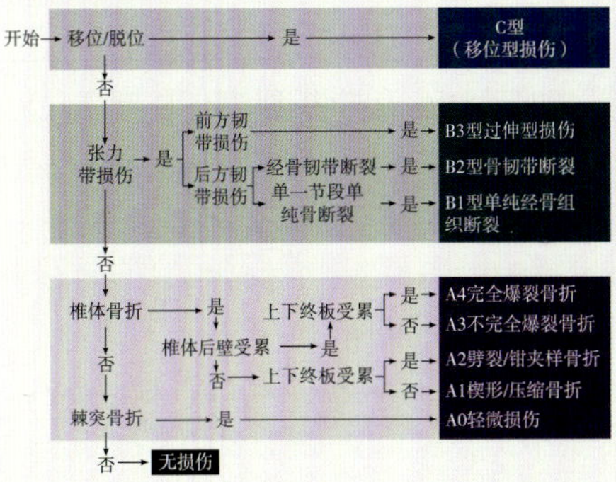

神经功能

类型	神经功能
N0	神经功能完整
N1	暂时性神经损害
N2	神经根损伤
N3	不完全脊髓损伤或任何程度的马尾神经损伤
N4	完全脊髓损伤
NX	无法检查
+	持续性脊髓受压

修正

类型	描述
M1	后方关节囊韧带复合损伤、无完全撕裂
M2	严重的椎间盘突出
M3	强直/代谢性骨病（如弥漫性特发性骨肥厚症，强直性脊柱炎，后纵韧带骨化，黄韧带骨化）
M4	椎动脉异常

分类命名

颈6-颈7移位型损伤（C）
合并C7压缩性骨折（A1）

颈6-颈7屈曲牵张型损伤（B2）合并右侧关节突骑跨脱位（F4），
左侧关节突骨折（F2），颈7神经根损伤（N2），及强直性脊柱炎（M3）

C6-C7: C ← 主要损伤 → C6-C7: B2**

(C7: A1)　次要损伤　次要关节突损伤　(F4*, F2*, N2, M3)　神经功能和修正

*如果由同一关节突多重损伤，如微小骨折（F1）和脱位（F4），只记录最高级别的关节突损伤（F4）
**如果只有关节突损伤，无A，B，或C型损伤，先列出损伤节段的关节突损伤类型

免责声明：

1.Vaccaro AR, Koerner JD, Radcliff KE, Oner FC, Reinhold M, Schnake KJ, Kandziora F, Fehlings MG, Dvorak MF, Aarabi B, Rajasekaran S, Schroeder GD, Kepler CK, Vialle LR. "AOSpine subaxial cervical spine injury classification system." Eur Spine J., February 26, 2015. (e-pub)

更多信息：
www.aospine.org/classification

AO Spine下颈椎分型。

图10.3

治疗策略通常要考虑到骨折类型、神经损伤程度和受伤时间。对于老年患者，更应密切关注并发症、骨质量、愈合能力、目前所服用的药物和耐受手术的能力（表10.2）[11]。

可用不同材质的颈托和Halo-vest支架固定颈椎。支具通常适用于AO Spine分型中A0、A1、A2分型的颈椎骨折患者。对于无脊髓压迫且脊柱后凸小于15°的A3型损伤患者，可应用费城颈托固定6～12周。对于存在手术禁忌且骨折不稳定的患者来说，Halo-vest支架也是一个不错的选择。在固定8～12周后，应对患者进行影像学检查，监测可能出现的并发症，如神经功能恶化、继发骨折移位或创伤后畸形。影像学骨愈合后应开始相应的康复锻炼。

AO Spine骨折分型中，A4、B、C型均需手术治疗。手术治疗的目的是治疗脊柱不稳，降低后期颈椎畸形的风险，尽可能恢复神经功能（图10.4）。

表10.2　根据AO Spine颈椎分型进行手术和非手术治疗

损伤类型		非手术治疗	手术治疗
A			
	A0	软性颈托短时间固定（最长6周）	无指征
	A1	软性颈托短时间固定（最长6周）	如果后凸＞15°，前路单节段融合
	A2	软性颈托短时间固定（最长6周）	如果后凸＞15°，前路双节段融合
	A3	如果后凸＜15°，且没有明显的椎管狭窄：硬性颈托固定6周	推荐前路单节段或双节段融合，取决于椎体破坏程度
	A4	无指征	前路双节段融合
B			
	B1	特殊病例可采用颈部过伸支具	后路双节段内固定
	B2	无指征	推荐手术稳定脊柱：前路、后路或前后路联合，融合长度（单节段或双节段）主要取决于A型情况（椎体破坏程度）
	B3	无指征	前路单节段融合
C			
	C	无指征	推荐手术稳定脊柱：前路、后路或前后路联合，融合长度（单节段或双节段）主要取决于A型情况（椎体破坏程度）
F			
	F1	颈托可用于缓解疼痛，短期使用（最长6周）	无指征
	F2	如果是单侧F2骨折，可使用硬性颈托固定6周治疗	通常合并不稳定的B型或C型损伤，这将决定手术策略。前路稳定后的患者，神经根可能受到小关节骨块的压迫，因此可能需要再行后路手术
	F3	无指征	通常合并不稳定的B型或C型损伤，这将决定手术策略。前路稳定后的患者，神经根可能受到小关节骨块的压迫，因此可能需要再行后路手术
	F4	无指征	·通常合并不稳定的B型或C型损伤，这将决定手术策略。前路稳定后的患者，神经根可能受到小关节骨块的压迫，因此可能需要再行后路手术 ·单侧或双侧小关节绞索是一个需要区别对待的情况，以保证安全的复位而不出现神经损伤，可能需要前路、后路或前后路联合手术
M			
	M3	无指征	强直性疾病（如强直性脊柱炎或弥漫性特发性骨肥厚症）是后路多节段固定手术的指征，并不需要重建伤前的矢状位，而需要纠正已经存在的后凸畸形

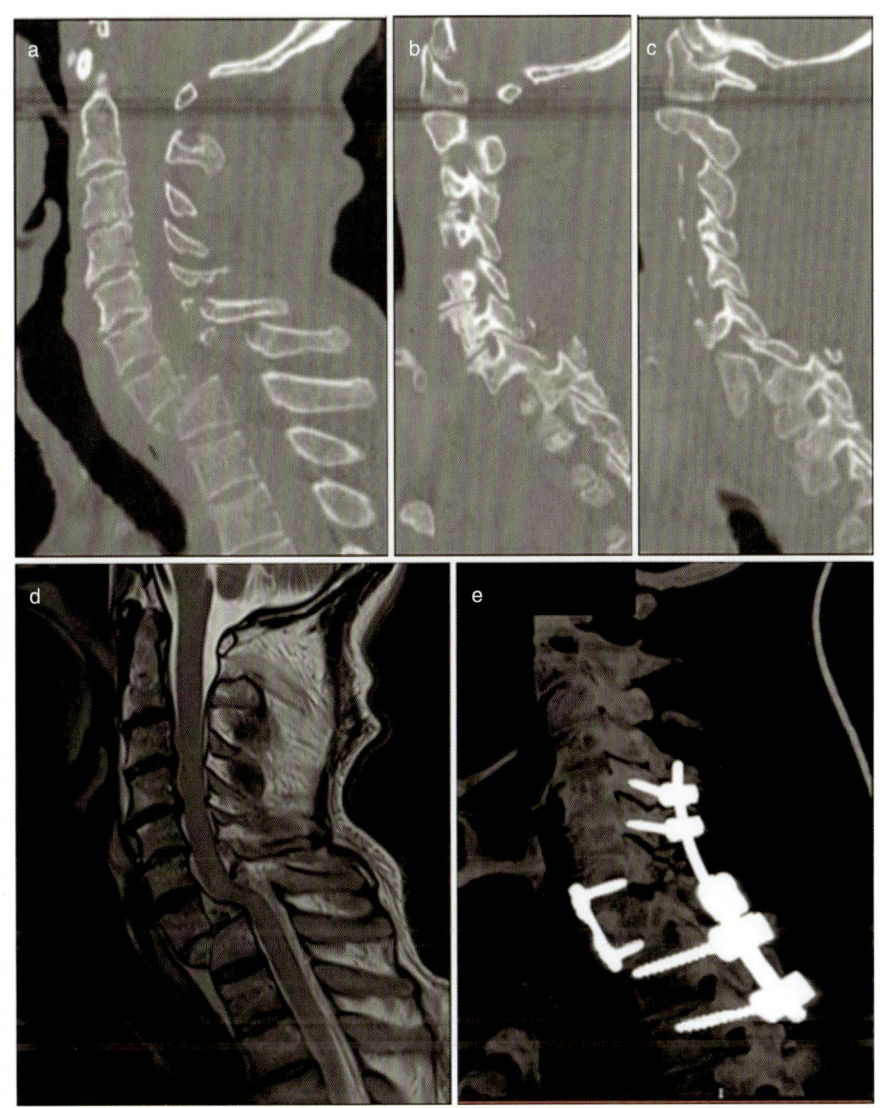

68岁男性患者从房顶摔下，出现四肢瘫。a.AO Spine骨折分型为C型，$C_7 \sim T_1$；A1，T_1；F4，双侧。b.右侧小关节绞锁。c.左侧小关节绞锁。d.MRI显示脊髓受压。e.手术治疗（前后路联合固定）。

图10.4

关节突损伤需要单独考虑。F1损伤是稳定的，应采取颈托固定。F2、F3、F4型关节突损伤多见于不稳定的B型或C型病变，需要手术干预。手术入路的选择，比如前路、后路或前后路联合，取决于颈椎后凸角度、脱位情况、骨密度和相关的神经损伤情况[11]。

在强直性脊柱炎和弥漫性特发性骨肥厚症（diffuse idiopathic skeletal hyperostosis，DISH）的老年患者中，应特别注意M3型的发生。对强直脊柱的创伤，会造成较大的力臂效应，即使是低能量创伤也会导致高度不稳定的骨折。

老年患者存在退行性颈椎管狭窄，会增加脊髓挤压或横断的风险，导致与创伤直接相关或继发于脊柱不稳定的神经损伤的概率增高。此类患者的手术治疗可采用后路长节段固定治疗，也可采用前后路联合手术治疗[3,11]。

结果、死亡率和并发症

治疗颈椎创伤患者的主要目标是重建脊柱生物力学稳定性、骨折复位、固定、神经减压和骨性融合。虽然脊柱外科医师知道这些手术指征，但老年患者的手术并发症和死亡率尚不清楚，因为很大一部分患者存在严重的并发症，会增加手术风险、并发症发生率和死亡率。

有些研究试图改善老年颈椎骨折患者的预后，但大多数是回顾性研究，证据等级较低[17,31]。

1994年，Spivak等报告了一项对2059例脊柱损伤[17]患者的回顾性研究。其中有1174例（57%）患者发生颈椎外伤；65岁以上患者的一般死亡率为25.9%；80%的病例骨折位于下颈椎[17]。死亡的主要原因是心搏骤停（38%）、肺炎（14%）和脓毒症（14%）[17]。

1999年，Olerud等发表了65例老年颈椎创伤患者的回顾性研究[31]。其死亡率为38.5%。与较高死亡率相关的主要危险因素是损伤前存在的疾病、严重神经损伤、高龄和合并强直性脊柱炎[31]。研究结论是，无论采用保守治疗还是手术治疗，老年颈椎外伤患者的死亡率都很高。

Jackson等在2005年进行的一项研究评估了458名18～94岁颈椎创伤并接受手术治疗的患者。12.2%的患者为上颈椎骨折，87.8%的患者为下颈椎骨折。其中，74例（16%）患者年龄在65岁以上。这组患者的死亡率为12.2%。导致死亡的主要危险因素是存在神经系统受累（完全性神经损伤的死亡率为20.0%，不完全性神经损伤的死亡率为16.7%，无神经损伤的死亡率为0）和损伤水平（骨折发生在C_7死亡率为40.0%，发生在C_6为18.2%，发生在C_5为3.6%，发生在C_4为21.4%，发生在C_3为16.7%，发生在C_1～C_2为0）。主要并发症为心律失常（12.6%）、肺炎（10.8%）和尿路感染（5.4%）[32]。

两项研究对颈椎损伤保守治疗进行了评估。2019年，Nakanishi等的一项回顾性研究分析了1154例接受颈托固定治疗的老年颈椎损伤患者。当颈托使用时间超过24小时，颈托相关并发症发生率为5.1%。主要并发症为压疮（12.2%）和医院或呼吸机相关肺炎（11.1%）[12]。2015年，Sharpe等评估了Halo-vest支架对无脊髓损伤的颈椎骨折患者预后的影响。在应用Halo-vest支架治疗的患者中，54岁以上患者的死亡率为13%，54岁以下患者的死亡率为0。尽管损伤较轻，老年患者的单位住院时间显著增加。笔者的结论是，对老年患者应用Halo-vest支架治疗有增加并发症和死亡率的潜在风险，应慎重考虑[13]。

关于保守治疗和手术治疗发病率和死亡率的比较研究显示出不同的结果。2007年，Sokolowski等对979例颈椎损伤患者中的193名老年患者进行了评估。手术患者和非手术患者的死亡率相似（12% vs. 15%）。2010年，Harris等发表了一项对640例64岁及以上患者的回顾性研究，结果显示3个月死亡率为19%，1年死亡率为28%。与保守治疗相比，手术治疗患者的3个月死亡率较低（18% vs. 20%），但两组患者的1年死亡率相似（27% vs. 28%）[4]。2018年，Godat等报告了一项纳入10 938名患者的研究，显示首次入院时死亡率为10%，1年死亡率为28%，15年死亡率为50%。接受Halo-vest支架治疗患者的初始死亡率为7%，接受手术治疗患者的初始死亡率为6%，但1年后，二者死亡率分别上升到26%和19%。笔者的结论是，手术治疗可提高患者的生存率[30]。2010年，Middentorp等发表了一项系统综述，纳入了26项关于老年颈椎骨折患者的研究。报告的平均死亡率为22%，而46%的研究中没有报告死亡原因。最常见的死亡原因是心肌梗死（16%）、脑部疾病和颅脑损伤（5.2%）。研究结论是，需要在研究中更清楚地报告并发症、伴发损伤、随访情况和死亡原因，以明确老年患者死亡的危险因素。

参考文献

（孙海波　苏楠　杨雍译）

第十一章

老年颈椎疾病的前路与后路手术比较

Nathan J. Lee，Andrei F. Joaquim，K. Daniel Riew

引言

近几十年来，需要手术治疗的颈椎退行性疾病患者数量急剧增加[1-5]。其原因可能是美国人口老龄化[6]。根据美国人口普查局的数据，截止到2030年，1/5的美国人将年满65岁及65岁以上。虽然有多种手术方法可用于治疗颈椎退行性疾病，但理想的手术方法受到多种因素影响。这一情况在老年患者中更加复杂，因为与年轻患者相比，无论是前路还是后路颈椎手术，老年患者都面临较高的并发症发生风险[7-11]。

与年轻患者相比，老年颈椎疾病患者接受减压手术的疗效和安全性存在一些争议。许多研究已经确定年龄是并发症发生的重要危险因素。这可能是因为老年患者伴发多种并发症，存在与年龄有关的脊髓改变和需要更复杂的手术治疗的退行性病变，以及生理储备减少[12-15]。另一个重要因素是骨质疏松。研究表明，骨质疏松会造成骨愈合减慢或愈合不牢[16-18]。在Guzman等进行的一项全国性研究中，骨质疏松患者接受颈椎手术后翻修率更高[11]。疏松的骨质会增加植入物失败、椎间隙塌陷、螺钉松动、假关节形成、相邻节段退化、压缩性骨折和接合部后凸的风险，从而需要进行翻修手术。

在最近的一项前瞻性多中心研究中，Nakashima等研究了479例颈椎病患者，这些患者接受了椎管减压术，部分进行了融合，并比较了老年患者（≥65岁，$n=119$）和较年轻患者（<65岁，$n=360$）的预后和并发症[19]。在控制手术因素（例如，减压节段数量、手术入路、椎体切除）后，他们发现相较于年轻人，老年患者的神经系统恢复情况较差、康复速度较慢，这可能是由于老年患者脊髓组织成分改变和生理储备减少。需要注意的是，在老年组中，功能评分的绝对变化仍然相当大，超过了最小临床重要性差异（minimal clinically important difference，MCID）。此外，在特定围手术期并发症方面，包括C_5神经根麻痹、浅表或深部感染、吞咽困难和硬膜撕裂等，两组间无差异。然而，老年患者出现了更高的螺钉错位率和更长的术后住院时间（老年组：13天，年轻组：9.5天，$P=0.009$）。鉴于年龄是颈椎病患者功能状态的独立预测因素，有必要对老年患者进行严格评估和讨论，以确保手术入路选择的合理性，保证治疗效果。

患者选择

颈椎前路和后路有多种手术方式。术式的选择取决于颈椎力线、减压节段的数量、手术入路相关的并发症及其他因素，如后纵韧带骨化（OPLL）、体型、短颈和医师的个人经验等。在某些情况下，一种入路的优势可能明显超过另一种入路。例如，对于存在明显脊髓前缘压迫的局灶性后凸患者，前路手术是首选方法。前路和后路手术，无论采用哪种方法，只要手术得当，均会取得相似的治疗效果[20]。以下是决定最佳手术方法时应考虑的重要因素。

颈椎力线

颈椎矢状位力线通常以C_2～C_7的Cobb角来测量。颈椎前凸范围通常为20°～35°[21]。一般情况下，对于固定的后凸性颈椎，尤其是当局部后凸度超过13°时，不应进行无内固定的后路手术（例如椎板成形术、椎板切除术）[22]。在颈椎后凸中，脊髓紧贴椎体，并受到前缘病变（例如椎间盘、骨赘）的压迫。如果进行后路减压而不纠正矢状位力线，脊髓将不会从腹侧压迫中"浮起"。相反，当颈椎前凸时，后路减压将使脊髓向背侧漂移并远离前缘病变，从而间接实现腹侧减压。

其他相关矢状面参数包括C_2～C_7矢状面轴向垂直距离（sagittal vertical axis，SVA）（C_2中心铅垂线偏离C_7椎体后/上缘的距离）和T_1倾斜角与C_2～C_7前凸角的差值（T_1S-CL）（图11.1）。T_1倾斜角是水平线与T_1上终板之间的夹角（图11.2）。根据Hyun等的研究，C_2～C_7 SVA和T_1S-CL与较低的NDI评分呈正相关。具体而言，在2年以上的随访中，C_2～C_7 SVA值 > 43.5 mm和T_1S-CL值 > 22.2°是更低NDI评分（ > 25分）具有统计学意义的阈值[23]。这些参数可能有助于确定患者是否适合进行无内固定或融合的后路手术，因为不充分的矢状平衡矫正和维持将导致更差的术后结果[24-25]。在老年患者中，矢状面参数的矫正应该与手术操作带来的风险相平衡。

需要减压的节段数量

压迫性病变的位置和涉及的节段数量是影响手术入路选择的重要因素。例如，神经的机械压迫可能来自肥大的小关节、椎间盘、椎体、黄韧带和OPLL。与仅限于C_2以下节段的前路手术相比，后路手术可以间接减压整个颈椎。相反，在局限性后凸畸形、明显的椎间孔压迫、压迫腹侧脊髓的大椎间盘突出或只有1～2个节段需要减压的短节段病变中，前路手术可能更有优势。当涉及3个以上节段时，前路颈椎融合术导致的假关节形成、需要二次手术的术后血肿，以及由于更大的软组织肿胀而引起的吞咽困难的比例更高[26-31]。老年患者术前普遍存在吞咽困难，因此，前路手术一般限于1～3个节段的病例。

需要考虑的手术入路相关并发症

Kato等最近进行的一项前瞻性多中心研究比较了前路和后路手术治疗退行性脊髓型颈椎病的围手术期并发症和2年随访结果[20]。研究发现两组的总体并发症发生率和2年随访结果在统计学上没有显著差异。然而，在亚组分析中，不同

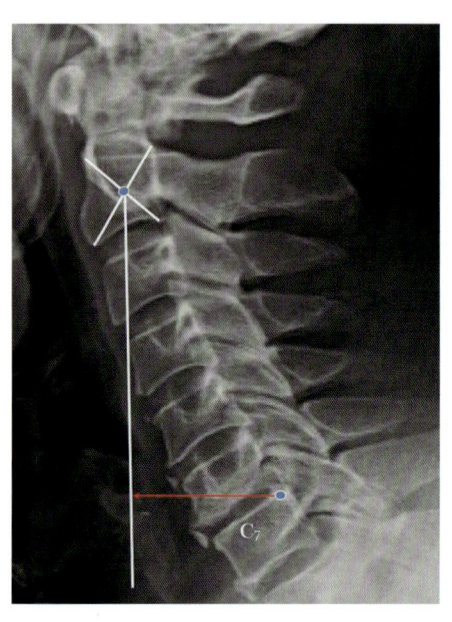

C_2～C_7 SVA是C_2中心铅垂线偏离C_7椎体后/上缘的距离。

图11.1

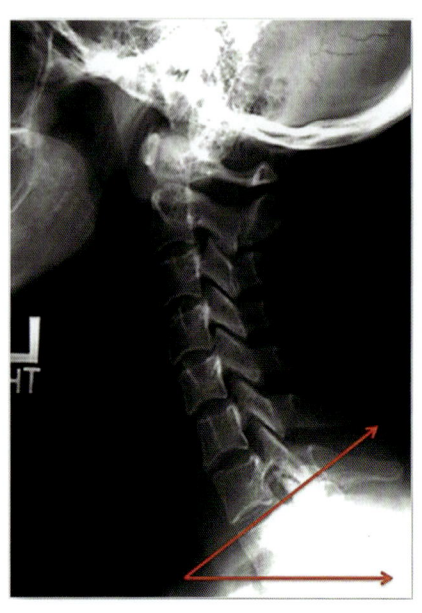

T_1倾斜角是水平线与T_1上终板之间的夹角。

图11.2

手术入路的并发症发生率明显不同（例如，前路手术会导致吞咽困难/发声障碍，后路手术会导致手术部位感染及C_5神经根麻痹）。

Ghogawala等最近进行了一项针对脊髓型颈椎病患者的大规模多中心前瞻对照性研究，发现椎板成形术的SF-36躯体健康总评分（9.72分）显著优于前路手术（5.2分；$P=0.04$）和后路减压融合术（4.53分；$P=0.05$）。椎板成形术的主要并发症发生率最低，仅为7%，而前路减压融合术和后路减压融合术的并发症发生率分别为15%和20%（$P=0.04$）[32]。

C_5、C_8和T_1神经根损伤

C_5神经根麻痹是一种常见的手术并发症，在前路和后路颈椎手术后均有观察到。根据最近的一项荟萃分析，过去十年C_5神经根麻痹的患病率约为6.3%[33]。然而，这种情况最常见于颈椎后路手术后。C_5神经根麻痹可能是由减压后脊髓向后位移过度拉伸神经造成的神经损伤导致的。C_5神经根的轨迹相对水平且较短，可能会增加其受牵拉损伤的风险，特别是在重度脊柱退行性病变的老年患者中，这种情况最常见。此外，C_4～C_5椎间孔减压不充分会加剧神经损伤。如果保守治疗失败，且进一步的影像学检查确认神经根压迫与患者症状相符，那么可能需要进行前路翻修手术。C_4～C_5椎间盘前路切除术可以增加椎间孔高度，从而降低后路手术后C_5神经根麻痹的风险。

C_8和T_1神经根麻痹不太常见。在检查中，它们与手部内在肌无力及手臂和前臂的尺神经麻木有关。术前的颈椎过伸试验可以帮助确定手术入路。在这个实验中，患者采取仰卧位，颈部过伸数分钟。如果患者开始出现手臂感觉异常、无力或疼痛，那么可能需要进行前后路联合手术。对于椎间孔存在显著椎间盘高度损失的患者，单纯的椎间孔切开术将无法完全解决狭窄的问题，因为椎间孔切开术增加的是椎间孔的前后尺寸，而不是高度。此外，仅恢复前凸角而不恢复椎间盘高度可能会加重椎间孔狭窄问题。因此，可能需要采用前路手术来恢复椎间盘高度，以扩张狭窄的椎间孔。

吞咽困难

颈椎前路手术后最常见的并发症是吞咽困难。据报告，术后早期吞咽困难的发病率超过50%[34]。幸运的是，大多数患者的症状通常在几周内得到改善。吞咽困难的可能机制包括食管牵拉、钢板对食管的直接刺激、血肿、软组织肿胀及神经根损伤。一般来说，C_2～C_5手术容易损伤咽喉神经丛，C_3～C_4手术容易损伤喉上神经，C_5～T_1手术容易损伤喉返神经，而舌下神经在C_3以上的手术中容易损伤[35]。根据先前的随机对照试验，手术入路也可能影响吞咽困难的发生率[36]。Fengben等发现，在C_3～C_4水平手术时，当在气管食管鞘和肩胛舌骨肌之间进行解剖时，吞咽困难的发生率更高。解剖学上，与气管食管鞘和肩胛舌骨肌的间隙相比，喉上神经内支在C_3～C_4水平的胸锁乳突肌和肩胛舌骨肌之间的平面上较容易识别。另一方面，在C_6～C_7水平的手术中，他们发现更靠外侧入路的方法（胸锁乳突肌和肩胛舌骨肌之间）与更严重的吞咽困难相关。在该水平上侧向解剖可能需要较有力的内侧牵拉，才能获得充分的暴露。

其他已知的风险因素包括多节段手术、前后路联合手术、女性、年龄较大的患者（年龄>60岁）、翻修手术和较厚的钢板[34, 37-40]。为了降低吞咽困难的风险，外科医师应缩短手术时间（或牵拉时间）。如果使用自动牵拉器，外科医师应注意牵拉时间，并在允许的情况下松开牵拉器（即在X线摄影或打磨骨移植物时）。如果前路手术的牵拉时间超过3小时，外科医师应考虑让患者在夜间保留气管插管以免气道风险。此外，手术时间与需要处理的节段数量密切相关。例如，一个需要3小时牵拉的单节段手术，与一个需要3小时总牵拉时间的五节段手术相比，后者的软组织肿胀和水肿可能更严重，因为每个节段花费的牵拉时间更短，较小的牵拉力就可以获得较宽敞的术区视野。

在前瞻性随机研究中，咽后部使用类固醇药物被证明可以显著降低吞咽困难的风险，并且在使用骨形态发生蛋白（bone morphogenetic protein，BMP）时可能特别有益[41-43]。但是，

如果存在突出的椎体螺钉装置，则不应使用咽后部类固醇，因为它可能会进一步侵蚀变薄的食管。Lee和Riew报告了2例延迟性食管穿孔的病例，可能与咽后部使用类固醇药物有关[44]。

发声障碍

发声障碍是颈椎前路手术的另一种并发症。它比吞咽困难更少见，其发病率为2%～30%[35]。发声障碍为声音改变，其严重程度可以从轻微嘶哑到严重的言语问题不等。这种并发症可能是由喉返神经或喉上神经的直接或间接损伤、声带损伤、杓状软骨脱位和喉部水肿引起的。症状通常是短暂的，持续声带麻痹的发生率在0.33%～2.50%[45-46]；如果声带持续麻痹，需要耳鼻喉科医师进行评估。

手术切口并发症

颈椎前路手术后的伤口感染相对较少，发生率为0.2%～1.6%[30]。此外，在前瞻性研究中，术后颈部血肿的发生率为0～0.7%[47]。这可能归因于颈前解剖结构血管化程度高，淋巴引流丰富。相比之下，采用后路手术更容易出现手术切口并发症。根据美国国家数据库研究，颈椎后路手术后30天手术部位感染率约为3%[48]。手术切口并发症的风险因素包括慢性类固醇使用、糖尿病、手术时间长和病态性肥胖。有趣的是，年龄似乎不是伤口问题的危险因素[49]。后路手术结构比前路更难暴露，牵拉颈后筋膜的张力更大，这可能是后路手术切口并发症发生率高的原因。

其他注意事项

后纵韧带骨化

后纵韧带骨化（OPLL）患者的治疗方法仍然存在争议，因为受多种因素影响，例如手术技术、外科医师的经验水平、疾病的严重程度、OPLL的节段、颈椎力线和手术有关的潜在并发症。前路手术通常包括前路椎间盘切除术和（或）椎体次全切除融合术。这种方法的主要优点是它允许直接减压。但是，当骨化的后纵韧带与硬膜腹侧粘连时，前路手术对手术技术要求较高，而且操作可能导致硬膜撕裂。后路手术包括单开门椎板成形术和椎板切除术伴或不伴融合术。然而，对于颈椎力线差后凸畸形、骨化韧带占椎管比例≥60%或K线阴性的患者，如果没有进行适当的纠正力线，仅进行后路手术会导致减压不充分和神经功能恢复较差的结果[50-54]。与OPLL相关的重度脊髓型颈椎病手术具有挑战性，特别是对于老年患者，存在更高的并发症发生风险。

假关节形成

假关节形成是颈椎融合术后最常见的并发症之一，几乎占所有颈椎翻修手术的一半[55]。目前已存在大量关于假关节患者特殊因素（例如吸烟、肥胖、糖尿病、慢性类固醇使用、骨质疏松、营养不良）和手术相关因素（例如较高的融合水平数、骨移植物类型、内固定类型和手术入路）的相关研究[55-56]。后路融合术的假关节发生率较前路融合术低；然而，对于有多个风险因素并需要多节段融合的老年患者，可以考虑前后路联合融合术，因为与单一手术相比，联合手术可以提供更大的生物力学稳定性[57-60]。前后路联合手术早期融合的获益应与其相关的围手术期并发症（例如手术时间延长、大出血、吞咽困难、呼吸系统并发症）风险进行权衡[61-62]。

翻修手术

在翻修手术中，特别是针对假关节形成的手术，可能需要选择前路或后路。支持后路手术的医师认为，如果初次手术是前路的话，后路具有更高的融合率、较低的再手术风险、避免瘢痕组织和术后并发症等优点[63-67]。在某些情况下，必须采用前路手术来解决颈椎后凸或处理移植物/植入物移位[56,68]。虽然大多数文献认为后路翻修手术提供了最可靠的融合方案，但这尚未在前瞻性随机研究中得到证实。

颈椎前路手术

正如前文所述，选择最佳手术入路需要考虑多种因素。因此，外科医师应了解前路或后路手术中所包含的各种技术，因为每种技术都具有独特的优势。

前路颈椎椎间盘切除融合术

前路颈椎椎间盘切除融合术（ACDF）被广

泛应用并成功治疗了各种颈椎病。该手术的优点包括对椎间盘突出进行直接减压的视野优势，以及椎间孔减压和恢复颈椎前凸的能力[69-70]。

此手术采用标准的Smith-Robinson入路。颈椎前路翻修手术前，应请耳鼻喉科医师评估已进行过前路颈椎手术患者的声带功能。理论上，喉返神经损伤的风险较低，首选左侧入路。如果存在声带功能障碍，手术应在同侧进行，避免损伤双侧喉返神经。术中利用刮匙和高速磨钻充分暴露（钩椎到钩椎）椎间盘空间和制备终板，以确保最大的融合面积，同时保持终板的完整性。新鲜冰冻髂骨移植或腓骨移植时，术中需要切割以匹配患者的解剖结构，并确保终板与移植物接触面达到最大。建议使用锁定式前路颈椎钢板。术中用螺钉在椎间隙内确认最大长度，以免螺钉尖端损伤或压迫脊髓。术后，所有患者需佩戴硬质颈托6周。高年资医师建议，患者佩戴颈托期间，除了保持个人卫生外，颈部保持不动。虽然没有证据支持这种方案，但减少颈部活动会更快达到椎间融合。单靠前路颈椎板无法完全固定颈椎运动节段，随着时间推移，钢板逐渐松动，直到颈椎开始融合。

其他手术注意事项

自60多年前Smith和Robinson引入ACDF以来，该手术得到飞速的发展[71]。Bohlman等通过改进椎体终板的磨削方式，展示出比传统方法更高的融合率[72-73]。在融合结构中使用钢板可以大大降低非融合率，尤其是对于多节段的ACDF[74-77]。

静态和动态ACDF钢板在促进融合及减少并发症（如假关节、下沉、后凸塌陷）方面仍存在相当大的争议。静态钢板提供了刚性固定，但可能引入移植物应力屏蔽并降低融合所需的机械应力。动态钢板可以使应力分散，允许椎体的活动更大，但导致融合率差、节段性后凸或椎间孔狭窄。早期的生物力学研究表明，动态钢板允许更多的移植物负荷传递并具有更大的结构刚度[78-79]。最近的一项荟萃分析报告，锁定板可以提高融合率，降低下沉现象，并稍改善颈痛VAS评分[80]。尽管动态钢板在设计上比刚性钢板具有理论上的优势，但目前缺乏临床证据。

最近的一项研究表明，螺钉长度（螺钉长度小于椎体深度的75%）与早期术后假关节形成有强相关性[81]。脊柱外科医师可以使用螺钉-椎体百分比<75%作为阈值，避免使用过短的螺钉。椎间隙制备好后，将螺钉放置在准备好的空间内，与终板平行，以确保不会损伤脊髓，来测定螺钉最大长度。

如前所述，吞咽困难是ACDF术后常见的并发症。一些学者认为突出的钢板可能会导致这种问题[34]。减少钢板相关吞咽困难的策略包括：彻底清除前缘骨赘，使钢板紧贴下方的脊柱；将钢板弯曲以遵循脊柱的生理曲线；使用薄型钢板。ACDF术后的另一种并发症是相邻节段退变。根据Hilibrand等的报告，有症状的退变发生率约为每年3%[82]。然而，需要再次手术的比例没有被报道。在一项更新、更大规模的研究中，Lee等发现，采用Kaplan-Meier分析，相邻节段需要再次手术的发生率为每年2.3%，预测10年后将有21.9%的患者需要相邻节段手术。退变最常见的部位为$C_5 \sim C_6$和$C_6 \sim C_7$，单节段融合的发生率高于多节段融合。Park和Riew研究表明，ACDF术后相邻节段骨化与钢板至椎间盘间距呈正相关[83]。钢板与上下相邻椎间隙间隔5 mm以上可以降低相邻节段骨化的风险。通常认为骨化会导致早期的退变。

前路颈椎椎体切除融合术

当脊髓受到来自椎体后方的压迫超过椎间隙水平时（例如椎体后部大型骨赘、椎间盘向椎体后部迁移、发育性椎管狭窄等），通常需要进行前路颈椎椎体切除融合术（ACCF）。手术暴露与ACDF相同。先切除椎体上、下节段的椎间盘。可用Leksell咬骨钳和高速磨钻切除钩椎关节之间的椎体及椎体后部的大部分组织。切除后纵韧带可使硬膜完全可视化。与ACDF类似，ACCF可以植入各种椎间内植物，例如钛网融合器、异体移植物、自体骨（髂嵴、腓骨、肋骨移植物）和聚醚醚酮（polyetheretherketon, PEEK）椎间融合器等。重要的是仔细检查植骨的深度，以确保其远离脊髓。前路颈椎钢板固定不仅有助于融合，还可以防止移植物脱落。

其他手术注意事项

研究表明，ACDF和ACCF在治疗多节段退行性脊髓型颈椎病方面效果相当[84-85]。然而，有的人认为ACCF更有优势，因为它减少了植骨与植骨床骨界面的数量，并可进行广泛的减压，同时提供了用于促进融合的自体骨[86-88]。另一方面，与ACDF相比，ACCF时间长、出血多，并发症发生率略高。在一项使用美国国家数据的最新比较分析中，与双节段ACDF相比，单节段ACCF的住院时间、手术时间较长，术后30天并发症发生率较高[89]。此外，在治疗颈椎退行性脊髓病方面，与三节段ACDF相比，双节段ACCF是住院时间长和术后30天并发症发生率高的独立危险因素。在另一项研究中，Lau等比较了双节段ACCF和三节段ACDF（没有同时进行颈椎后路手术），发现两组的围手术期并发症发生率相似。另外，两组在术后颈椎前凸、相邻节段疾病发生率、假关节形成率、神经功能改善和疼痛缓解方面效果相当[84]。

对于多节段ACCF，建议使用后路支撑来避免移植物脱出或内植物失效，特别是对于高龄或骨质较差的患者。多节段椎体切除的长柱状植骨在生物力学上容易造成结构重建失败。支撑钢板可用于防止移植物脱落，但有报告称，如果移植物以45°角脱落并将钢板挤出，很可能导致气道阻塞[90-91]。应根据患者特征（影像学检查结果、并发症、骨密度）进行个体化治疗。在假关节形成风险高的患者中，如重度吸烟者或糖尿病患者，两个椎间盘病变的情况下，单节段椎体切除可能比双节段ACDF更有优势。在单节段椎体切除中，椎体后部（2～3 mm）可以保留完整，以免移植物脱落压迫脊髓，并且融合仅在2个移植物-骨界面上进行，而双节段ACDF是4个界面。除了更少的移植物-骨界面外，其切除的椎体骨松质富含骨原细胞，可用作自体骨移植。

对于双节段或多节段的椎体切除术，高年资医师建议使用前路钢板和后路补充手术来降低移植物的移位风险。在特定的病例中，可以将双节段椎体次全切除术作为单独的手术进行；然而，需要注意将植骨块准确修整，使其恰好与骨面接触，避免边缘产生应力，同时进行坚强固定，并进行多次的影像学评估。我们认为，更安全的选择是用后路固定和关节融合术。

联合手术是单节段椎体次全切除术和ACDF相结合的术式，可以作为多节段椎体切除术的替代方法[92]。联合手术的优点是机械稳定性更高，因为可以在所有椎体中放置螺钉以维持椎体稳定和椎体序列。对于三节段病变，外科医师可以选择对头端2个节段进行单节段椎体次全切除术，并在尾端行ACDF，跨越3个节段放置钢板（图11.3）。这项技术最初由高年资医师于1998年描述为椎体切除术-椎间盘切除术[93]。对于四节段病变，可以分别选择2个单节段的椎体切除术，中间间隔一个椎体，可能是一种较为理想的手术方案。这被描述为椎体切除术-椎体切除术或跳跃式椎体切除术[93]。增加钢板固定中螺钉的数量可能会降低内固定疲劳的长期风险，并提高骨性融合所必需的刚度。

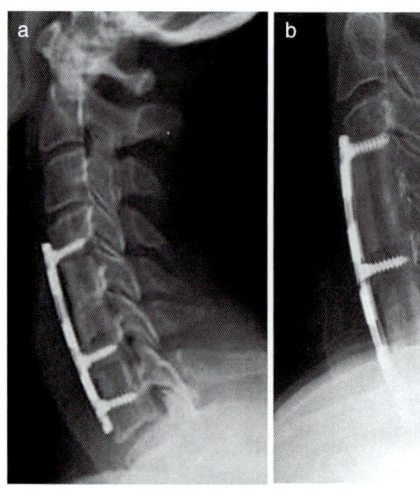

三节段病变（图a）：外科医师可以选择对头端2个节段进行单节段椎体切除术，并在尾端进行ACDF，跨越3个节段放置钢板，这被称为椎体切除术-椎间盘切除术；四节段病变（图b）：可以选择2个单节段的椎体切除术，中间间隔一个椎体，这被称为椎体切除术-椎体切除术或跳跃式椎体切除术。

图11.3

前路颈椎半椎体切除融合术

前路颈椎半椎体切除融合术（anterior cervical hemi-corpectomy and fusion，ACHCF）仅切除椎体的一半[94]（图11.4、图11.5）。这种技术不同于传统的钩椎到钩椎的椎体切除术。保

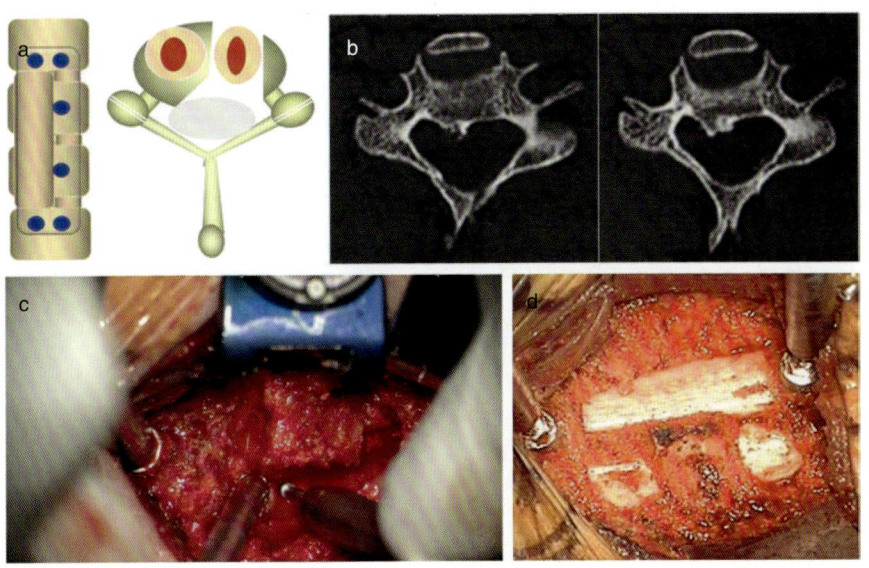

a. ACHCF仅切除椎体的一半；b. 仅适用于可以通过减压椎体宽度的50%～80%来解决脊髓压迫的情况；c. 前路颈椎半椎体切除术的手术中视图；d. 正确减压后，同种异体骨移植物被放置在半椎体切除术侧。

图11.4

留一侧椎体可以增加融合面积，提供自体骨移植，以促进融合，并使分节螺钉固定穿过椎体切除部位。ACHCF仅适用于可以通过减压椎体宽度的50%～80%来解决脊髓压迫的情况。根据高年资医师的经验，与传统的ACDF相比，ACHCF在三节段病例中显示出更早出现融合的优势。在具有合适指征的情况下，ACHCF可能是标准椎体切除的可行方法；但是，需要进一步研究短期和长期风险与收益，以进一步验证这种技术的有效性。

颈椎间盘置换术

相对于ACDF来说，颈椎间盘置换术（cervical disc arthroplasty，CDA）是一种保留运动的方法。颈椎间盘置换术主要通过保留运动代替融合来降低相邻节段疾病的风险[82]。自20世纪90年代初CDA被首次引入美国以来，已有大量文献研究其与颈椎融合术的安全性和临床效果的比较。CDA是否在治疗脊髓型颈椎病方面优于颈椎融合术存在一定争议。然而，最近有几项高质量的研究证明，在选择合适患者的情况下，CDA可达到与颈椎融合术相似甚至稍好的临床效果[95-98]。

CDA的适应证包括1～2个节段椎间盘层面脊髓受压引起根性疼痛和（或）压迫脊髓的颈椎病。对于椎体层面的脊髓压迫，需要行椎体切除术时，不适合选择人工颈椎间盘置换术。患者应保持椎间盘高度正常（至少应当达到一些学者认为的3 mm）、骨密度良好（无骨质疏松），并保持运动功能。禁忌证包括颈椎不稳定、炎症性或代谢性疾病、骨化性疾病（如DISH、OPLL、强直性脊柱炎）、节段性后凸、严重椎间盘退行性病变和严重小关节炎。需要强调的是，由于CDA的禁忌证较多，老年患者几乎无法行CDA。但是，高龄不是该手术的禁忌证；如果患者符合条件，仍然可以进行手术。

值得注意的是，CDA比ACDF在技术上更具挑战性。在CDA手术中，必须精细制备终板并放置植入物。例如，即使Caspar撑开器仅放置偏离中心几毫米，也可能使椎间隙撑开异常，影响CDA的生物力学，从而可能增加植入物失效、相邻节段退变、疼痛和翻修手术的风险。必须格外小心地将植入物放置在正确的位置，并确保其与终板平齐。CDA应在大小上与椎间隙的空间匹配。

目前比较老年患者与年轻患者行CDA术后疗效的文献比较有限。近期，一项2年随访的比较研究发现，老年患者（≥65岁）术后VAS评分、NDI评分及JOA评分结果与年轻患者（≤40岁）相似[99]。老年患者在CDA后的颈部活动范

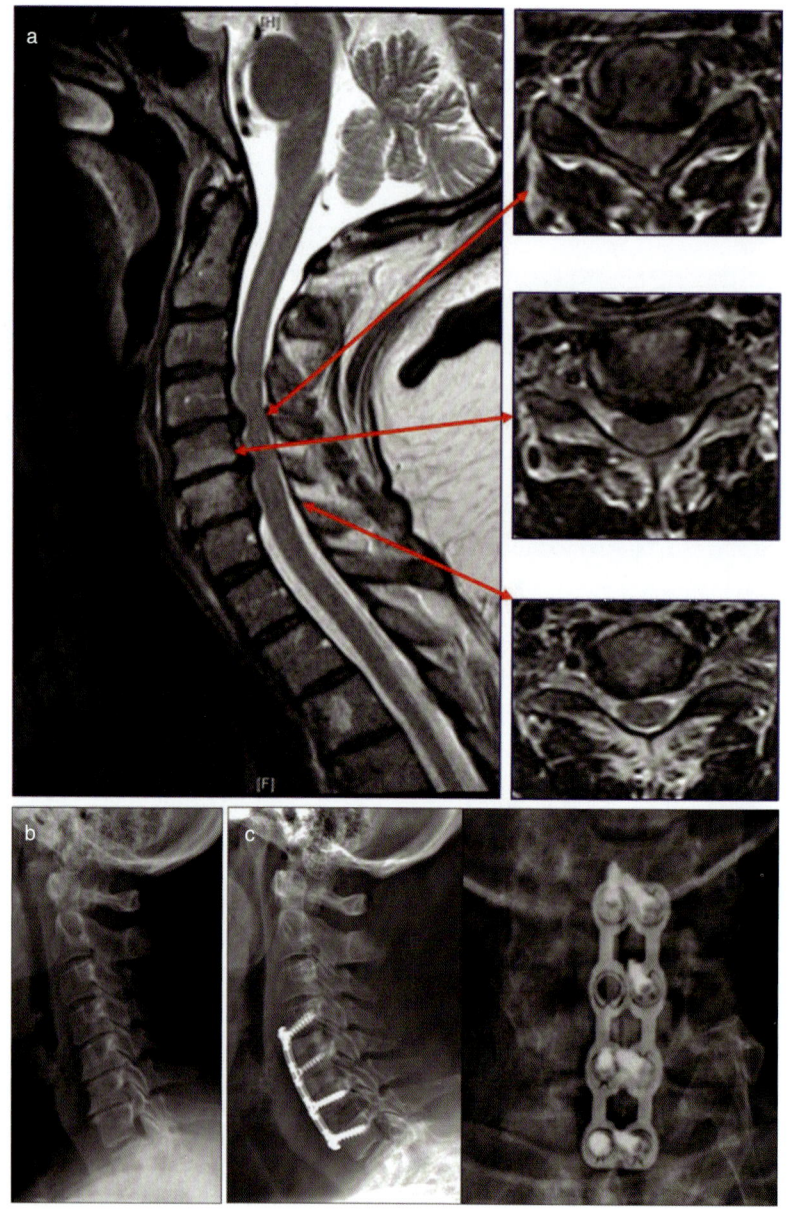

半椎体切除术-椎间盘切除术。a.术前MRI显示C_4~C_5、C_5~C_6和C_6~C_7的多节段颈椎病变；b~c.术前和术后X线。

图11.5

围略有减少，而年轻组则略有增加。此外，两组之间并发症发生率没有显著差异。但需要注意的是，平均随访时间约为28个月，可能需要长期研究来比较实际结果和并发症发生率。

颈椎后路手术

椎板切除融合术

颈椎后路手术通常包括椎板切除联合或不联合融合术，以及椎板成形术。椎板切除/融合可以有效减压，但会导致颈椎活动范围显著下降[100]。相反，椎板成形术可以达到有效的间接减压，且保留颈椎活动度，无假关节形成风险，比直接减压更安全，还可以二期行前路手术。在某些情况下，椎板切除/融合术可能比椎板成形术更合适（例如，明显的轴性颈痛、颈椎后凸大于10°、K线阴性、OPLL严重）[54, 101-104]。但是，如果患者都符合条件，我们更倾向于椎板成形术而不是椎板切除/融合术。新证据支持这一观点：

Ghogawala等发现，在特定患者中，与椎板切除/融合术相比，椎板成形术具有更好的预后和更低的并发症发生率（7% vs. 20%；$P=0.04$）。

在颈椎后路手术中，应进行精细的中线解剖（图11.6～图11.8）。颈枕韧带连接枕骨外隆起和C_2棘突，是手术中唯一遇到的韧带。术中应在颈枕韧带和棘间韧带的外侧进行解剖，以保留韧带。需要强调的是，在颈椎中根本没有棘间韧带。部分网站展示的是颈椎的棘间肌，其血供来源于脊柱两侧。当外科医师错误地沿着颈枕韧带和棘间肌两侧切开以试图保留颈部不存在的棘间韧带时，反而破坏了颈部韧带和棘间肌的血液供应。失去血供的韧带和肌肉会坏死，成为伤口感染的潜在因素。相反，应将颈枕韧带沿中线分开，保留血供的肌肉，从最远端的棘突开始钝性剥离，并用手指触摸棘突确定中线隆起。高年资医师倾向于使用咬骨剪切除棘突的分叉，保留棘间肌和其他附着的椎旁肌。这些标记结构有利于在手术结束时骨-骨缝合，避免了直接缝合肌肉而影响肌肉的血供，继而导致肌肉坏死。骨膜下剥离、暴露椎板和侧块，需要注意的是侧块仅需暴露放置螺钉的部分。超出侧块范围的过度暴露可能碰到静脉丛造成出血。此外，过度暴露可能会损伤支配脊柱旁肌肉的背侧神经，从而导致肌肉萎缩。在颈椎后路融合术中，需要暴露小关节，并使用刮匙或小锉除去关节软骨，然后用自体骨填充关节间隙。C_2的固定可以通过将螺钉植入峡部、椎弓根或椎板实现。对于C_3～C_6，通常使用标准的侧块螺钉进行固定。椎弓根螺钉通常用于T_1～T_2的固定。将融合扩展到T_1或以下

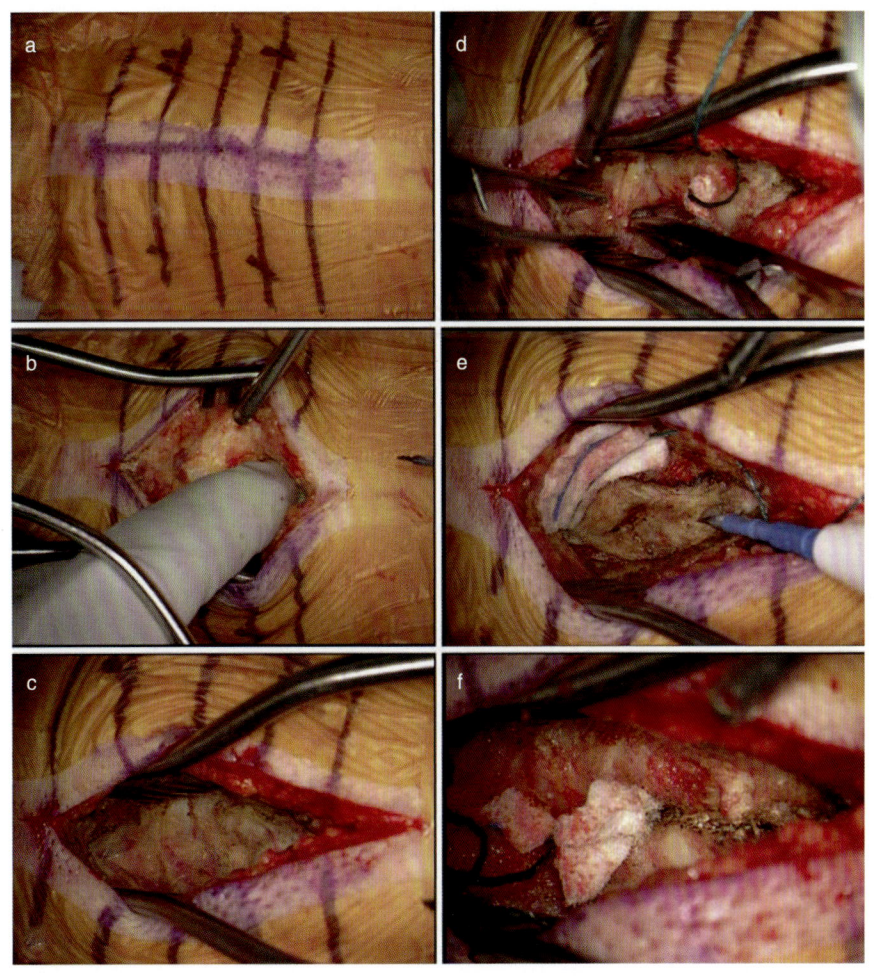

颈部后切口。a.沿棘突标记颈部后切口。b.应在无肌肉和无血管的正中线处切开。应将颈韧带沿中线切开，保留提供血供的侧方肌肉。然后，从最远的棘突开始进行钝性剥离，并用手指触摸棘突确定中线隆起。c～f.进一步精细地解剖至叉状棘突正中线。

图11.6

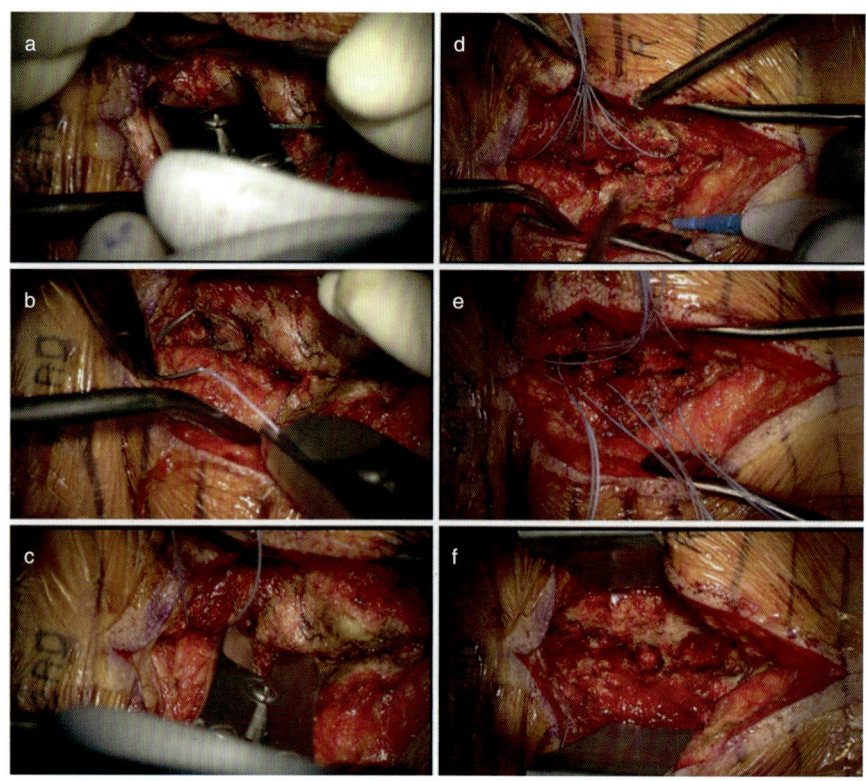

a.高年资医师倾向于使用咬骨剪切除棘突分叉，保留棘间肌和其他肌肉附着；b～e.这些标记的肌肉便于手术结束时进行骨-骨缝合；f.该技术避免直接缝合肌肉而影响肌肉的血液供应，继而导致肌肉坏死。

图11.7

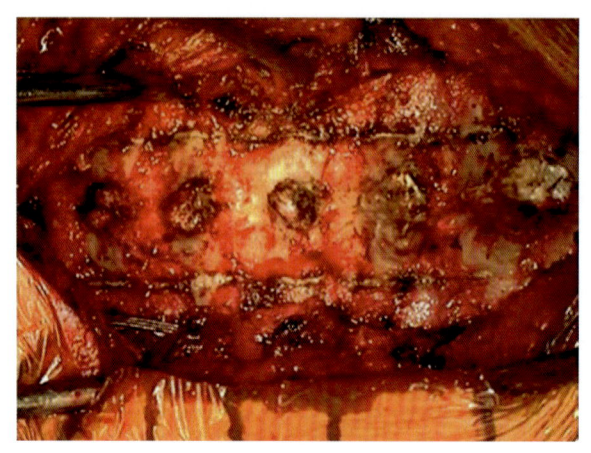

后路颈椎的术中显露：沿着无血管无肌肉的中线分离，保留棘间肌，所有肌肉和颈韧带都仔细分离。

图11.8

时，可以跳过对C_7的固定以便将螺钉固定到T_1。虽然现在很少使用，但如果必要的话，可以在尾端使用椎板下钩或椎板螺钉来加固。还可选择椎板螺钉和第三根棒或棘突钢缆来加强固定。

对减压，我们更推荐椎板成形融合术，而非椎板切除术。因为残留的椎板可以对脊髓起到保护作用，并允许在椎板成形处进行植骨。迷你椎板成形钢板可以在不使用固定螺钉的情况下支撑椎板，或者可以用骨钻扩大孔并通过孔放置侧块螺钉（图11.9）。另一个可以选择的覆盖减压区域的办法是，进行椎板切除，然后用一块结构性的同种异体髂骨块覆盖缺损区域。

后路手术伤口并发症风险较前路更高，应仔细进行缝合，包括缩小缝合间隔（以免肌肉坏死）和逐层缝合（以免形成无效腔，为感染制造温床）。

椎板成形术

颈椎椎板成形术最初由Omaya等于1973年首次提出后，该手术不断完善；不过，总体概念仍然是保留背侧结构、通过椎板成形扩大椎管、保留节段活动。

椎板成形术适用于脊髓型颈椎病或脊髓伴神经根型颈椎病，致病原因包括多节段椎间盘突出、OPLL、颈椎退行性病变和先天性椎管狭窄。此外，椎板成形术也可应用于中立位的颈椎前凸力线、K线阳性、$C_2 \sim C_7$ SVA < 40 mm且没有明显轴性疼痛的患者。在老年患者中进行椎板成形术有一定争议。一项关于脊髓型颈椎病老年患者手术治疗的荟萃分析中，老年患者的手术预后较差（术前和术后JOA评分较低），但并发症无明显差异（如C_5神经麻痹）[105]。尽管如此，椎板成形术已被证明，即使是80岁以上的极高龄患者也有临床益处[106]。老年患者可能比年轻患者病情恶化更快，因此应考虑早期手术干预。

通常，椎板成形术可以大致分为单开门式椎板成形术或双门法式椎板成形术。开门式椎板成形术最初由Hirabayashi等于1978年描述，其通过将一侧椎板关节交界处作为门轴，另一侧完全截断，从而扩张椎管，以减轻另一侧更严重的压迫和症状。椎板再关门是一个需要注意的问题，有很多改良的办法，如缝合式的锚钉固定和使用骨性间隔器来加强固定[107-109]。双开门椎板成形术最初由Kurokawa等于1982年描述，其通过打开中线棘突并在2个椎板上建立"双门"或"法式门"开口，从而实现对称减压。这种方法通过在每个椎板双侧开槽，形成"双门"或"法式门"的开口。比较这两种技术的荟萃分析表明，两者在放射学和并发症方面有类似的结果[110]。一些研究表明，开门式椎板成形术可能获得较好的功能和康复率[111]。

Shiraishi开发了一种比传统方法创伤更小的椎板成形术。该方法利用肌肉之间的间隙，而不是使用传统方法中的皮下剥离，后者可能导致肌肉完全从脊柱上分离[112]。这种方法利用相邻棘突尖端之间的间隔，暴露并分离右侧和左侧的棘间肌、颈半棘肌和多裂肌。根据Kotani等的研究，在2年的随访期内，Shiraishi技术显著降低了轴向颈痛，减少了运动范围损失，保留了肌肉体积并改善了生活质量[113]。

我们更倾向于将C_4、C_5和C_6进行椎板成形术，同时进行C_3椎板切除术而不是椎板成形术。因为Takeuchi报告称，相比于C_3水平的椎板成形术，C_3椎板切除术导致的术后颈痛程度较轻[114]（图11.10）。这是因为C_3椎板成形术需要将大部分的颈半棘肌从C_2棘突上分离出来，而颈半棘肌是主要的颈部伸展肌肉，分离它会造成

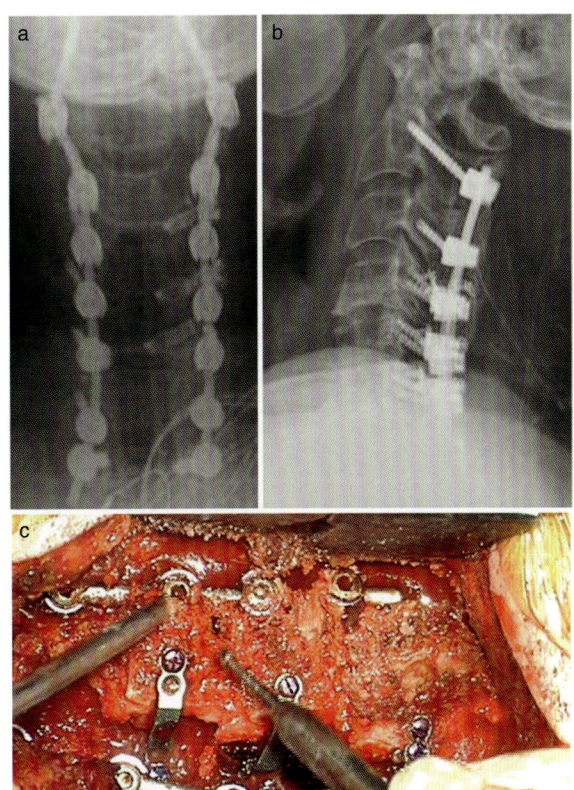

X线影像（图a、图b）和术中图像（图c）描述了迷你椎板成形钢板可以在不使用固定螺钉的情况下支撑椎板，或者用骨钻扩大孔，并通过孔放置侧块螺钉。

图11.9

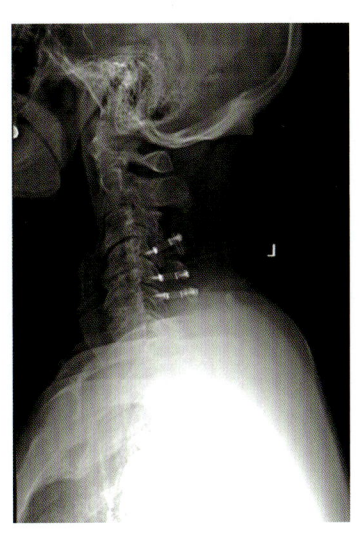

C_4、C_5和C_6进行椎板成形术，同时进行C_3椎板切除术而不是椎板成形术。相比C_3水平的椎板成形术，该方法术后颈痛较轻微[114]。C_3的椎板成形术需要将大部分的颈半棘肌从C_2棘突上分离出来，分离颈半棘肌会导致颈椎后凸。进行C_3椎板切除术所需的暴露要少得多。

图11.10

颈椎后凸。进行C_3椎板切除术所需的暴露要少得多，而C_3椎板成形术也会将该C_3椎板提升到与C_2的棘突相近的位置，从而限制该水平的屈伸。这也是C_3椎板切除术的另一优点。

椎板成形术与ACDF的比较

许多研究表明，椎板成形术可以达到与ACDF类似的效果，包括保留患者颈椎活动度、并发症发生率低[115-117]。Liu等比较了两种手术方法在多节段脊髓型颈椎病患者中的应用，发现两组的JOA恢复率相似。这些研究表明，接受ACDF治疗的患者颈椎活动范围减少，且并发症的发生率更高。Hirai等的前瞻性研究发现，1年随访时两组的JOA评分相似，但在2年、3年和5年随访时，ACDF组的JOA评分更高。ACDF组的并发症发生率更高，包括吞咽困难、发声障碍和假关节形成。椎板成形术组的C_5神经根麻痹发生率更高。正如之前提到的，Ghogawala等对脊髓病患者进行的一项大型前瞻性、多中心对照研究发现，与前路手术相比，椎板成形术的SF-36躯体健康总评分（9.72）显著更高（5.2，$P=0.04$）。椎板成形术的重大并发症发生率也较低，仅为7%，而前路减压手术则为15%（$P=0.04$）[32]。

椎板成形术与椎板切除融合术的比较

有更多的证据支持在合适的患者中行椎板成形术的效果优于椎板切除融合术。正如上面提到的，Ghogawala等对脊髓病患者进行的一项大型前瞻性、多中心对照研究发现，与椎板切除融合术相比，椎板成形术的SF-36躯体健康总评分（9.72）明显升高（4.53，$P=0.05$）。椎板成形术的重大并发症发生率也最低，仅为7%，而椎板切除融合术则为20%（$P=0.04$）[32]。在之前的一项美国国家数据库研究中，Varthi等回顾了779例接受颈椎椎板成形术与后路减压融合术的患者[118-119]。这些学者发现，椎板切除融合术增加了住院时间、不良事件（19.7% vs. 11.1%）和再入院（7.9% vs. 3.3%）的风险。

在一项单中心回顾性匹配队列分析中，Woods等比较了121名患者在5年期间接受椎板成形术和椎板切除融合术的情况，并进行了至少6.7个月的随访[120]。他们发现，在步态和疼痛方面，两组患者均有改善。行椎板成形术患者的总体并发症的发生率（13% vs. 9%）和翻修率（5% vs. 2%）更高；但是，这些差异没有统计学意义。这也可能与外科医师的经验和技术有关。在一项荟萃分析中，Lee等报告了接受椎板成形术（302名）和椎板切除融合术（290名）的患者在JOA评分、VAS评分和颈椎前凸度丢失方面表现出类似结果。然而，在进行超过18个月随访的研究中发现，在行椎板切除融合术的患者中，颈椎前凸保持得更好。因此，通常建议具有$C_2 \sim C_7$后凸$10° \sim 15°$的患者接受椎板切除融合术而不是椎板成形术。结果的差异性可能在一定程度上取决于医师的手术技术。尽管椎板成形术是一种保留颈椎活动度的手术方法，但部分患者术后活动范围减少。有些人甚至失去了前凸度数，但这可能与手术技术有关。例如，颈部后路手术破坏了与棘突附着的颈半棘肌，特别是C_2上的颈半棘肌，可能导致后凸，也可能会造成更严重的轴性颈痛[121]。如果去除了C_7棘突（它是伸展肌复合体的重要结构），可能导致更严重的颈椎后凸和轴性颈痛。因此，在可能的情况下，保留C_2附着的颈半棘肌并避免进行C_7椎板成形术是非常重要的。

结论

总体而言，老年颈椎病的手术治疗方案有几种不错的选择。我们回顾了许多重要的考虑因素，包括颈椎的力线情况、病变的位置、涉及的节段数目、OPLL的存在、翻修手术及一些常见的手术相关并发症。前路手术的主要优势在于直接减压前路病变、恢复矢状位力线和较低的切口并发症发生风险。正如我们所描述的，前路手术有多种选择，包括ACDF、ACCF、ACHCF、联合手术和颈椎椎间盘置换术。相对于后路手术，这些前路手术在部分患者中具有重要优势。后路手术可以有效地提供间接减压并达到与前路手术相似的效果。颈椎后路手术包括椎板成形术和椎板切除术辅以融合或非融合术。与多节段前路融合术相比，椎板成形术可以为患者提供一种可行的、保留运动的选择。当患者前路和后路手术方案获益相当时，精细的手术技术可使两种手术方案达到类似效果。专业的脊柱外科医师应该了解每种手术技术的风险和益处，以便更好地满足患者的手术目标和期望。

参考文献

（侍管苏楠译）

第十二章

老年强直性脊柱炎的颈椎病变

Johnson Ku，Jason Ku，Chieh-Yi Chen，Hsuan-Kan Chang，Jau-Ching Wu

背景和病因学

强直性脊柱炎（ankylosing spondylitis，AS），也称Bechterew病，是一种周围或轴性脊椎关节病（一组具有共同临床特征和遗传特征的类风湿性疾病）。它是一种常见的炎症性风湿自身免疫性疾病，通过慢性炎症作用于中轴骨骼系统。这些炎症可以导致纤维化和钙化，使脊柱柔韧性丧失，自发融合，呈"竹节样"改变。骶髂关节也会同时受累发病[1]。

血清学阴性的特发性颈腰椎病变仍然是一个紧迫的问题，早期影像学和门诊诊断困难[2]。AS主要的临床表现包括背部疼痛、进行性的脊柱僵硬，以及臀部、肩部、周围关节和手指/脚趾的炎症。此外，患者还有额外的关节外表现，如急性前葡萄膜炎、银屑病和炎性肠病（inflammatory bowel disease，IBD）。然而，AS在颈椎的进展仍然得不到充分的关注，因为颈椎受累通常较晚。但是，颈椎受累会引发严重疼痛和其他临床症状[3]。颈椎强直性脊柱炎会导致脊椎僵硬后凸，增加纵向不稳定性骨折的风险。脊柱外科医师主要治疗AS患者的脊柱创伤，但在某些情况下，也需要对颈椎后凸畸形实施矫形手术[3]。

免疫细胞和先天性细胞因子被认为在AS的发病机制中发挥至关重要的作用，特别是人类白细胞抗原和白介素轴。然而，AS的发病机制仍不清楚。AS的病因可以分为几类，其中遗传因素是近期关注的重点之一。最重要的遗传因素之一是1973年发现的主要组织相容性复合体（major histocompatibility complex，MHC）I类等位基因 *HLA-B27*[4]。尽管其发病机制不明确，但 *HLA-B27* 已被证明与全球不同人群中AS的患病率相关[5]。研究表明，90%～95%的AS患者 *HLA-B27* 呈阳性，而 *HLA-B27* 阴性人群中1%～2%会患上AS。对于一级亲属患病的人群，这个数字增加到15%～20%[6]。AS的家庭化趋势显著，一级亲属、二级亲属和三级亲属的相对危险度分别为94、25和4[6]。除了与AS的发生有关外，*HLA-B27* 阳性患者的平均发病年龄显著较低，急性前葡萄膜炎的患病率较高[6]。

流行病学和风险因素

AS患病率的变化取决于地理、人口统计学和代表不同队列和研究群体的数据库信息。一项2012年的横断面调查估计，美国AS的患病率为成年人口的0.9%～1.4%，与类风湿性关节炎相当[7]。

哥伦比亚大学风湿病科在2018年对AS流行病学数据进行的分析发现，AS患病率为每10 000人中有9～30人[7]。不同国家的报告存在差异，在对两组墨西哥瓦哈卡土著居民进行的研究中，每10 000人中只有9人患病[8]，而在随机选择的两组中国汕头市人群中则为每10 000人中有14～48人患病[9]。

除了涉及已知的100多个基因位点和 *HLA-B27* 标记的遗传风险因素外，2018年的一篇综述中提到的另外两项研究发现，一些因素与生命后期AS的发展有显著关联性，会增加或减少其发生率。

Montoya等报告称，与未经母乳喂养的兄弟姐妹相比，母乳喂养的个体AS发病率较低。在203名AS患者中，有57%接受母乳喂养，而在293名未受影响的兄弟姐妹中，有72%接受母乳喂养，表明母乳喂养对AS具有保护作用（$OR=0.53$；$95\%CI=0.36\sim0.77$）。这些发现表明，早期肠道微生物群的培养可能具有防止AS发展的保护作用[10]。

未来需要更多长期的跟踪数据，以便更好地了解非遗传因素对不同人群和地区AS发展的影响。

强直性脊柱炎的药物治疗

药物干预的重点是缓解症状、减少慢性炎症和减缓影像学病变的进展速度。传统治疗包括非甾体抗炎药（NSAID）、抗肿瘤坏死因子（tumor necrosis factor，TNF）-α和单克隆抗体靶向治疗。然而，纳米技术驱动的药物递送系统和人工智能技术建模在AS管理方面的最新发展显示出非常良好的前景。

TNF属于一组参与AS通路的促炎细胞因子。因此，抑制TNF介导的炎症通路可以抑制病情进展，并缓解颈椎受累的AS患者的症状。Maas等研究发现TNF抑制剂（TNFi）能够降低颈椎小关节和椎体的强直速率[11]。对使用NSAID无效的患者，TNFi治疗不仅能有效抑制AS的进展，还能通过结合和阻断TNF减少炎症反应。最近的研究表明TNFi可以改善脊柱活动度，缓解疼痛和疲劳。晚期AS中常用的TNFi包括阿达木单抗、依那西普、戈利木单抗和英夫利西单抗，用于治疗颈椎影像学病变。

欧洲已批准使用英夫利西单抗治疗严重轴性症状、炎症标志物升高且对传统治疗反应不佳的强直性脊柱炎患者。第一项评估英夫利西单抗对强直性脊柱炎患者疗效的研究是一项开放性试验，对11名患者进行了治疗，使用5 mg/kg的剂量，在0周、2周和6周进行3次静脉注射。该研究发现10名患者中有9名患者的活动、功能和疼痛评分改善超过50%。治疗4周后，Bath强直性脊柱炎疾病活动指数（bath ankylosing spondylitis disease activity index，BASDAI）的中位数改善率为70%。疗效至少持续了6周[12]。

老年患者的颈椎骨折

强直性脊柱炎的临床表现通常在30岁以前开始，并且缓慢、稳定地进展[13]。与普通人群相比，强直性脊柱炎患者发生脊柱骨折及伴随的脊髓损伤（SCI）的风险更高[14]。强直性脊柱炎会导致多器官受累，增加高血压发生率、心血管死亡率及肺部疾病的发病率，因此，当发生脊柱骨折时，这类患者预后更差。与普通人群相比，强直性脊柱炎患者的骨折风险增加了4倍，其终身发病率为5%～15%[15]，椎体骨折的患病率为4%～18%，年发病率高达1.3%[16]。

由于矢状面失平衡、骨盆后倾、行走时膝盖弯曲和步态改变，以及因后凸畸形导致的水平注视视野受损等风险因素，强直性脊柱炎患者容易摔倒。这些因素结合高龄、疾病晚期、后凸畸形和酗酒等风险因素，对疾病的发展产生了负面影响[15]。颈椎融合使这类患者容易受到创伤[17]。一项针对2005—2011年NIS数据库的研究显示，53%的骨折位于颈椎，41.9%位于胸椎，18.2%位于腰椎，1.5%位于骶骨[18]。大多数骨折位于椎体水平。骨质疏松是强直性脊柱炎的另一种并发症。强直性脊柱炎患者的椎间盘和关节囊会发生骨化。脊柱机械强度降低，特别是椎体水平的机械强度降低，被视为骨质疏松和韧带骨化的综合结果。

即使是轻微的创伤或低能量暴力损伤也可能导致颈椎不稳定性骨折[17]。低能量暴力损伤，如从站立或坐位摔倒，是AS患者骨折的主要原因（65.8%）。椎间盘的退化、软骨化和纤维环钙化导致弹性丧失，椎间盘成为AS患者脊柱最薄弱的部位，大多数骨折都发生在椎间盘处[17]。由于韧带骨化，受伤通常会导致三柱损伤和不稳定状态[15]。即使在轻微创伤后，AS患者中也出现过颈椎不稳定性骨折合并食管损伤的情况。一份病例报告显示，在手术中发现食管被骨折块挤压，这是AS相关骨折中比较少见的临床表现[19]。

神经系统并发症在AS相关骨折中很常见。AS脊柱骨折与SCI高度相关。一项大型系统性综述中提到，SCI在AS患者的脊柱骨折中出现的比例为67.2%，并伴有不同程度的神经功能障碍[17]。在AS患者颈椎骨折中，SCI可能是由脱位、骨折块造成脊髓挫伤或受压、后纵韧带骨化、椎间盘突出或硬膜外血肿引起的[15]。在治疗后期（入院或治疗后3个月），颈托的使用、转运或手法操作等原因可能导致症状进一步恶化。另一项系统性综述报告了AS脊柱骨折的SCI发生率为13.9%[17]。颈椎骨折的AS患者预后相对较差，在治疗后的短期随访中，手术治疗患者的死亡率为6.4%，保守治疗患者的死亡率为11.3%。其中，最常见的死亡原因是肺炎或呼吸衰竭[17]。

由于慢性颈痛或X线检查时肩膀软组织遮挡，AS患者的颈椎骨折往往被忽视，尤其是当下颈椎或颈胸交界处骨折时。此外，在AS病例中，由于结构畸形和骨质疏松，通常很难通过X线确诊颈椎骨折[15]。超过一半的颈椎骨折在颈椎X线检查时无法识别。因此，在怀疑AS患者有脊柱骨折时，特别是对于有神经功能障碍的患者，应常规行脊柱CT、MRI检查以评估软组织和脊髓状态[16]。

AS患者存在颈椎骨折诊断延迟的问题。研究表明，在外伤后24小时内，只有17.1%的AS患者的骨折被发现，其余患者的骨折直到出现迟发性神经功能障碍时才被发现[17]。延迟诊断可能是由于轻微创伤和脊柱X线诊断困难造成的。

AS患者颈椎骨折的标准治疗包括保守治疗和手术治疗。保守治疗包括卧床休息、Halo-vest支架、颈托和支具。大多数接受保守治疗的患者是那些手术风险高或拒绝积极治疗的患者[17]。然而，在不稳定骨折中，颈椎固定是初步治疗中重要的一环。在使用颈托之前，必须仔细评估脊柱结构，因为不合适的颈托可能会导致过度伸展，加重骨折移位，增加脊髓损伤风险[15]。牵引治疗需从低重量牵引（2.27～4.54 kg）开始，牵引方向为前上方[15]。牵引治疗时需要考虑椎旁肌无力以及严重失稳的情况。对于脊柱后凸畸形的病例，需要用枕头支撑头部和上背部[15]。牵引的目的是恢复脊柱力线，促进骨折愈合，防止病情加重[15]。

AS患者颈椎骨折通常需要手术治疗，手术适应证包括神经症状恶化、不稳定型骨折、硬膜外血肿或骨块压迫引起神经功能恶化等情况。手术方式的选择应根据患者状况而定。没有明显畸形的患者，应考虑前路或后路融合手术，具体根据骨折部位而定。对于伴有畸形的急、慢性损伤，可以先行颈椎牵引，实现骨折复位。如果患者能保持俯卧位，可以进行后路融合手术。如果牵引后仍无法实现骨折复位，则应进行开放复位手术[20]。如果存在明显的脊髓压迫，则应通过后路切除足够的椎板以实现脊髓减压。手术部位的骨组织可作为植骨融合材料，但自体髂骨仍是骨移植的金标准。但额外的髂骨取骨伤口会造成疼痛，部分患者需要卧床休息，且易导致其他并发症。因此，采用后路手术从棘突处取自体骨，或前路手术使用同种异体骨或融合器（cage），都是一些可行的选择[20]。

由于AS颈椎骨折患者可能出现下颌紧贴胸部畸形（chin-on-chest），导致手术区域难以显露，前路手术可能会很困难。如果患者因出现AS相关的心肺状况而无法耐受俯卧位，则前路手术可能是一个好的选择[18]。仅行前路固定可能会出现因来自后柱的剪切力而导致植入物松动的情况。已有文献报告前路固定失败率为50%[18]。对于后路手术，应在责任节段上下至少各2个节段进行固定。长节段固定可提供更强的稳定性[21]。从生物力学来说，颈椎椎弓根螺钉能提供最坚强的固定，但是在技术上要求很高。研究显示，侧块螺钉固定也能提供牢固的固定。然而，下颈椎是AS颈椎骨折的好发部位，内固定应延伸至颈胸交界处，与胸椎椎弓根螺钉相连。

当脊柱结构显著受损时，特别是骨折部位出现明显的后凸畸形时，需要行前后路联合手术（图12.1）[21]。应当注意到，可能由于手术时间较长和制动期较长，肺部相关并发症的发生风险较高[18]。一些专家主张进行360°固定融合，因为AS患者的颈椎骨折总是涉及前、后两柱。大多数情况下，单一手术方式可能无法提供足够

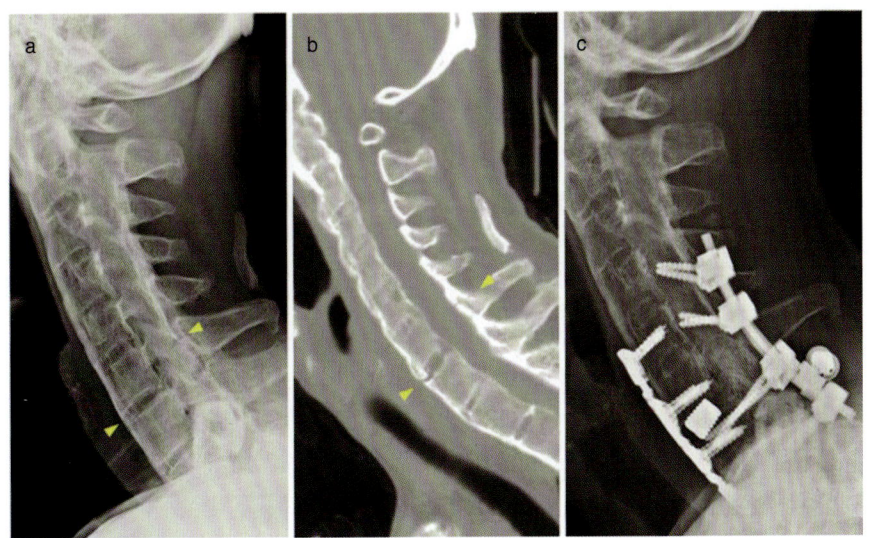

一名54岁的AS患者发生坠落事故并伴有严重的颈痛症状。a.侧位片显示C_6~C_7水平有一处细微的骨折（箭头），容易漏诊；b.CT可见从C_6~C_7椎间隙到C_6后柱的三柱骨折（箭头）；c.侧位片显示C_6~C_7 ACDF联合C_4~T_1后路固定。对于AS颈椎骨折来说，通常需要长节段固定手术。

图 12.1

的稳定性[21]。AS患者的骨质疏松也是进行360°固定融合的一个考虑因素。Etka等专家回顾了2003—2014年的NIS数据库，发现手术方式从前后路联合融合转变为单独进行前路或后路融合，其中后路融合是最常用的术式。总之，手术方法的选择应根据骨折部位和患者具体情况而定。

总体来说，与非手术治疗相比，接受手术治疗的患者可能会出现更明显的神经功能改善和更少的并发症。对于不稳定性骨折或有神经症状的患者，强烈建议进行手术治疗。一项大规模的回顾性研究显示，与手术组（死亡率23%）相比，非手术组的死亡率为51%，其中年龄＞70岁是主要的危险因素[15]。保守治疗可能会导致局部假关节形成，更加不利于骨折愈合[18]。AS患者颈椎骨折的手术治疗对脊柱外科医师来说仍具有一定的挑战性。AS患者的骨质疏松和杠杆效应更容易导致内固定失败[20]。AS的并发症，包括主动脉瓣关闭不全、心脏传导异常、葡萄膜炎和肺部疾病，增加了手术风险并导致术后并发症发生率增加[15]。

老年患者的颈椎畸形

AS患者的颈椎后凸畸形可能是由脊柱关节炎导致的关节疼痛和自发融合，引起的持续性和逐渐加重的屈曲姿势导致的。由于合并骨质疏松，AS的后凸畸形也可能会因为颈椎骨折愈合不良而加重[22]。后凸畸形可以导致矢状面失平衡、全身酸痛和疲劳。在极端情况下，当颌眉角（chin-brow vertical angle，CBVA）较大时，出现下颌紧贴胸部畸形，可能会导致平视和吞咽困难，从而进一步降低患者的生活质量。

在评估发生融合的AS脊柱剩余柔韧性或评估不稳定的轻微骨折时，通常需要进行过伸和过屈位影像学检查。制订治疗计划时还应考虑AS疾病的进展情况和患者的代偿能力。通常情况下，AS畸形的治疗应遵循成人脊柱畸形的治疗思路，同时考虑整体的矢状面和冠状面平衡。一般来说，应首先考虑对那些需要手术矫正的全身性后凸畸形和矢状面失平衡、髋关节需要矫形的AS患者进行治疗，其次再考虑胸腰椎畸形需要矫形的患者。改善胸椎、腰椎的力线可以显著改善T_1倾斜角、C_2~C_7矢状面轴向垂直距离（SVA）和CBVA，从而避免进一步行颈椎后凸矫形手术。对于没有胸腰椎畸形的AS患者，仍需矫正颈椎后凸畸形。

CBVA是评价AS颈部后凸畸形最重要的参数。Song等建议，CBVA保持在10°~20°可以实现最佳的日常功能和外观[23]。CBVA的过度矫正也会影响向下注视，从而影响患者的行走能力。因此，最佳的CBVA应根据个体需要进行调整。除了颈部/胸部CT和MRI常规用于术前规划外，高级别截骨矫形术前需要进行血管造影CT以评估椎动脉走行。由于术中患者长时间处于俯卧位或摇篮位，手术前还需要充分评估心肺功能。

为了更好地纠正$C_2 \sim C_7$ SVA和CBVA，一般通过C_7水平进行三柱截骨手术来矫正颈部后凸畸形。在解剖学上，椎动脉通常进入C_6横突孔。选择C_7作为截骨水平可以避免椎动脉损伤，而且由于C_7椎管较宽，即使术中发生脊髓损伤，也可保留上肢运动功能[22]。

在手术过程中，先广泛显露颈胸交界区，然后植入螺钉。矫形手术中可能会使用侧块螺钉，但最好使用颈椎、胸椎椎弓根螺钉，因为它们具有更强的抗拔出力。由于AS患者具有骨质疏松和长时间的椎体融合，建议在截骨部位上下至少固定3个节段。当解剖标志不清晰时，O臂导航非常有用。

后路矫形手术先进行C_7椎板切除和双侧$C_6 \sim T_1$关节突切除。前柱矫形可以使用经椎弓根椎体截骨术（pedicle subtraction osteotomy，PSO）或Smith-Peterson截骨术（Smith-Peterson osteotomy，SPO）。完成三柱截骨手术后，按照术前规划对固定棒进行预弯矫形，并拧紧胸椎螺母。患者的头部仍然固定在Mayfield系统上，可以解锁并逐渐调整到伸展位，逐步矫正脊柱后凸，直到满意的位置。此阶段应密切观察术中神经电生理监测，特别是运动诱发电位，因为移位造成的损伤、骨组织压迫脊髓或硬膜过度撞击，都可能发生在这一时期。

目前文献中提到了几种截骨技术。SPO最初由Mason等[24]和Urist等[25]在20世纪50年代开始用于治疗颈椎后凸畸形。使用SPO的优点是在后部结构和椎管缩短程度较小的情况下实现更大的矫正角度。一些学者建议在SPO之前行前路手术松解前方结构[22]。最近，Maciejczak等[26]报告了1例改良的SPO，采用跨椎弓根的贯穿截骨技术到达椎体前方，以预防骨愈合不良。但该技术的缺点是对手术能力要求较高。

所有AS患者后凸畸形的矫形手术都具有非常大的挑战性。手术并发症包括脊髓损伤、截骨时C_8神经根损伤或矫正后神经根孔狭窄等。其他并发症还包括术后吞咽困难和假关节形成[22]。

导航技术在强直性脊柱炎手术中的应用

目前缺乏针对强直性脊柱炎患者手术治疗中导航技术应用的研究。由于解剖结构畸形，AS患者的螺钉植入非常具有挑战性。导航技术可提供实时定位并提高植入螺钉的准确性，这有利于降低AS颈椎患者术后并发症和（或）手术失败的发生率。有研究表明，后路固定术治疗AS患者的颈椎骨折，使用以术中CT为基础的导航技术后，螺钉植入不良率为4.5%。无论是螺钉位置不良还是术中其他任何情况，均未导致神经组织、血管或内脏的损伤，随访1年时显示颈椎前方和侧块完全骨性融合。CT引导下的颈椎后路内固定手术是解决AS患者的颈椎并发症和骨折的一种安全可靠的方法[27]。然而，在AS病例中使用导航技术需要更多的临床研究和证据。

纳米医学：一项新颖的治疗方法

纳米医学领域的最新进展显示，药物可以在靶点部位保持更长的作用时间。虽然目前没有标准的基于纳米技术的AS治疗药物，但临床中已经成功地将常见的纳米制剂，如脂质体、聚合物纳米颗粒和水凝胶，应用于治疗其他慢性炎症疾病，如骨关节炎、背痛和类风湿性关节炎。因此纳米技术在治疗AS方面表现出了非常好的潜力[28]。

脂质体通常是使用可生物降解的无毒脂质制备的，具有容纳亲水和疏水药物的能力。脂质体纳米制剂还增加了某些基于脂质体的NSAID（如吲哚美辛、布洛芬等）的半衰期和保留时间，这些药物已经成功用于治疗类风湿性关节炎和骨关节炎。Elron-Gross等报告，使用胶原-脂质偶联物封装药物后，药物在滑膜区域缓慢释放，延长了双氯芬酸的作用时间[28]。Rakeshchandra等合成了一种多肽配体ART-1，并将其包裹在IL-27包裹的脂质体中（ART-1-IL-27）。在Lewis大鼠模型体内研究中，这些纳米技术制备的脂质体不仅显示出对内皮细胞良好的结合能力，而且与对照组脂质体相比，更能够均匀地分布在关节中[29]。

聚合物纳米颗粒是由壳聚糖、聚乳酸（poly-lactic acid，PLA）、聚乳酸乙醇酸（poly-lactic glycolic acid，PLGA）等制备的。这些颗粒增加了某些NSAID（如双氯芬酸）的临床疗效，虽然这些药物在患者中具有良好的耐受性，但用药的频率偏高，尤其是在与其他常见的NSAID（如萘普生、布洛芬、舒林酸和二氟尼柳）相比较时。例如，Tuncay等已证明，在治疗骨关节炎时使用含双氯芬酸的缓释PLGA微粒可有效降低药物使用频率[30]。在另一篇报告中，Stephanie等利用制备的聚乙二醇-聚乳酸［poly（ethylene glycol）-poly（lactic acid），PEG-PLA］聚合纳米颗粒（NanoLIF）成功地传递了白血病抑制因子（leukemia inhibitory factor，LIF），该聚合纳米颗粒表面具有修饰的CD-11b抗体，靶向作用于外周巨噬细胞，通过抑制M1细胞生长使炎症反应显著减轻达72小时[31]。

人工智能和技术建模

NSAID是用于治疗AS的常用药物，但研究表明，NSAID对超过40%的患者无效。这类患者往往需要使用二线药物，如TNF抑制剂，但指南中要求，患者至少尝试两种NSAID且持续不少于3个月，才能应用二线药物，这可能会延误治疗。

人工神经网络（artificial neural network，ANN）是一种现代机器学习模型，旨在比传统的统计模型更精确地识别、分析和分配早期TNF抑制剂治疗的候选资格，并具有更好的诊断能力。三星健康中心的研究采用计算机模型，使用基线特征，如人口统计学数据（年龄、性别、身高、体重、HLA-B27水平）和实验室数据（白细胞计数、血红蛋白、血小板计数、血尿素氮、肌酸酐、天冬氨酸转氨酶、丙氨酸转氨酶、血沉和C反应蛋白）来训练ANN，以预测早期TNF抑制剂治疗的患者人群。通过招募早期TNF抑制剂和非早期TNF抑制剂使用者的AS患者，研究人员构建了一个临床数据集矩阵，用于构建ANN的模型架构。该矩阵包括5个隐藏层，每层60个隐藏节点。然后，ANN模型通过将数据组合成超参数来预测TNF抑制剂的候选资格，研究人员将其与传统的Logistic回归模型及SVM、RF和XGBoost机器学习模型进行了比较。该研究的ANN模型比其他模型能够更准确地预测AS患者的症状进展、TNF抑制剂的敏感度和治疗的适宜性。该ANN模型的研究结果表明，仅使用普通临床工作中记录的实验室数据和人口统计学数据就可以训练出精确的机器模型。未来的人工智能和ANN机器学习模型研究应该从更广泛的数据集中进行探索，而不应该仅局限于单个医院信息[32]。

参考文献

（包利苏楠译）

第十三章

老年颈椎畸形

Young Min Lee，Dean Chou

背景

颈椎畸形（cervical spine deformity，CSD）会对患者健康产生不良影响，这种影响在老年患者中的表现尤为明显。老年颈椎畸形已成为一种严重的社会经济学问题，特别是在美国这种65岁以上人群占人口比例越来越高的国家[1]。目前关于老年CSD的文献很少，研究大部分集中在胸腰椎畸形及其对健康相关生活质量（health-related quality of life，HRQoL）的影响，鉴于美国人群的年龄结构，老年CSD将成为一个被广泛关注并积极讨论的话题。一些容易发生颈椎畸形的因素，包括之前的胸腰椎力线不良[2]、颈椎手术史或一些炎性疾病，更容易出现在老年人群中[3]，故老年人更容易罹患颈椎畸形。全面预估老年人群中CSD的发生率和流行病学的相关文献很少。Smith等报告了一项前瞻性多中心研究，纳入了470例胸腰椎畸形（thoracolumbar deformity，TLD）患者，平均年龄52岁，发现其中合并CSD的发生率为52%，笔者强调TLD患者矫形时需要评估CSD[4]。尽管不像TLD发病率那么高，但症状性的CSD可导致患者肢体无力，其对健康的影响已经和卒中或失明相当了。可以预见的是，在美国，CSD将成为老年脊柱诊治中的热点。

老年颈椎畸形的发展

成人最常见的CSD类型是原发下颈椎矢状位畸形，表现为后凸畸形。冠状位畸形（如侧弯）总体来说很少见，特别是老年人。因为冠状位畸形通常是由先天解剖学因素导致的，所以在更年轻的患者中更常见。CSD的典型病理表现为在自然衰老过程中颈椎从生理前凸变为后凸，因此，理论上颈椎后凸通常随着年龄的增长而增加。但这些发现还存在争议，一些最近的研究发现，随着年龄的增加，患者实际上表现为无症状的颈椎前凸增加，而非后凸[5-6]。冠状位CSD源于小关节炎。Shedid和Benzel的研究表明，随着年龄的增长，退变性关节炎引发的小关节增生也会增加，导致颈椎后凸进展，引起症状性的CSD[7]。这种代偿机制被认为是机体通过减小增生的小关节上的负荷来缓解疼痛。随着患者逐渐衰老、退变增加，颈椎的活动度减少。Yukawa等发现，在无症状的健康志愿者中，C_2～C_7活动度在30岁的人群中是68°，在80岁人群中为45°[7]。大部分活动度的丢失是在后伸方面，这与小关节源性退变理论相吻合。根据这种理论，退变会导致原发性后凸，反过来则不成立。然而，与症状性年龄相关的颈椎后凸相反的是，无症状人群实际上随着年龄的增加出现颈椎前凸的比例增加。Kim等对104例不同类型的胸腰椎畸形患者的影像学资料进行了分析，这些患者颈椎都没有任何症状。他们发现随着年龄的增长，在无症状人群中颈椎前凸显著增加。这与之前关于一般人群（无脊柱畸形或症状）的研究相一致，随着年龄的增长，颈椎前凸的比例也会增加[5, 8-9]。有意思的是，影像学上的颈椎退行性病变和颈椎前凸之间没有相关性。与无症状人群中随着年龄增长颈椎前凸增加不同，病理性后凸CSD的原因包括进展性的退行性疾病、之前的创伤、炎症性疾病（如强直性脊柱炎或类风湿性关节炎）、肿瘤或术后医源性因素。在老年人群中，最常见的是行后路椎板切除术导致的医源性CSD（椎板切除术后出现后凸畸形）[10]。患者仅行后路手术且无后方内固定的情况下，椎板切除术后后凸的发生率约为21%。这可能和术前颈椎后凸没有受到重视，或者支撑颈椎的后方张力带被破坏有关。尽管在术前颈椎力线正常的患者中，椎板切除术与椎板切除术后发生后凸之间的相关性不明确，但有证据显示，术前存在颈椎后凸的患者行椎板切除术后发生后凸畸形的风险显著增加[11-12]。由于大部分（64%）颈椎轴向负荷发生在颈椎后柱（包括关节突和小关节），椎板切除术后后凸畸形非常普遍[13]。颈椎后方张力带和（或）后方关节突复合体被破坏，导致后柱完整性丧失，可引起颈椎矢状位力线丢失，颈椎轴向重心负荷前移。这会使之前已经变弱的颈椎后方肌肉失代偿，最终导致后凸进展。基于这个原因，大部分学者推荐在行椎板切除术时将颈半棘肌和头半棘肌缝合至C_2棘突，这些肌肉对维持颈部后伸至关重要[14]。由于后凸的进展，患者不能维持头部直立的姿势，影响运动，并增加跌倒的风险。继发的脊髓病也是一类并发症，由于颈脊髓将"跨过"后凸的椎体表面，导致脊髓张力增加，血供减少，最终引发脊髓病。为了预防这些并发症，保护小关节突和后方张力带的完整性是很重要的。

老年颈椎畸形的术前评估

初始评估

同其他术前评估一样，详细的病史和体格检查是制订手术方案的基础。因为老年CSD患者常合并颈脊髓病，下列脊髓病的症状和体征都需要被检查：排尿改变、步态问题、腱反射亢进、锥体束征（霍夫曼征、龙贝格征）、肌力下降和精细活动减退。老年患者常合并严重的内科病，一般需要对现有内科并发症进行评估，如心血管疾病、呼吸系统疾病等，吸烟史、药物服用史和之前的感染病史也需要评估。评估内科疾病可以将患者风险进行分层以选择不同的手术方式，评估患者能否耐受CSD矫形手术。

医师还应该评估患者的生活质量和失能情况。研究显示颈椎畸形在人群中的发病率很高，但这类畸形可能没有任何症状[15-16]。这类颈椎畸形的患者可能不需要接受治疗。当出现疼痛、失能、不能平视、日常活动受限等情况时，患者需要考虑接受治疗。

影像学评估

影像学评估应包括91.44 cm（36 in）侧位X线，对脊柱整体冠状位、矢状位力线进行评估。医师应测量额眉角和$C_2 \sim C_7$矢状面轴向垂直距离（SVA）。此外，CT评估骨质解剖学特征，MRI评估脊髓的解剖学特征，可以得到完整的图像。CT可以显示椎间隙和小关节脊柱炎的表现。如果前柱和小关节已经融合，CSD矫形会非常困难，通常需要分期手术干预。这个过程包括先进行前方矫形前的松解，再进行后方内固定。更仔细地评估患者疾病特点和手术目标是必需的。CSD柔韧性评估也是很重要的，可以通过侧位过伸/过屈位颈椎X线评估。如果CSD前方椎间隙是柔韧的，畸形可以通过后伸颈椎得到纠正，单纯后路手术也是一种选择。

也可考虑对特殊的影像学参数进行评估，如颈椎前凸角、$C_2 \sim C_7$ SVA、额眉角（CBVA）、T_1倾斜角、T_1骨盆角（T_1 pelvic angle，TPA）等。需注意的异常参数包括：①颈椎后凸（$C_2 \sim C_7$ Cobb角＞10°）；②颈椎侧凸（冠状位Cobb角＞10°）；③$C_2 \sim C_7$ SVA（cSVA）＞4 cm；④CBVA＜-10°或＞10°[17-18]。

手术计划

老年患者手术计划应该聚焦于手术目标，针对患者个体化治疗，但原则上，目标应该包括纠正CSD、维持视线平视、解除神经压迫及重建脊柱序列。

正如Tan等描述的，当计划进行CSD矫形时，手术需关注的重要因素包括：①神经受压和任何相关的神经受损表现；②畸形柔韧性；③前方或后方脊柱炎表现；④畸形的位置；⑤既往手术史；⑥其他脊柱节段退行性病变，特别是头尾侧端椎和颈胸交界区；⑦患者一般状况和内科并发症情况。

后凸畸形的位置决定矫形的部位和需要进行哪种方式的手术（表13.1）。

表13.1　CSD矫形策略

后凸畸形的位置	手术矫形技术
颈椎局部畸形	前路椎体切除或截骨
颈胸交界区重度后凸畸形	可能需要C_7或T_1/T_2的经椎弓根椎体截骨术（PSO）截骨
重度CSD合并重度胸椎后凸	可能需要额外的胸椎截骨

很多进行CSD评估的老年患者都有既往脊柱手术史。图13.1展示了一例患者的矢状位CT，患者既往行C_4/C_5椎体切除和$C_3 \sim C_7$后路融合术，现在出现了远端交界性后凸（distal junctional kyphosis，DJK）、假关节形成、C_7/T_1后凸成角畸形。图13.2展示了同一个患者的矢状位MRI，显示颈脊髓变平但没有明显受压或信号改变。浏览既往的手术记录，了解内植物的位置、种类，以及术中情况，十分重要。总之，既往手术部位的评估可以提供很多信息，对指导特殊CSD矫形很有帮助。例如，患者将行一侧入路的颈椎前路手术，如果既往存在喉上神经或喉返神经损伤，需要请耳鼻喉科医师会诊，如果患者既往出现伤口愈合不良和创面覆盖问题，需要请整形外科医师会诊。

颈椎畸形矫形手术入路选择的原则

总体上来看，CSD矫形方法可以分为三大类：①单纯前路手术；②单纯后路手术；③前后路联合手术。在这三类方法之中，包含很多具体颈椎后凸矫形的术式。

（1）前路颈椎椎间盘切除融合术（ACDF）：ACDF可以通过多节段撑开恢复颈椎前凸，并可以通过螺钉锁紧、向前凸的颈椎钢板侧提拉椎体

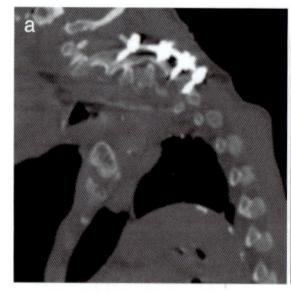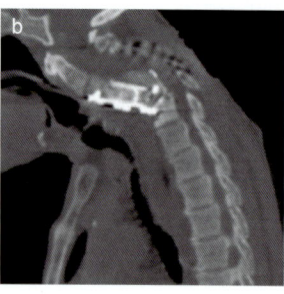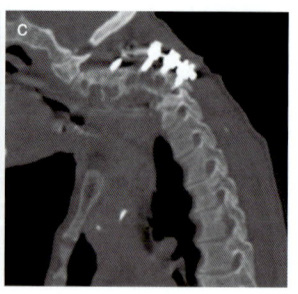

术前矢状位CT图像显示$C_4 \sim C_5$椎体切除＋$C_3 \sim C_7$后路融合术后近端交界性后凸，$C_7 \sim T_1$假关节形成，后凸成角。

图13.1

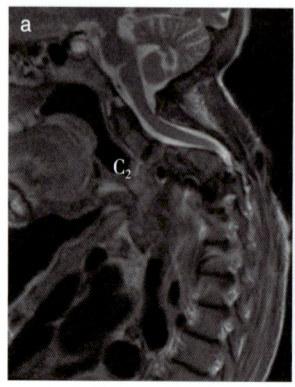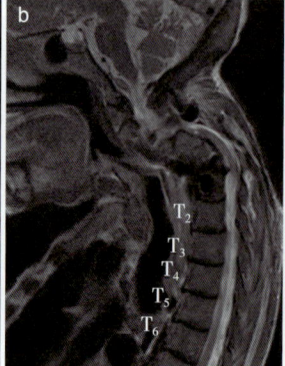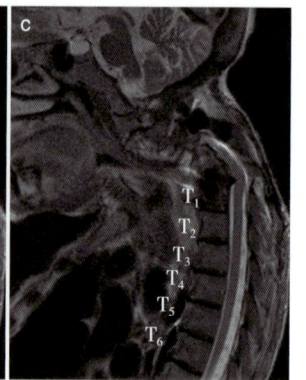

术前MRI T_2加权像显示$C_3 \sim C_7$后路内固定术后近端交界性后凸成角，由于受到腹侧骨赘压迫，脊髓在$C_7 \sim T_1$节段变得扁平，腹侧只有少量脑脊液。

图13.2

进一步恢复前凸[19]。

（2）前路截骨：颈椎前路截骨技术的范围可从前方融合的椎体向后至双侧椎间孔水平，是一种有效的颈椎矫形技术。对称性前路截骨可用于"下颌紧贴胸部畸形（chin-on-chest）"的治疗，非对称性前路截骨可用于"耳朵紧贴肩膀畸形（ear-on-shoulder）"的治疗[20]。

（3）后路截骨：颈椎后路截骨技术包括部分小关节切除和全部小关节切除。部分和全部小关节切除术可应用于多个节段，从而逐步恢复前凸，通常需要前柱具有一定柔韧性[21]。

（4）三柱截骨：对于强直、僵硬、固定的严重畸形，通常需要进行三柱截骨。三柱截骨一般通过前后路联合手术［如经椎弓根椎体截骨术（PSO）］或单纯后路手术进行[22]。单纯后路手术包括张开楔形截骨和闭合楔形截骨。张开楔形截骨可在C_7处实施，包括椎板切除、小关节突切除和椎弓根切除，以中柱为旋转轴支点进行撑开。闭合楔形截骨与张开楔形截骨类似，但需要额外进行类似PSO的截骨[21]。图13.3展示了通过联合三柱PSO截骨及多节段后路截骨，矫正后凸畸形。

矫形入路选择还没有得到统一。目前已有很多关于CSD矫形策略的文章。本章我们将总结Han等发表的一种矫形策略[23]。CSD进一步被分为两种类型：①固定畸形（非柔韧性）；②非固定畸形（柔韧性）。固定型畸形又进一步分为强直性和非强直性。

非强直性固定畸形

对于非强直性固定畸形的患者，推荐前路松解＋植骨融合术，可辅以后路融合。因为患者无后方小关节融合，经前路软组织松解后可使颈椎后伸，因此仅行单纯前路手术即可。多节段椎间盘切除加上每个节段通过带角度椎间植骨材料进行撑开，效果要优于长节段椎体次全切除术，后者有较高的假关节形成风险，且容易导致垂直方向上过度撑开而非角度纠正。

固定畸形伴前方强直

对于固定畸形伴前方强直的患者，推荐行前路松解或截骨，辅以后路矫形。这种联合手术可使前柱延长、后柱短缩，以纠正后凸畸形。

固定畸形伴后方强直

对于固定畸形伴后方强直的患者，经典的治疗方式为：后路截骨，前方松解、椎间植骨，再进行后路固定融合。这类患者典型的表现是后方融合而出现后方强直。初次后路截骨手术的目标是松解后方强直融合的组织。可同时完成神经减压，可以植入螺钉但不上棒锁紧。接下来患者转为仰卧位，在强直节段进行前路截骨，前方切除椎间盘联合椎间植骨来纠正后凸畸形。再将患者转为俯卧位，行后路内固定植入，完成矫形。

固定畸形伴颈胸交界区环形融合

对于固定畸形伴颈胸交接区环形融合的患者，大部分需要行三柱截骨或PSO来进行矫形。这种自发融合可能继发于弥漫性特发性骨肥厚症（DISH）或强直性脊柱炎。PSO可以在颈胸交界

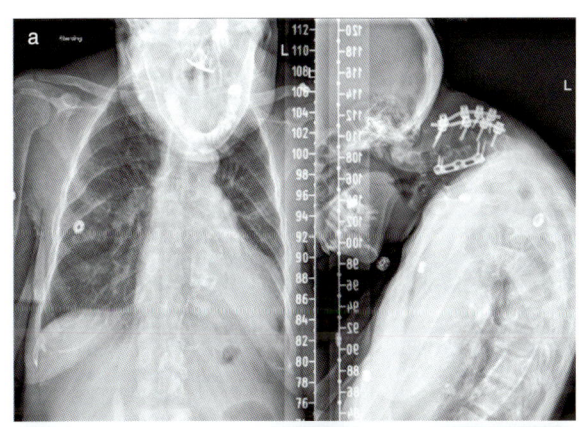

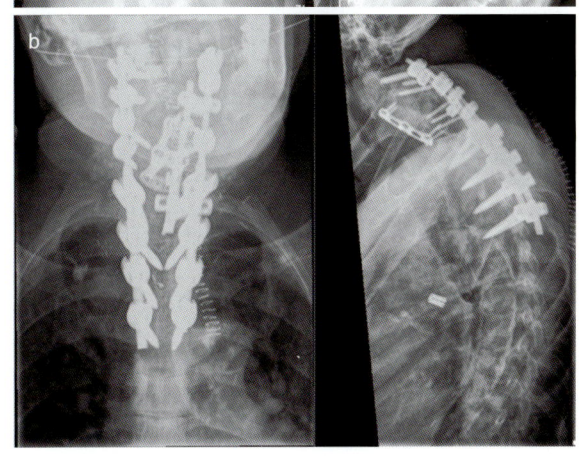

一例65岁女性患者术前及术后X线。患者5年前在不同的医院行C_4～C_5椎体切除及C_3～C_7后路融合手术，术后患者出现了DJK，表现为下颌紧贴胸部畸形、吞咽困难、手部和上肢无力。我们为患者进行了单纯后路T_1 PSO截骨矫形，融合节段延长至T_5。术后X线显示颈胸交界处畸形得到改善。

图13.3

区进行，其优势在于不需要一个完整的前方运动节段。但错误的三柱截骨可能带来更大的畸形，这需要医师在制订手术方案时加以考虑。

柔韧性畸形伴轻度后凸

对于柔韧性畸形伴轻度后凸的患者，通常可以行ACDF。典型的局限性后凸源于单一节段颈椎退行性病变（而非继发于椎板切除术引起的医源性后凸畸形），可以通过ACDF治疗，因为这种手术有着很强的撑开作用[19]，可以从前方撑开每一个节段，起到矫正后凸的作用。

柔韧性畸形伴中度后凸

对于柔韧性畸形伴中度后凸的患者，如果跨越3个节段且后凸可以通过姿势改变而纠正，可以行单纯后路减压融合术治疗。椎板切除术引起的轻中度后凸畸形患者也可以通过这种手术方式来治疗。尽管这种术式可以减少后凸，但其恢复前凸的效果不如前路手术。单纯后路手术与后-前-后入路的手术方式相比，手术时间更短，出血更少，神经损伤风险更低。

柔韧性畸形伴重度后凸

对于柔韧性畸形伴重度后凸的患者，通常需要360°前后路联合手术。典型的手术方式为：前路多节段椎间盘切除→椎间植骨但不放置钢板→转为俯卧位行后路椎板切除→内固定→后路截骨→纠正后凸。

老年颈椎畸形矫形影像学评价

很少有文献报告老年CSD矫形术后通过影像学评估成功率及预测失败的可能性。Horn等报告了89例CSD患者，平均61.9岁，术后20%患者结果不佳，文献中"结果不佳"被定义为影像学结果不佳或临床效果不佳。$C_2 \sim C_7$ Cobb角平均从−7°纠正至7°（$P<0.001$），cSVA平均从4.6 cm降至4.0 cm（$P=0.008$）。预后欠佳和预后满意的两组患者中，基线$C_2 \sim C_7$ Cobb角和cSVA无显著性差异，但术后1年两组患者的cSVA呈显著差异（4.9 cm vs. 3.9 cm，$P=0.04$）。对于那些术后疗效欠佳的患者（$n=18$例），73%的患者存在长期力线不良或T_1倾斜角−颈椎前凸角不匹配加重，8%的患者出现cSVA长期异常或逐渐恶化。骨质疏松与年龄显著相关，是术后疗效欠佳的一项预测指标（$OR=5.9$）[24]。

老年颈椎畸形矫形术后并发症

高龄是影响术后并发症发生率的一个显著的独立危险因素。Boddapati等的一项前瞻性研究表明，脊柱前路术后出现呼吸系统损害的危险因素包括高龄、既往的慢性心脏和（或）慢性呼吸系统疾病病史。一项纳入3401例行颈椎后路融合术患者的大规模回顾性分析发现，年龄超过70岁是术后30天再入院的独立危险因素（$OR=1.61$）[25]。Kalz等报告了一项纳入15 600例患者的回顾性研究，患者均行ACDF或前路颈椎椎体切除融合术（ACCF），年龄的增加是患者术后再入院率、再手术率和并发症发生率升高的危险因素。值得注意的是，ACDF组平均年龄为54.9岁，而ACCF组平均年龄是56.2岁[26]。Passias等比较了一个多中心前瞻性颈椎畸形研究数据库和NIS数据库的围手术期并发症情况，发现NIS数据库明显包含很多年龄小于50岁的患者。年轻患者在神经系统、外周血管、呼吸系统、消化道等的术后并发症发生率和感染率显著低于高龄患者，但内固定相关并发症发生率却较高。这项研究表明，由外科医师维护的颈椎畸形数据库比NIS数据库有更好的细节描述和更准确的病例报告，但NIS数据库可能更适合捕捉并发症发生情况。

尽管年龄的增加可能是影响术前和术后CSD发病率的一个重要因素，但在高龄患者中关于"体弱"的定义却不尽相同。如果要将高龄患者的鉴别更加细化，比如哪些患者可能会从CSD矫形中获益，以及哪些患者可能并发症发生率高，需要对其独立于年龄之外的相关并发症和健康相关数据进行评估。其中外科文献中用到的一项指标是"衰弱指数（frailty index，FI）"，其用来总结和检测高龄患者健康状态，作为衡量患者衰老和体质缺陷对手术效果产生影响的一种指标。Miller等[27]报告了一项纳入61例行成人CSD矫形手术患者的研究，利用40项患者相关的变量构建了CSD相关的衰弱指数。他们发现，主要并发症发生率会随着FI增加而增加，但FI和手术并发症发生率、出院情况和住院时间均不相关。Passias等进行的另一项研究[28]对Miller等提出的FI指数进行了改良分析。这项更大规模的研究纳入了121例成人CSD患者，分为3组：①体质正常组；②体质衰弱组；③严重体质衰弱组。他们发现体质衰弱与住院时间、颈痛、感染及并发症发生率呈正相关，与HRQoL评分呈负相关。严重体质衰弱组的患者行CSD矫形术后出现并发症的风险更高，且与患者术前并发症状态和健康状态相关。大部分CSD矫形术后死亡的患者是由于出现了内科相关并发症，如心肌梗死、肺炎、呼吸循环衰竭和脓毒症[29]。尽管CSD手术疗效不尽相同，并发症多发生于严重畸形矫形的患者，但可以明确的是，患者高龄、严重的并发症及严重体质衰弱会对CSD矫形手术疗效产生负面影响。目前针对高龄CSD患者特殊情况处理和术后疗效分析的文献还相对较少，未来的研究要聚焦于高龄患者。更重要的是，认为老年人是一个同质群体是一种错误的认知。相反，研究应根据高龄患者围手术期的指标，提出分层处置策略和降低风险的办法，让外科医师能在手术和非手术治疗中做出更好的选择。

结论

颈椎畸形会对高龄患者的生活状态产生负面影响。正常的衰老可引起颈椎前凸或后凸角度的增加，而很多颈椎后凸患者并没有症状。然而一旦患者生活受到影响，医疗干预需要深思熟虑。CSD矫形手术的目标是维持平视、解除神经压迫、重建颈椎力线。CSD矫形技术有很多种，如ACDF、前路截骨、后路截骨和三柱截骨等。患者年龄越大，并发症越严重，体质越衰弱，CSD矫形术后疗效越差。

参考文献

（苏　楠　译）

第十四章

老年脊髓损伤

Jacob L. Goldberg，Sertac Kirnaz，Michael S. Virk

引言

脊髓损伤（SCI）是导致长期神经功能障碍的重要原因。在美国，SCI的发病率约为每年1.2万新发病例、27万患病人群[1]。通货膨胀调整后，脊髓损伤相关的直接和间接成本估计每年分别为100亿美元和37亿美元[2]。据报告，初次住院和康复的急症护理费用为每位患者142 366美元[3]。仅第一年，平均急症护理费用就高达523 089美元，之后每年平均费用总计为79 759美元[4]。

SCI发病率呈双峰分布，高峰为青年人群和老年人群[5-6]。美国人口金字塔显示，52～64岁人口呈现突出态势，65岁以上的人口约占16.5%，提示老年脊髓损伤患者的患病率将增加。此外，65岁及以上的老年人数量迅速增加，预计在未来几十年内将翻一番[7]。在年轻人中，脊髓损伤主要由高速创伤造成。然而，77%的老年脊髓损伤是由机动车车祸后的创伤性跌倒引发的低速机械性创伤所致[8]。尽管如此，老年人脊髓损伤的后果严重。在老年人群中，意外死亡的主要原因与创伤有关，其中最具破坏性的就是SCI[9]。与青壮年人群相比，65岁及以上成人在脊髓损伤后的死亡率显著升高[10]。另外，尽管与青壮年人群有相同的神经恢复概率，老年人也会遗留更严重的功能损伤[10]。Furlan等研究了396名脊髓损伤患者，发现损伤后1年内死亡的风险随着年龄的增长而成比例增加[10]。

多个因素的共同作用增加了老年人脊髓损伤的风险和严重程度。此类患者特别易于摔倒，与年龄相关的视力、平衡和本体感觉的退变是行走障碍的生理学基础。除这些因素外，老年人群常用的联合用药疗法也会导致昏睡状态或体位性低血压，而这两者都会增加老年人摔倒的概率。抗血小板和抗凝药物的应用也进一步加重了跌倒的后遗症，如血肿。在老年人群中，表现为更高发病率及更高进展程度的遗传性疾病，如强直性脊柱炎和弥漫性特发性骨肥厚症等，会改变脊柱生物力学。在这些老年患者中，骨折等创伤性损伤产生的长力臂，即使是在低能量暴力损伤后，也会增加通过脊柱传导的作用力，从而导致脊髓损伤。同样地，随着可预计的退变性因素（如韧带肥大、椎间盘退行性病变和骨赘形成等）的不断累积，椎管狭窄随着年龄的增长而越来越多，这增加了跌倒伴有颈部过伸位造成脊髓损伤的可能性[11]。事实上，脊髓型颈椎病会导致步态不稳，增大了跌倒的风险，这进一步威胁到脊柱的完整性和脊髓的健康。最后，骨质疏松性骨折，如胸腰椎爆裂性骨折的发生也随着年龄的增长而增加，会对脊髓产生损害，尤其是T_{12}和L_1。

老年脊髓损伤是脊柱外科医师经常遇到的临床问题。在本章中，我们将回顾业界共识的常见脊髓损伤的循证医学治疗建议、治疗结局，以及正在进行的实验性治疗。

脊髓中央管综合征

老年人脊髓损伤的主要机制是跌倒时颈部

过伸,从而导致颈髓损伤[12-13]。脊髓中央管综合征(central cord syndrome,CCS)是造成老年人不完全脊髓损伤最常见的原因[14]。CCS最初在20世纪50年代中期被Schneider等描述为"上肢运动障碍重于下肢,膀胱功能障碍,通常表现为尿潴留,以及损伤平面以下不同程度的感觉障碍[15]"。无脊髓压迫的CCS是由位于中枢的脊髓束功能活动的震荡力引起的。虽然确切的机制尚未完全了解,但有一种理论认为,由于皮质脊髓侧束和背侧束的躯体定位区分布特点是支配上肢内侧神经元/轴突,这一系列症状主要影响上肢。在原发损伤发生后,继发损伤主要是炎症反应和神经元凋亡的结果[16]。虽然上肢受影响的程度普遍大于下肢,但CCS的临床表现范围可以从轻度上肢无力且感觉功能完整,到不累及骶部的完全性四肢瘫。最严重的病例可观察到膀胱、肠道和(或)性功能障碍。

脊髓中央管综合征往往根据临床症状进行诊断。患者通常没有与急性颈椎外伤相关的X线或CT影像学表现,比如椎间盘韧带复合体断裂,然而,椎管狭窄和(或)不确定的慢性脊髓压迫通常会有X线或CT表现[17-18]。MRI有助于对结缔组织和神经组织进行评估。如果出现椎前血肿或水肿和后张力带损伤,要注意是否存在不稳定[19]。T_2加权像和短时间反转恢复(short-tau inversion recovery,STIR)序列上的髓内高信号与脊髓水肿或一些已存在的脊髓软化相关,还可能存在实质性出血的情况[20]。2011年,一项评估急性创伤性脊髓中央管综合征患者的回顾性队列研究报告指出,长期ASIA运动评分可能与MRI表现相关,包括最大受压点的正中矢状径、最大椎管受压程度和实质性损伤的长度[21]。

因此,老年CCS损伤的主要机制与颈椎过伸性损伤有关,特别是伴有椎管狭窄、骨赘、黄韧带增生、先天性椎管狭窄或类风湿性关节炎的情况[12-13]。由于与低能量损伤相关,患有中央管综合征的老年患者中骨折和(或)脱位相对年轻人群较为少见[22]。除了外伤,老年脊髓中央管综合征的其他病因还包括硬膜外感染和恶性肿瘤。我们将在后续内容中讨论伴有或不伴有持续脊髓压迫的脊髓中央管综合征的治疗(图14.1)。

脊髓损伤相关的脊髓外伤:齿状突骨折、穿透伤和骨折脱位

齿状突骨折

齿状突骨折可发生于低速创伤时,是70岁及以上成人最常见的颈椎骨折[23]。Anderson-D'Alonzo对齿状突骨折的分类如下:Ⅰ型,齿状突孤立性骨折;Ⅱ型,沿齿状突基底部骨折;Ⅲ型,贯穿C_2椎体的骨折[24]。Ⅰ型和Ⅲ型骨折患者常规疗法为佩戴一个外部硬颈托进行6~8周的保守治疗,Ⅰ型骨折的融合率为100%,Ⅲ型骨折的融合率为64%~100%[25]。Ⅱ型骨折愈合不良,保守治疗的不愈合率高达85%[26]。

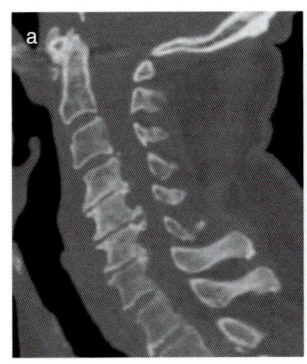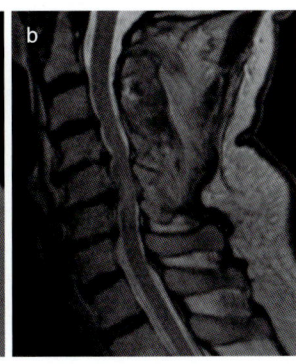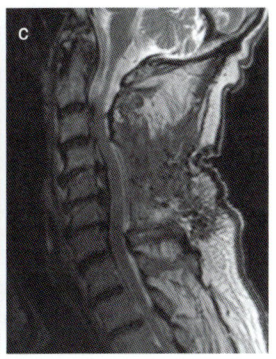

一名91岁男性患者的影像学表现为重度脊髓中央管综合征。a.颈椎矢状位CT显示C_4~C_5和C_5~C_6的椎间盘/骨赘复合体,但无骨折或小关节脱位;b.颈椎矢状位MRI显示C_4~C_5处的T_2加权像脊髓高信号,C_5~C_6处弥漫性脊髓信号,符合脊髓水肿的表现;c.C_4~C_6椎板切除术后1个月的矢状位MRI显示颈髓后路减压术后T_2加权像髓内强化信号。

图14.1

Graffeo等进行的一项单中心前瞻性研究共收集了111名Ⅱ型齿状突骨折的老年患者，患者的格拉斯哥昏迷评分和（或）合并急性脊髓损伤与不良预后呈显著正相关[27]。值得注意的是，111例Ⅱ型齿状突骨折患者中只有3例出现急性脊髓损伤。

对于老年人群Ⅱ型齿状突骨折患者的风险、收益和治疗目标，临床医师需要慎重考虑。Molinari等发表了一组手术病例，展示了手术策略的复杂性[28]。他们对老年Ⅱ型齿状突骨折患者进行了评估，对骨折移位＞50%的患者进行$C_1 \sim C_2$后路融合手术治疗（$n=25$），对移位＜50%的患者进行保守治疗（12周）（$n=33$）。笔者报告手术组骨折愈合率（28%）高于保守治疗组（6%）。非手术组中有67%的患者有非活动性愈合。然而，他们也发现手术组的并发症发生率（24% vs. 6%）和死亡率（20% vs. 12%）更高。值得注意的是，非手术组中没有患者出现神经功能损害，手术组中只有2例患者出现神经功能损害。在患者报告的疼痛结果、功能或满意度方面，两组之间没有差异。治疗对神经功能的影响尚不明确。虽然该研究的普遍性受到手术组骨折移位更严重这一事实的限制，但有一个结论表明骨折愈合与疼痛缓解、功能或满意度并不一定相关，而手术确实存在风险。Schroeder等发表了一项荟萃分析，评估了现有的最佳证据，并称在精心挑选的老年患者中进行Ⅱ型骨折的手术治疗是安全的，且短期和长期死亡率均会降低[29]。他们报告，接受手术患者的短期和长期死亡率（*OR*分别为0.43和0.47）较低，而与手术入路（前路或后路）相关的死亡率或并发症发生率没有明显差异。

在临床中，许多Ⅱ型齿状突骨折都是通过长期佩戴硬颈托来治疗的。在一项小型但具有代表性的研究中，Molinari等发表了他们的经验，描述了34例仅使用颈托治疗的Ⅱ型齿状突骨折患者[30]，在第15个月时，6%的患者表现出影像学的骨融合，而70%的患者出现可移动骨不连。值得注意的是，患者在骨折愈合或稳定性上没有显著差异。

穿透伤

穿透伤所致的脊髓损伤在老年人中较为少见[31]。由于并发症的存在和整体的健康状况较差，老年人群的预后更差。与多见于颈椎的钝性损伤不同，穿透性脊髓损伤多见于胸椎，且穿透性脊髓损伤患者的神经功能恢复率较低[32]。Roach等发现穿透性脊髓损伤患者的完全性脊髓损伤的发生率比钝性脊髓损伤患者高约50%[32]。Morrow等进一步描述了穿透性脊髓损伤的流行病学状况，报告了对一个前瞻性脊柱创伤数据库的研究结果[33]。在1130例以外伤性脊柱骨折为表现的患者中，154例（13%）继发于穿透性损伤，其中63例（41%）患者伴有脊髓或马尾神经损伤，在这些患者中，有44人（70%）存在ASIA评级A级障碍，10人（16%）改善了至少一个等级。共有9名患者因不稳定、查体显示脊髓持续受压、神经损害加重，感染问题或其他多种原因而接受手术干预。手术与ASIA评分的改善无关。尽管对于年轻的脊髓损伤患者，通常建议以保持较高的平均动脉压（mean arterial pressure，MAP）为目标，但Readdy等证实，应用血管升压药物治疗的穿透性脊髓损伤患者中有71%存在心源性并发症[34]。虽然这种情况在老年人中很少见且没有切实证据，但在年轻穿透伤患者中使用血管加压药后心脏耐受性较差，因此不建议在老年穿透性SCI患者中使用血管加压药。

胸腰椎骨折/脱位合并脊髓损伤

虽然颈椎损伤在机械性跌倒中最为常见，但其他因素，如整体活动范围减小、椎间盘弹性丧失、脊柱整体僵硬等，也容易引发胸椎段牵张损伤[35-36]。例如，强直性脊柱炎（AS）和弥漫性特发性骨肥厚症（DISH）易使患者发生椎体多柱骨折，通常经受轻微创伤就会高度不稳定（图14.2）。根据芬兰国家患者登记数据，Alaranta等研究发现，强直性脊柱炎患者发生脊髓损伤的可能性是一般人群的11.4倍[37]。其他几项研究也表明强直性脊柱炎患者有较高的完全性脊髓损伤风险。考虑到这类高度不稳定的骨折具有自动复位的能力，在影像学上发现强直性脊柱炎时，应对不稳定但排列良好的椎体骨折进行仔细检查（图14.3）。由于强直性脊柱炎患者经受着长期疼痛，在这一患者群体中，颈椎骨折或脱位可能被漏诊。Anwar等进行的一项回顾性研究发现，59.4%的强直性脊柱炎患者在初次颈椎X线检查中未发现骨折或脱位。因此，在临床高度怀疑强直性脊柱炎的情况下，应完善MRI检查[38]。与强直性脊柱炎相关的牵张性骨折具有发病率和死亡率升高的风险，急性脊髓损伤也包括在内[39]。多节段椎弓根螺钉固定（通常是头端三节段和尾端三节段）是预防严重神经损伤的常规手术方法[40]（图14.3）。

胸腰椎爆裂骨折占脊柱损伤[41]的15%，常

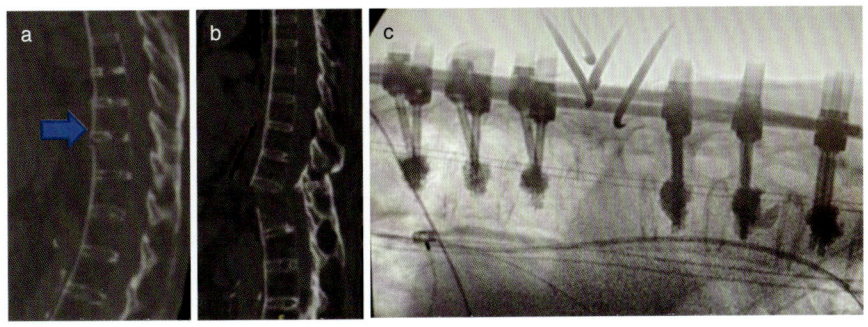

a.矢状位CT显示贯穿整个胸椎的桥接骨，与强直性脊柱炎的特征一致。T_{10}上终板的骨折用蓝色箭头标记。b.重新定位后的CT显示胸椎对位丧失。c.侧位透视片显示骨折水平上下三节段的后路融合。

图14.2

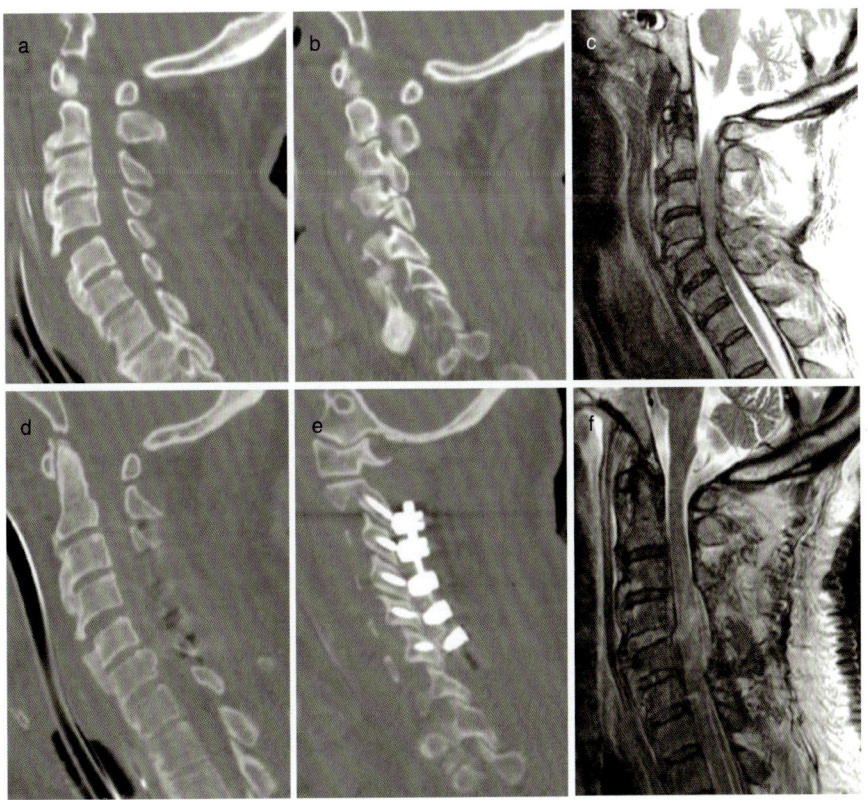

一位76岁DISH男性醉酒后摔下楼梯导致脊髓损伤。a.矢状位CT显示C_4~C_5椎间隙增宽且穿过上方骨赘发生急性骨折；b.骨赘向后伸入椎板和关节突；c.T_2加权像矢状位MRI表现为C_4~C_5、C_3~C_6严重狭窄伴腹侧硬膜外血肿的髓内高信号；d.术后矢状位CT显示后路减压；e.术后矢状位CT显示侧块螺钉内固定；f.术后T_2矢状位MRI显示脊髓减压及脊髓水肿进展。

图14.3

发生在$T_{12} \sim L_3$[42]，其中约50%发生在T_{12}或L_1。与之相关的神经功能损伤的发生率差别很大，部分取决于损伤的机制[41-44]。应用非手术治疗（支具、卧位、外固定等）后，神经功能部分恢复的概率为14%～83%，而神经功能完全恢复的概率＜20%[45]。部分回顾性和系统性综述发现，脊柱骨折于3天内得到稳定与更短的住院时间、更低的发病率和更好的预后有关[45]。Cengiz等进行的一项前瞻性研究发现，骨折发生8小时内进行手术可改善神经功能（ASIA评分），缩短住院时间和ICU住院时间，并减少并发症[46]。

内科治疗

急性脊髓损伤患者的治疗是一种关键而具有时效性的干预。高级创伤性生命支持（advanced trauma life support，ATLS）的一般原则应适用于任何急性脊髓损伤患者[47]。如果患者昏迷，而损伤的机制不明确，或患者有神经功能缺陷，那么在转移到医疗机构之前，应当立即应用硬性颈托或背板固定[48]。颈托和担架应持续使用，直至完成影像学检查。组织氧合和灌注的优化是预防继发性损伤造成长期神经功能障碍的两项最重要的措施。对于高位颈椎损伤的患者，应特别注意气道保护和通气。在低血容量和神经源性休克的情况下，应静脉输液去甲肾上腺素或多巴胺等升压剂来维持血压，这是因为这些患者容易发生系统性灌流不足。在脊髓损伤后的第1周内，将MAP升高到85 mmHg以上是一种更常用的非针对性干预方法[49-50]。另一方面，虽然一些临床医师在年轻患者发生脊髓损伤的早期便使用大剂量类固醇，但是对老年人并没有常规应用，因为对后者的支持证据仍然不足且需要考虑不良反应。

外科治疗

脊髓损伤的手术治疗目标是通过直接从椎管中切除占位性病变，开窗椎管减压、复位脊柱、稳定脊柱，从而实现脊髓减压[51]。尽管快速减压可以最大限度地减少原发损伤的影响，但由于酶活性的改变、神经递质的无调节释放和神经元及其支持细胞的凋亡，由此引起的缺血和再灌注会导致进一步的损伤[52]。令人失望的是，旨在阻止和（或）逆转这种生物化学介导损伤的医学治疗仍然难以实现。

多项临床前研究表明，早期手术减压有助于改善继发性损伤，但早期的临床研究却未能证实这一理论[53-54]。在20世纪80—90年代，几项研究未能证明早期手术减压的收益优于延迟减压，手术时机仍是争论的焦点[55]。此外，1987年的一项多中心前瞻性研究发现，在观察到于伤后5天内接受减压手术的颈脊髓损伤患者病情发生恶化后，笔者倾向于延期手术[56]。然而，许多已发表的研究表明，早期减压（＜24小时）对脊髓损伤患者有积极的效果。Fehlings等对313例急性颈脊髓损伤的患者进行了一项6个月随访的多中心前瞻性研究，发现在24小时内接受减压的患者，其ASIA损伤量表评分改善至少2个等级的可能性增加了2.8倍[57]。最近，Lee等进行的一项荟萃分析进一步证明，超早期减压（＜8小时）在神经功能恢复方面的安全性优于晚期减压[57]。后续研究表明超早期减压可以使长期功能预后更好并缩短住院时间[58-59]。具体来说，Jug等发现，与损伤后8～24小时手术相比，损伤后＜8小时手术的患者在ASIA评分的运动部分有显著改善[58]。

在老年人群中，治疗需要考虑到特定患者的并发症和基线功能状态导致的手术风险增加。大多数无影像学异常的患者在硬性外固定术中经过内科处理后神经系统得到了改善。虽然保守治疗通常会使神经系统恢复，但恢复可能是有限的。同样值得注意的是，硬性颈托与老年患者发生吞咽困难、误吸和跌倒的风险相关。

Hagen等进行的一项纳入44名患者的研究发现，与晚期手术相比，早期手术可减少急性外伤性椎间盘突出或颈椎骨折患者的住院时间，并达到更好的运动康复效果[8]。然而，在没有这些急性外伤性影像学异常的中央脊髓损伤患者中，早期手术与晚期手术患者的神经功能没有区别。值得注意的是，两组患者对手术的耐受性都很好。尽管该文献多年来饱受争议，但许多外科医师倾向于对可接受风险的手术患者进行早期手术减压[60]。越来越多的研究致力于进一步探究早期减压。在最近的一项对48例颈脊髓损伤患者的回顾性研究中，Burke等发现，在出现症状12小时内手术的患者相对于在出现症状12～24小时手术的患者，神经预后有显著的提高，其中超早期组的改善最佳[60]。

在住院病程方面，Lau等回顾性研究了83名年轻脊髓损伤患者和23名老年脊髓损伤患者，发现老年人的颈脊髓损伤发生率明显更高，ICU住院时间与年轻人相似，并发症发生率和死亡率也更高（分别为年轻人的1.7倍和10.8倍）[61]。

结果

急性脊髓损伤后，老年患者的死亡率明显增高[31]。合并神经退行性疾病的脊髓损伤患者预后更差[62]。由于与年轻的成年脊髓损伤患者相比，老年患者整体肺功能下降，且出于对气道保护的考虑，老年患者最终更有可能进行永久性气管切开术[63]。改善这些结果在一定程度上依赖于预测和处理常见的急性和慢性并发症[64-65]。由于部分取决于损伤机制和特定损伤，老年脊髓损伤患者发生以下急性并发症的风险较高：神经源性休克、自主神经功能障碍、卒中、心肌梗死、吞咽困难、呼吸障碍及肠和（或）膀胱功能障碍。最常见的并发症与长期不活动有关，包括压疮、疼痛、骨质疏松和深静脉血栓/肺栓塞。

老年人脊髓损伤的康复尤为重要，因为他们在损伤后面临较高的功能损伤率。一些特定的项目已被证明可以带来与日常活动相关的功能改善，这与在进行独立性评估的年轻人群中观察到的情况类似[66]。总体来说，与年轻人群相比，老年脊髓损伤人群在损伤后面临着明显的功能障碍[67]。DeVivo等在对886名脊髓损伤患者进行的研究报告中阐明了这一点，他们发现61岁以上的患者（相对于16～30岁的年轻人）出院后转入疗养院的可能性增加了22倍，受伤后2年仍留在疗养院的可能性增加了72倍，在受伤后的第二年雇用护工来帮助他们生活的可能性增加了7倍[67]。理论上，特定的老年人脊髓损伤项目需要多学科团队协作，其中包括理疗师、老年病学医师、物理和作业治疗师、营养学家和伤口护理专家。此外，还需要胃肠科医师和泌尿科医师的会诊。心理健康专家也是这个多学科团队的核心成员。Livneh等报告了95名在门诊接受脊髓损伤治疗的成年患者，发现应用可利用的资源和制定相应策略有助于SCI患者的心理-社会适应[68]。

实验性治疗

目前正在进行一些实验性干预措施的研究，旨在停止或逆转继发性生化脊髓损伤，但这些措施尚未应用于临床。在实验中，多不饱和脂肪酸可以在急性损伤期间保护脊髓，目前正在研究其在促进脊髓恢复方面可能存在的治疗作用[69]。其他实验正在研究米诺环素在减少损伤后神经元丧失方面的作用[70]。利鲁唑在减少脊髓损伤后谷氨酸介导的运动神经元丧失方面显示出早期的潜力，目前正在进行多中心Ⅲ期临床试验[71]。

非药物治疗，如急性脊髓损伤后的治疗性低温疗法也在评估中[72]。美国神经外科医师协会/神经外科医师大会创伤科的最新报告表示，适度低温治疗较为安全，但其并未对这种治疗提出支持或反对的建议，只提出了需要做随机对照试验[73]。

结论

脊髓损伤的患病率在年轻人群和老年人群中最高。随着人口的老龄化，脊柱外科医师发现患有脊髓损伤的老年患者越来越多。联合用药、机体退化和某些其他疾病状态在老年人中较为普遍，这些因素都增加了跌倒的倾向，并加重了损伤的严重程度。应依据损伤的类型和患者的特殊因素来决定治疗方案。旨在阻止继发性生化脊髓损伤的内科治疗方法目前正处于研究阶段。而手术治疗应在条件合适的情况下尽早进行。针对脊髓损伤康复治疗的多学科团队也是脊髓损伤预后护理的重要组成部分。

*基金：无。

*财务声明：作者声明没有与本节内容相关的财务收入需要被披露，作者为Depuy Synthes，Globus Medical，Brainlab Inc公司的顾问。

*利益冲突：作者声明没有与本节内容相关的利益冲突。

参考文献

（苏　楠　译）

第十五章

颈椎肿瘤

Zach Pennington, Andrew Schilling, Andrew Hersh, Daniel M. Sciubba

引言

脊柱肿瘤可基于2个诊断轴分为4组,这2个诊断轴是:①肿瘤是原发性还是转移性的;②肿瘤发病于脊柱还是脊髓和脑膜。其中,脊柱转移瘤是最常见的脊柱肿瘤,其次是脊髓和脑膜的原发性病变[1]。脊柱的原发性肿瘤更为罕见——年发病率为每百万人中有2～3例[1-2]。孤立的脊髓和脑膜转移则极为罕见[3]。

在老年人中(定义为60岁以上人群),常见的病变类型是脊柱转移瘤(年发病率为每十万人中有71～105例)[4]、脊髓和脑膜的原发性肿瘤(年发病率分别为每十万人中有2.0～2.7例和0.9～1.4例)[1]及原发性脊柱肿瘤(年发病率为每百万人中有5例)[1]。本章重点介绍这些病变类型的最佳治疗方案。

老年脊柱肿瘤患者的衰弱状况

衰弱是个模糊的概念,用来描述随着年龄增长身体储备和功能下降[5]。目前已经用于衰弱的临床替代指标包括体重减轻或恶病质[6]、肌肉减少或少肌症[7-9]、身体耐力下降、低白蛋白血症/营养不良[10]、营养风险[11]。还开发了多种衰弱评估工具[12],其中最常见的是身体衰弱表型[13]、缺陷累积指数[14]和老年人衰弱调查问卷[15]。在脊柱肿瘤相关文献中,5项改良衰弱指数(5-factor modified frailty index,mFI-5)[16-18]和美国麻醉医师学会(American Society of Anesthesiology,ASA)分级也被用作衰弱指标[19]。

关于衰弱对脊柱肿瘤结果的影响,之前的研究结果不一。Zakaria研究了少肌症(低骨骼肌质量)对脊柱转移患者的影响,发现它是手术和放射介入科患者总体死亡率增加的一个独立预测因子[7-8]。同样,Charest-Morin使用mFI-5时发现,在接受原发性或转移性脊柱肿瘤整体切除术的患者中,衰弱是延长住院时间的重要独立预测因子[18]。相比之下,Bourassa-Moreau等[20]发现,通过目前可靠的指数(如mFI-5)评价的衰弱程度并不能预测因脊柱转移瘤而接受紧急手术患者的死亡率或并发症发生率。尽管如此,他们确实发现少肌症患者的预后较差,这表明,一般来说身体储备不佳的脊柱肿瘤患者预后较差。图15.1从概念上说明了年龄和身体退化如何影响脊柱肿瘤手术的相对风险-收益情况。

并发症是一个独立的危险因素。糖尿病[21]、高血压[22]、慢性肺病[23]、癌症[24]在老年人群中越来越常见,一般来说,患者的病史越长治疗越复杂。这些并发症之前已经使用一些指标进行了分析,其中最常用于脊柱外科的指标是Charlson并发症指数(charlson comorbidity index,CCI)和ASA分级。较高的CCI分值或ASA分级往往预示医疗的复杂性,会造成脊柱肿瘤手术患者的住院天数增加和30天死亡率增加[25]。Lakomkin等[25]使用美国国家外科质量改进计划(National Surgical Quality Improvement Program,NSQIP)数据库发现,与ASA分级或mFI-5评估的患者衰弱程度相比,CCI分值能够更好地预测

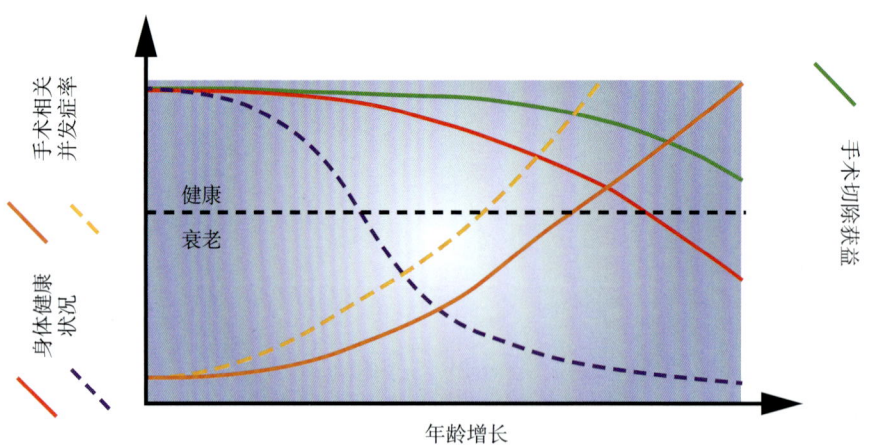

脊柱肿瘤手术干预的相对成本和收益与作为年龄函数的身体健康的叠加图。身体健康状况随着年龄的增长而恶化。在正常衰老（红色线）下，这个过程是逐渐发生的，而在某些情况下，患者会经历一个快速衰老的过程（紫色线），经历过快速衰老的人比以正常速度衰老的人更早地跨越了健康和虚弱之间的界限。对于大多数肿瘤病理类型，手术（绿色线）在总体或疾病特异性生存率方面的增量收益往往会随着年龄的增长而下降，在预期的疾病特异性存活率等于或低于患者年龄和无活动性恶性肿瘤的存活率时，获益达到最低。随着患者肺功能和伤口愈合能力的下降，相对手术并发症的发生率也随着年龄的增长而增加（橙色线），且在高龄条件下（金色线），手术并发症的发生率可能会加速上升。因此，晚期表现虚弱的患者可能会在更早的年龄经历手术的预期风险和益处的逆转，正如金色线与绿色"益处"线在较小年龄交叉所反映的那样。

图15.1

预后情况。

原发性椎体肿瘤

如上所述，原发性脊柱肿瘤可分为原发于骨骼的肿瘤和原发于脊髓、神经根或脑膜的肿瘤，后者更为常见，且通常手术并发症发生率较低。

椎体肿瘤

在本章中，我们将脊柱原发性肿瘤定义为所有原发于可活动的脊柱部分和骶骨的肿瘤。许多良性病变（如软骨母细胞瘤、内生软骨瘤、骨巨细胞瘤、成骨细胞瘤）产生于脊柱，但这些通常不需要手术。可活动的脊柱部分和骶骨的原发性恶性肿瘤极为罕见，每百万人中每年仅有2~3例，主要见于50岁以上患者，60~70岁发病率最高[1]。女性发病率略高（约为5∶4），但无实质性差异。

最常见的原发性脊柱恶性肿瘤是骨肉瘤（成骨肉瘤）、脊索瘤、软骨肉瘤和尤因肉瘤，每种病变类型的最佳治疗方案均超出了本章范围。这些肿瘤大致分为两组：第一组包括骨肉瘤和尤因肉瘤，受益于新辅助化疗[26-27]；第二组包括脊索瘤和软骨肉瘤，对化疗几乎无效。对于骨肉瘤，常用的治疗方案包括甲氨蝶呤、阿霉素、异环磷酰胺、顺铂，或博来霉素、环磷酰胺和放线菌素的三药联合方案；对于尤因肉瘤，典型的治疗方案是12个周期的长春新碱、异环磷酰胺，交替使用放线菌素D和阿霉素[26]。

对监测、流行病学和最终结果（surveillance, epidemiology and end results，SEER）数据库中数据的研究表明，所有4种病变类型都能从手术切除中获益[28]。具体来说，已证实整体切除阴性边缘（R0切除：肿瘤根治性手术切除）[29-30]可提高脊索瘤[31-33]、软骨肉瘤[34-38]、骨肉瘤[39-40]和尤因肉瘤[41-42]患者的生存率。尽管在局部控制和总体生存率方面有明显益处，但是原发性骨侵袭脊柱恶性肿瘤的手术仍是神经外科手术中并发症发生率最高的手术之一。许多老年患者可能因病情太重而无法进行手术，可采用放射治疗进行局部控制和缓解疼痛，用骨水泥成形术来稳定脊柱，结合化疗控制转移和扩散。

患者（尤其是年龄较大者）需要进行多学科管理和术前健康状况的全面评估。对于健康状况良好、可进行手术的患者开展肿瘤学分期[如用正电子发射断层成像和（或）胸部、腹部和骨盆CT）]和手术分期。近30年来，Enneking分期或肌肉骨骼肿瘤学会（Musculoskeletal Tumor Society，MSTS）评分[43-44]一直是首选的分期系统，但最近美国癌症联合会（American Joint Committee on Cancer，AJCC）发布了一个针对原发性脊柱恶性肿瘤的TNM分期系统，该系统除了考虑局部扩散以外，还纳入了肿瘤形态因素[45]。许多脊柱肿瘤医师仍在使用前一分期系统，然而，由于与广泛应用于肿瘤学的其他TNM系统具备共同特点，脊柱恶性肿瘤的TNM分期系统会在不久的将来成为新的标准[46]。

对于已经向远处扩散的病变，没有证据表明可以进行整块R0切除。Weinstein-Boriani-Biagini分区（WBB分区）[47]是脊柱肿瘤学医师熟知的手术分区系统，它将每个脊柱节段分为同心的组织区域，每个组织区域由12个像辐射状排列的区段组成（图15.2）。根据涉及的区段决定采用前路还是后路切口，对于脊髓轴心水平线以下的脊柱病变，通常倾向于采用前路进行肿瘤切除；也可能需要同时采用后路切口进行固定。对于颅颈连接处的病变，往往需要采用更具侵入性的方法，包括用于颅颈交界处病变的分阶段后-前入路，或用于颈胸连接处病变的经胸入路。之前的研究表明，大约有88%的病例能够用它来准确预测可否整体切除，以及切除的宽度和边缘[48]，必须指出的是，椎动脉、臂丛神经、神经根可能会使这些病变的切除变得复杂[49-50]。一般来说，考虑到臂丛神经在日常功能中的重要作用，我们倾向于保留组成臂丛神经的神经根，即使保留这些神经可能会导致囊内或边缘切除。相比之下，如果有足够的后循环灌注，我们赞成牺牲椎动脉来实现整体R0切除[51]。

尽管传统上认为大多数原发性肉瘤是抗辐射的，但现代放射治疗[包括光子疗法、质子疗法和强子疗法（如碳离子疗法）]已证实有效[52]。因此，放射治疗已成为大多数原发性骨肿瘤患者治疗方案的关键部分[2, 53-58]，质子疗法和强子疗法可能在减少对邻近健康组织的辐射方面具有优势。最后，一些初步经验表明，对不能或不愿忍受手术并发症的患者，标准的高剂量质子疗法或强子疗法可能对局部控制有益[59-61]。

脊髓和脑膜肿瘤

脊髓和脑膜的原发性病变在70～80岁发病率最高：超过40%的脑膜病变和近30%的脊髓病变发生于60岁以上的患者[1]。与原发性脊柱肿瘤一样，病变在女性中更为常见（脑膜病变：男：女≈3:2；脊髓病变：男：女≈6:5）[1]。至于髓内和髓外病变，胸椎比颈椎更常见，但胸椎病变在病例中占比不小[62]。

脊髓和脑膜肿瘤

硬膜内髓外肿瘤最常见的组织学分类是神经鞘瘤和脑膜瘤[63-66]，手术切除通常是这两种病变的首选治疗方法[67-68]，适用于继发于神经压迫（如脑膜瘤的脊髓压迫）引起神经功能缺损的患者。年龄增加是术后静脉血栓栓塞、30天死亡、30天再次手术、30天非计划再入院和非常规出院的已知危险因素[69-71]。

相对于胸椎区，颈椎的脑膜瘤并不常见，有14%～27%的脑膜瘤发生于颈椎[64]。背侧病变常见于体质较差的患者，如患有多种并发症的老年患者，标准放射治疗可能是合理替代方案，SEER数据库中的一篇综述表明，只有约1%的患者采用了该疗法[72]。这种人口水平的数

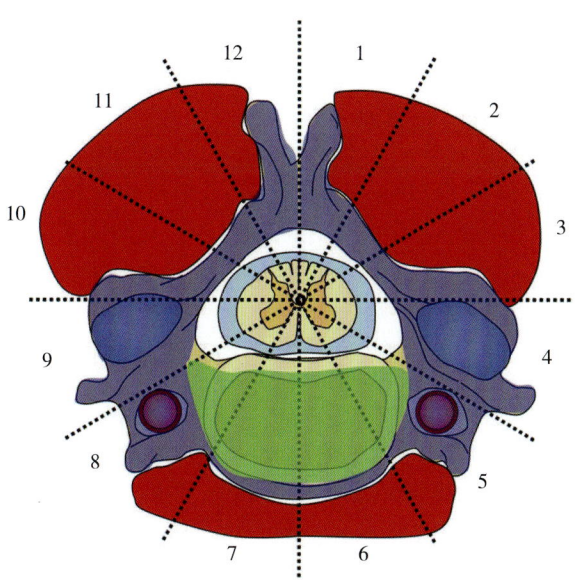

WBB分区系统应用于颈椎。同心组织层：骨外软组织/肌肉（红色）；浅层骨（骨间室内——蓝色）；深层骨（骨间室内——绿色）；硬膜外；硬膜内。

图15.2

据缺乏足够的力度解释这种治疗方法选择的原因。然而，患者通常接受手术治疗，因为这是缓解术前神经功能缺损的最佳手段。尽管在钙化病变中很难或不可能整体切除肿瘤，但是仍有82%～99%的病例可以整体切除[64]。具体方法取决于病变位置：背侧病变可通过椎板成形术及Simpson Ⅰ级和Ⅱ级切除术进行治疗；然而，前部或前外侧病变在颈部肿瘤中更为常见[71,73]，背侧或背外侧入路切除齿状韧带通常对这些病变有效。对于邻近颈胸脊髓的腹侧病变，可采用前路颈椎椎体切除融合术[73-74]，必须注意的是，这种前路手术随着年龄的增长会增加吞咽困难的风险，特别是60岁以上的患者[75-76]。这种手术并发症发生率相对较低（0～3%），局部复发率也低（1%～6%）[64]。Simpson Ⅰ级和Ⅱ级切除术的局部效果似乎相当[77]，即使这个结论仍有争议[78-79]。

相比之下，神经鞘瘤通常很容易通过单纯的后路手术解决，有大量文献支持该疗法，包括Conti等[80]、Lenzi等[81]、Seppälä等[82]和Safaee等[83-84]的研究。已报告的后路手术总切除率差异很大，为21%～99%[80,84]，其中颈部病变的总切除率较低[84]。所有患者的疗效均报告较好，56%～73%的患者神经功能恢复[80-81]，功能状态显著改善[80]。根据Lenzi等的研究结果，术前感觉功能缺损比运动功能缺损更常见，手术切除后有可能恢复[81]。然而，许多患者（高达80%）术前的神经功能缺损无法完全恢复或术后出现新的神经功能缺损[82]。术前必须提醒患者这些可能的并发症，对于不愿忍受这些缺损或无法耐受手术的患者，放射介入治疗可能是控制疼痛和稳定症状的有效选择[67-68,85-87]。

硬膜内髓内（内源性）病变

年龄增长同样是髓内（内源性）脊髓肿瘤患者预后较差的预测指标[88]。最常见的髓内病变包括室管膜瘤、星形细胞瘤和血管母细胞瘤[62,65-66,89]，与髓外病变不同，手术通常是治疗髓内病变的唯一选择，对于室管膜瘤和血管母细胞瘤，通常可进行根治性切除，延长无瘤生存期[90-93]。因此，对于可接受手术的患者，无论年龄大小，都应该进行标准的切除治疗。相比之下，星形细胞瘤通常具有不明确的边缘[92,94]，因此，患者和外科医师必须就脊髓减压的益处与这类手术不可避免的神经功能缺损之间的相对平衡进行广泛讨论。颈椎病变被认为是术后神经功能恶化率最高[92]、实现最佳神经功能预后可能性最低的病变[93]。肿瘤平面不明确[90]、肿瘤体积较大[95]和年龄增加[93]也与神经功能预后差有关。最后，一系列研究表明，感觉功能在手术后最有可能得到改善[96]。因此，寻求运动或肠道/膀胱功能改善的患者可能比寻求感觉改善的患者预期改善少。但是这一问题值得进一步研究。

转移性病变

转移性脊柱肿瘤患者的年龄分布在很大程度上反映了所有肿瘤患者的情况，鉴于40%～70%的新发肿瘤患者会发生脊柱转移，这并不令人意外[97]。然而，只有一小部分转移性脊柱病变患者具备手术干预指征[98]。脊柱转移瘤最常见的原发肿瘤因检查的人群不同而有所不同，但一般来说是肺癌、前列腺癌和乳腺癌，与一般人群中最常见的原发性恶性肿瘤相同[99]。肝细胞癌和胃癌在东亚人群中也很常见[4]，与东亚地区这些癌症的发病率较高一致。颈部转移虽然最不常见，但却是最容易通过手术解决的。

手术目的

转移性脊柱肿瘤手术的主要目的是解决潜在的机械不稳定性，并减轻对神经元的压迫。对力学不稳定性的评估有赖于影像学和临床评估相结合。生物力学研究——有限元分析和尸体实验表明，不稳定性与病变范围大小有关[100-103]。此外，有限元分析还表明，越靠近头侧的椎骨，轴向负荷能力下降最多[100]。老年人常见的骨质疏松也会降低椎骨屈服强度[102]，涉及后外侧结构也是如此[104-105]。

这些研究结果的汇总又推动了脊柱不稳定性肿瘤评分（Spinal Instability Neoplastic Score，SINS）的发展，这是一个由脊柱肿瘤学研究小组开发的决策辅助工具[106]，已被证明具有较高的评估者间和评估者内部可靠性[107]。SINS根据基础的骨质量、椎骨受累程度、有无疼痛、后外侧结构受累情况、位置及是否并发畸形，对病变进行1～18分的评分。得分＞12分的病变被认为是机械不稳定，需要手术治疗；而得分≤6分的病变则被认为不需要手术治疗；中间分数（7～12分）被归为"潜在不稳定"。最新研究表明，10分或以上的分数通常能够从手术治疗中获益[108-109]。此外，纪念斯隆-凯特琳癌症中心最新的一项研究[110]表明，原始细胞病变、引起机械性疼痛的病变及脊柱运动节段或移行节段的病变最有可能从手术中获益。因此，颈椎或颈胸节段病变比胸椎病变更可能从手术中获益。奇怪的是，研究结果还表明，母细胞病变患者受益更大，这与传统观念相反。然而，2020年的一项有限元分析表明，母细胞病变的基本负荷特性比溶骨性病变更差[111]。这一点需要进一步的研究评估。

神经功能缺损是脊柱转移瘤的第二大手术指征，每年约有20 000名患者因转移性硬膜外脊髓压迫（epidural spinal cord compression，ESCC）需要进行干预[112]。随着Patchell等[112]研究结果的发表，手术减压被认为是金标准，因为其功能效果优于单纯放射治疗。即使出现了更好的聚焦放射疗法（如射波刀），手术减压仍然是与脊髓直接邻接的肿瘤首选的干预措施。与机械不稳定性一样，ESCC也可以使用一个有效的评分系统进行评估，如Bilsky等[113]的ESCC量表，该量表与神经功能受损的严重程度相关[114]。与脊髓直接接触的肿瘤病变（ESCC 2级和3级）一般应采用手术减压，即分离手术[115]，然后进行放射治疗。最新证据表明，对部分在发病时无神经功能缺损或有轻度神经功能缺损的ESCC 2级患者，单纯放射治疗可能是合理的[116-117]，这一决定应该在与多学科护理团队协商并了解患者的治疗目标后做出。然而，单纯放射治疗对于有多种并发症且不适合手术的老年患者可能是可取的。

哪些人适合外科手术？

明确患者外科手术的必要性对转移性病变至关重要，因为手术的目的是缓解症状而不是治愈疾病，颈椎转移瘤尤其如此，因其围手术期多种并发症的发生风险最高[118]。传统上，脊柱转移瘤患者是否手术取决于术后预期生存期，大多数脊柱肿瘤医师建议仅对预期生存期3个月以上的患者进行手术[98]。据此，人们建立了许多生存期预测指标，最著名的是Tomita[119]和Tokuhashi量表[120-121]。早期的量表相当简单，但最近利用多变量分析和机器学习开发了更为复杂的评分系统，这些较新的评分系统，已被证实更准确，包括骨骼肿瘤学研究小组的评分系统[122-124]和新英格兰脊柱转移评分[125]。最新的前瞻性研究表明，即使不符合这些常规生存期的患者也可能从手术干预中获益。Dea和AO Spine肿瘤知识论坛[126]最近证明，即使是术后预期生存期少于3个月的患者，也可能在健康相关的生活质量结果方面获得与生存期3个月以上患者类似的、有临床意义的改善。因此，术后预期生存期可能不是决定是否手术的有效标准。相反，我们更倾向于平衡手术并发症和患者在神经功能状态、生活质量方面的预期收益。对于并发症多、预期病死率高的患者，手术干预可能弊大于利。相比之下，并发症相对较少的患者可能会从手术治疗中获得净收益，即使他们的术后预期生存期较短。

微创手术技术：衰弱患者的替代方案

如前所述，对老年患者的原发性或转移性脊柱肿瘤进行手术的最大顾虑是患者是否过于衰弱而无法耐受手术并发症。手术优化的重点是减少手术并发症，很难通过手术改善患者的衰弱程度，最流行的方法是微创手术（MIS）。MIS技术是指在实现手术目标的过程中最大限度地减少软组织剥离和对正常解剖结构破坏的所有手术技术。MIS技术难以用于原发性椎体骨肿瘤，因为其在整体切除中阴性边缘是治疗的金标准[31-32]，而此种手术需要进行大量软组织剥离。对脊髓和脑膜的原发性病变及转移性脊柱病变的MIS技术已经有所介绍。对于转移性病变，分离手术是最常用的措施[127-128]：利用经皮器械和后部中线小切口来切除硬膜外肿瘤，然后对剩余的肿瘤进行照射以达到最大的控制效果。在需要前柱重建的情况下，可以进行一种小切口经椎弓根入路的分段椎体切除术，以取代椎板切除术[129]。然而，在颈椎中可能不需要后路切口，因为较少量的椎前软组织意味着通过Smith-Robinson入路进行前路颈椎椎体切除融合术通常是足够的[130]，对于颅颈或颈胸移行处的病变，可能需要后路切口来切除肿瘤或稳定脊柱。

对于脊髓和脑膜的原发性病变，前路手术通常是禁忌的，因为需要尽可能地切除原发病变。后路手术是首选，前面已经介绍了微创方法，包括内镜辅助下的经皮切除颈椎椎间孔神经鞘瘤[131-132]、显微镜下的半椎板切除术切除脊髓内肿瘤[133]、内镜辅助下的硬膜内髓内病变切除[134]和内镜辅助下的硬膜内髓外病变切除[135-136]。

非手术替代方案

尽管MIS技术扩大了可以安全接受肿瘤手术的患者比例，但仍有相当多的患者病情太重无法耐受手术，对于这些患者，已经有替代性的干预措施。骨水泥成形术可分为椎体成形术和椎体后凸成形术，是一种旨在稳定受肿瘤影响椎体的经皮手术。虽然骨水泥成形术不常用于颈椎[137]，但是已被广泛用于胸腰椎病变。生物力学分析表明，骨水泥成形术能显著改善受肿瘤影响椎体的轴向负荷特性[138]，这在临床上可降低病理性骨折发生率。骨水泥成形术的缺点是不能解决神经压迫，而且对病理性骨折引起的畸形矫正作用很小。此外，椎体成形术和椎体后凸成形术都有骨水泥栓塞和骨水泥外渗的风险，使用高黏度骨水泥可降低骨水泥相关的栓塞风险[139]。椎体后壁皮质的破坏会增加硬膜外和静脉渗漏的风险[140]，传统上这被认为是骨水泥成形术的禁忌证。然而，已经发表的一系列研究表明，在骨水泥渗漏风险较高的病理性骨折患者中使用高黏度骨水泥进行椎体成形术或椎体后凸成形术还是相对安全的[141]。

骨水泥成形术不能解决椎管内病灶或神经压迫的问题。脊柱激光间质热疗（spine laser interstitial thermotherapy，SLITT）是将紫外线激光探针经椎弓根植入受肿瘤影响的椎骨，激光将肿瘤加热至78℃，导致肿瘤细胞迅速死亡。术中使用MRI进行监测，以确保探针在预先确定的安全范围内[142]。根据报告，即使在硬膜外肿瘤压迫脊髓的患者中该治疗也是安全的[142-143]，且可作为立体定向放射治疗的新辅助治疗手段，用于局部肿瘤控制。射频消融（radiofrequency ablation，RFA）和冷冻消融作用类似，与SLITT一样，RFA使用低功率（每个电极≤20 W）射频探头，在CT或透视引导下经椎弓根插入，诱导肿瘤细胞发生凝固性坏死[144]，然后硬膜外肿瘤塌陷到坏死的椎体病变中，可为脊髓减压，这已证实在小范围内具有很高的疼痛缓解率和局部控制率[144-146]。在脊柱转移瘤中，冷冻消融的经验更为有限[147]，它使用经椎弓根插入的冷冻消融探针将压缩的氩气注入病变部位，氩气将肿瘤细胞冷却至≤-130℃，诱发凝固性坏死，通过类似SLITT和RFA的机制来实现间接脊髓减压，尽管大多数中心都需要患者短期住院（1～2天），但它可能更适合在门诊实施。这3种技术都具有较低的伤口并发症发生风险，但都需要监测硬膜外温度，以防止脊髓损伤[148]。

结论

脊柱肿瘤种类复杂，需要个性化的手术干预方案。与退行性病变一样，脊柱肿瘤的发病率通常随着年龄增长而提高；对于大多数病变类型，发病率在60～80岁达到峰值。颈部浅层肿瘤不常见，但颈椎、脊髓和硬膜的转移性肿瘤和原发性肿瘤却较为常见。手术都有并发症发生的风险，应确保患者的健康状况足以承受手术。术前衰弱量表可能有助于对患者的风险进行分级，采用微创手术技术和经皮治疗可能会降低手术并发症发生率。无论患者年龄大小，在制订手术方案时必须明确手术目的，使患者的获益最大化。

*基金：无。

*设备：无。

*前期展示：无。

*作者披露：

Zach Pennington：无。

Andrew Schilling：无。

Andrew Hersh：无。

Daniel M. Sciubba：Baxter、强生DePuy、Globus医疗、K2M、美敦力、NuVasive、史赛克的顾问。有来自Baxter医疗、北美脊柱协会、史赛克的非相关补助金资助。

参考文献

（陈 浩 苏 楠 译）

第三部分

老年胸腰椎疾病

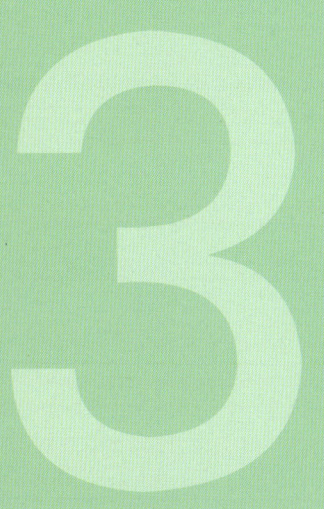

第十六章

老年腰椎滑脱的处理

Mohamad Bydon，Abdul Karim Ghaith，Yagiz Ugur Yolcu，Kingsley Abode-Iyamah

引言

脊椎滑脱，即一个椎体在另一个椎体的上方出现滑移，是老年人群中较常见的病症。这种病症的历史可以追溯到18世纪晚期，该术语是由Kilian于1854年首次提出[1-2]。退行性和峡部裂性滑脱是目前2种最主要的类型，其患病率分别为8.2%和13.6%[3-4]。滑移方向通常是向前的，称为"前滑脱"，同时"后滑脱"或椎体向后移位也是可能出现的。尽管脊柱的任何椎体都会发生滑脱，但其中腰椎的$L_4 \sim L_5$节段及$L_5 \sim S_1$节段最为常见[5-6]。滑脱的严重程度在临床决策中具有重要作用，最常用的评估手段是Meyerding分级（根据滑脱的百分比分为1～5级）[7]。

在老年人群中，有30%的患者患有Meyerding 1级脊椎滑脱，并且12%的患者表现出进展[8-9]。与普通人群类似，老年患者脊椎滑脱最好发的部位也是$L_4 \sim L_5$节段[9]。相比之下，颈椎滑脱极少被作为一种单独的病症报告，而经常在脊髓型颈椎病的研究中被提及。在一项针对79名（年龄≥65岁）因脊髓型颈椎病接受手术的患者的研究中发现，所有患者都有一定程度的退行性滑脱，滑脱程度为2.0～3.5 mm甚至更多[10]。Tani等提出椎体滑脱对脊髓型颈椎病患者功能产生重要影响，并且通过对80名接受手术的老年脊髓型颈椎病患者进行电生理学研究发现，脊椎滑脱和肌电异常之间存在显著关联[11]。胸椎极少发生脊椎滑脱，迄今为止，主要是个案报告及小宗的病例报告[12-14]。

诊断

脊椎滑脱在老年人群中的诊断与普通人群并无不同，经过详细的病史询问、体格检查及辅助检查，通常可以得到最终的诊断。从经验来看，体格检查时发现背部出现明显的"台阶征"，往往可以提示脊椎滑脱[15-16]。然而，大多数患者的主要症状为疼痛，往往在体格检查出现明显体征之前就已经出现。

影像学检查中，通常首选站立位的X线检查，特殊情况下需要过屈过伸位的X线检查以评价是否存在不稳[17]。MRI作为一种选择，可以提供更多的信息，更好地显示软组织及神经组织[18]。由于X线检查的广泛应用，以及MRI较高的检查成本，X线检查在临床实践中应用更多。此外，与X线检查相比，由于检查体位的差异，MRI可能低估脊椎滑脱的程度[19]。最新的研究表明，两种影像学检查测量值的组内相关系数为0.35，这表明一致性较差[20]。虽然不如X线检查使用频繁，CT也是一种有效的影像学检查方法，尤其在评估峡部缺损时[21]。

非手术治疗

物理疗法

基于腰椎前屈的物理治疗方案比基于腰椎后伸的物理治疗方案更为有效，其理论优势在于前者能够更好地开放中央椎管并获得更佳的症状缓解。尽管尚没有专门针对老年人群的研究，但是Hicks等的研究发现，物理治疗失败患者（46.5岁）的平均年龄要高于物理治疗后改善的患者（38.2岁）[22]。

药物治疗与注射治疗

非甾体抗炎药应用于疼痛管理，并且发现其对短期的症状缓解有效[23]。然而，老年人群在选择任何药物时都应格外小心，治疗方案应根据并发症进行调整。硬膜外类固醇注射（ESI）是短期症状缓解的另一种选择。Kraiwattanapong等在一项退行性腰椎滑脱患者的队列研究中评估了在透视引导下经椎间孔行ESI的中短期疗效[24]，结果表明，与止痛药物类似，ESI的主要作用是缓解疼痛及改善短期疗效。在首选非手术治疗方案时，神经阻滞或者射频消融也是一种选择。Park等在一项371名患者的研究中探讨了射频神经切断术、神经阻滞和器械融合手术对临床结果的影响[25]。结果发现，器械融合手术组的优良率为74%，而射频神经切断组和神经阻滞组的优良率分别为71%和64%[25]。

保守治疗与手术治疗

一些研究比较了保守治疗和手术治疗脊椎滑脱的临床结果。Möller等介绍了一项针对111例成人峡部裂性脊椎滑脱患者的前瞻性随机对照研究，比较了锻炼治疗和后外侧融合治疗对疼痛改善的影响，并采用伤残等级指数评定患者功能情况，结果发现，接受手术治疗的患者获得了更大程度的疼痛缓解及功能改善[26]。与之相似，美国一项大型的多中心对照研究比较了退行性腰腿痛保守治疗与手术治疗的临床效果及成本效益比，4年随访结果表明，退行性脊椎滑脱患者选择外科手术更为有利[27]。

手术治疗

手术适应证

无论采取何种非手术治疗方法，患者都可能需要进行手术治疗来纠正潜在的病理改变，以改善症状或阻止神经功能的恶化。手术治疗的常见适应证包括顽固性背痛、3~6个月的保守治疗失败、进行性神经功能障碍（如严重的神经根病变）、肌肉无力和马尾神经损伤、矢状位失衡或严重影响患者的生活质量。可选择的手术方案包括单纯减压、融合或动态固定[28]。

腰椎滑脱手术方法

对于有严重并发症和稳定腰椎滑脱的患者，大多推荐单纯减压[29]。腰椎后路减压手术通常是接受单纯减压患者的首选，如椎板切除术或椎板开窗术[30]，在某些累及多个节段的病例中，可能需要外科医师采取扩大椎板切除术。然而，更广泛的减压有可能会破坏脊柱节段的稳定性，因此需要在减压后进行融合手术[31]。椎弓根内固定治疗常作为首选，以获得更高的融合率，椎弓根螺钉的植入方式随椎弓根形状的解剖学变化而变化[32-33]。除了内固定系统，还使用各种植骨材料来促进手术节段的融合[34]，常用的植骨材料有局部自体骨、同种异体骨、脱钙骨基质和骨形态发生蛋白（BMP）等。虽然采用自体骨和同种异体骨已成为标准的植骨方法，但辅助应用BMP在促进融合方面已显示出更好的结果，尽管是在适应证范围外使用，其使用率仍呈上升趋势[35-36]。最近，使用弹性材料实施动态稳定也成为一种可能替代脊柱融合的方法[37-38]。

脊椎滑脱常发生于腰椎，对于出现腰椎滑脱的患者，通常采用能够矫正滑脱的入路（图16.1）。后路腰椎椎间融合术（PLIF）应用非常广泛，在一些报告中融合率接近98%~100%(图16.2)[39-40]。在硬膜外粘连化或联合神经根畸形等情况下，可采用其他入路以免发生并发症[41]。在考虑前方入路时，经腹膜后入路的方式可以避免干扰肠道和其他腹腔脏器，从而减少并发症（图16.3）。采用这种入路时，为避免损伤血管结构（如主动脉、髂血管）或输尿管，熟知周围的解剖结构和标志尤为重要。此外，为了避免交感神经丛的损伤，在切开前纵韧带时应限制电刀的使用[42-44]。经椎间孔入路腰椎椎间融合术（TLIF）通常在MIS技术的辅助下进行，最

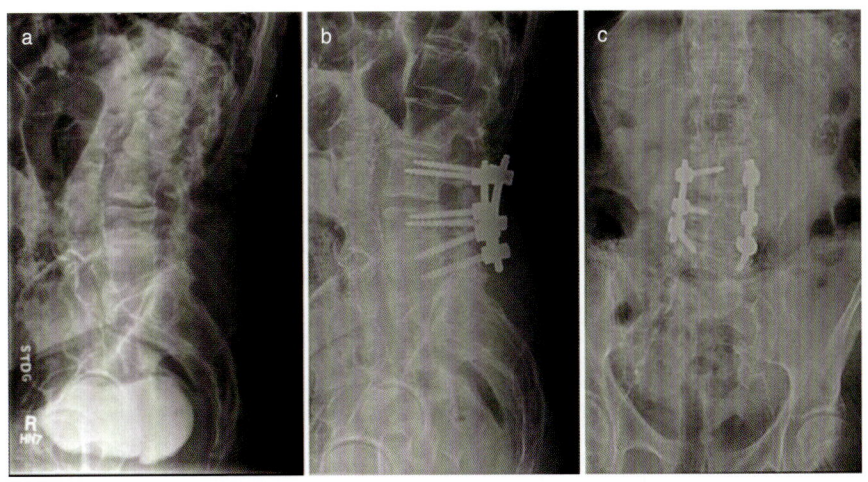

69岁男性患者，既往有慢性背痛病史，伴肢体无力。术前X线（图a）显示下腰椎退行性关节炎晚期改变、多节段椎间盘退行性病变及轻度腰椎滑脱。行后路减压和L_3～L_5融合术后侧位（图b）和正位（图c）X线显示L_3～L_5内固定和后路融合。

图16.1

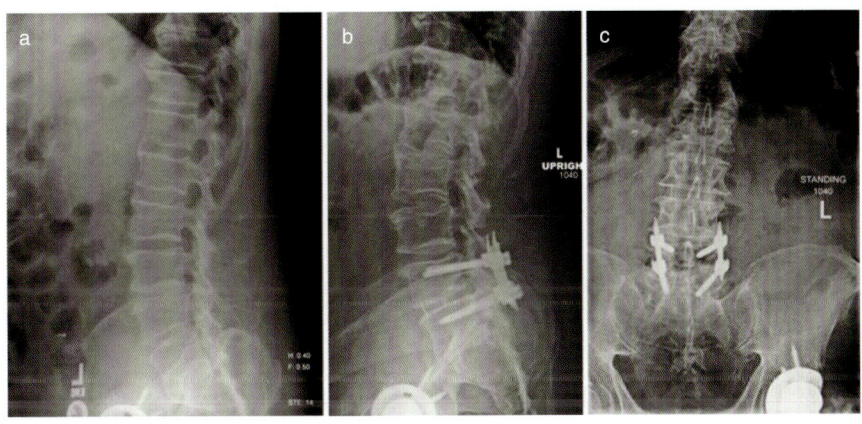

72岁男性患者，腰痛2～3个月，疼痛放射至右下肢。术前X线（图a）显示轻度终板退行性病变伴下腰椎小关节病变及轻度腰椎滑脱。行L_4～L_5后路椎体间融合术，使用PEEK椎间融合器，术后侧位（图b）和正位（图c）X线显示L_4～L_5腰椎融合稳定。

图16.2

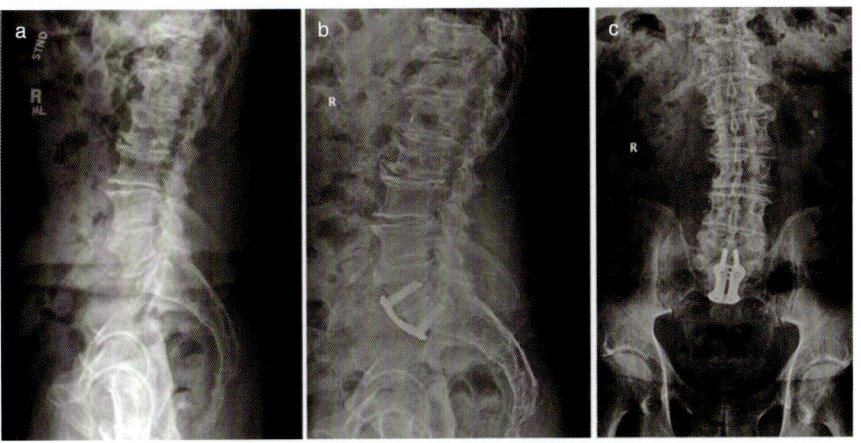

69岁男性患者，右侧腰部及下肢疼痛。术前X线（图a）显示所有腰椎间隙均有椎间盘退行性病变，伴有增生改变、关节突病变和轻度后滑脱。ALIF术后侧位（图b）和正位（图c）X线显示L_5～S_1融合稳定，滑移减少。

图16.3

新研究结果表明这对老年患者有良好的效果（图16.4）[45]。最近还出现一种较新的入路方式，侧路腰椎椎体间融合术（经腰大肌前方入路和经腰大肌入路），目前正用于治疗各种腰椎疾病（如腰椎滑脱）[46]。

手术治疗结果

虽然融合手术是更常用的方法，但也有少数研究报告了单纯减压术治疗老年人群脊椎滑脱的结果。Li等评估了18例接受经皮椎间孔镜减压术的患者（年龄范围：66～85岁），术后随访1个月时，ODI评分和腰背部疼痛、腿痛VAS评分较术前均有明显改善，且在后续的各个随访时间点疗效依旧能够维持[46]。此外，基于改良MacNab标准，末次随访时优良率达83.3%[47]。同样，最近一项对40名60岁以上接受经皮椎间孔镜减压术患者的研究显示，经过12个月的随访，腿痛VAS评分从（7.5±1.1）分改善至（2.2±1.1）分，ODI评分从（67.3±9.3）分改善至（20.7±8.1）分[48]。

在评估融合疗效的研究中，Wu等评估了联合使用显微内镜椎间盘切除术（microendoscopic discectomy，MED）和微创经椎间孔入路腰椎椎间融合术（MIS-TLIF）治疗多节段退行性腰椎管狭窄伴椎体滑脱的临床疗效，并与PLIF[49]进行比较。研究人群的平均年龄为63.4岁，最年轻的患者为53岁。研究者认为，与传统PLIF相比，MED联合MIS-TLIF具有出血量少、椎旁软组织损伤小、切口短、卧床时间短、恢复时间短等优点，且短期临床疗效相似。

最近一项研究报告了18例年龄范围类似的1级或2级腰椎滑脱且伴有神经源性跛行的患者，接受经腰大肌入路的侧方椎体间融合术后，评价其临床和影像学结果。所有患者均不需要进一步减压，且未报告任何感觉或运动障碍。随访6个月时的患者报告结局中，ODI评分提高26%，SF-12量表中平均物理成分和精神成分评分分别提高11.9%和9.6%[50]。

针对不同人群实施融合手术，Takahashi等观察了35名70岁及以上行单节段或双节段TLIF治疗退行性腰椎滑脱的患者，并在术后6个月、12个月、24个月及进一步随访时通过JOA评分、VAS评分和ODI评分评估改善效果[51]。结果发现每个随访点的每个结果均较术前有显著改善；然而，与相同诊断且接受相同手术的年轻患者相比，年轻患者术后上述结果的改善明显要更好[51]。

采用质量结果数据库（quality outcomes database，QOD）腰椎滑脱注册表对老年人群中的不同年龄组进行全面分析[52]。将接受Ⅰ°滑脱手术的患者分为4个年龄组：60岁以下（$n=239$）、60～70岁（$n=209$）、71～80岁（$n=$

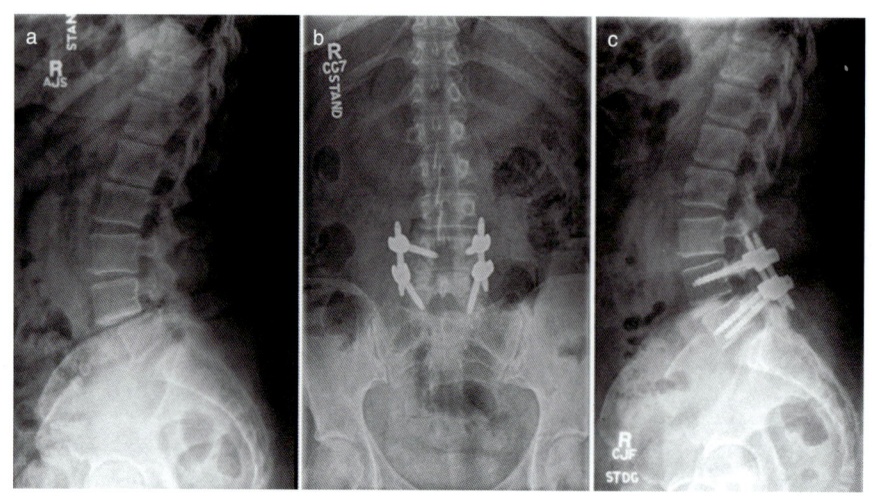

71岁女性患者，间歇性跛行伴左下肢疼痛。术前X线（图a）显示L_4椎体滑脱，相较L_5椎体，L_4椎体向前Ⅱ°滑脱。MIS-TLIF术后正位（图b）和侧位（图c）X线显示L_4～L_5经后路内固定融合，滑移减少。

图16.4

128）和80岁以上（$n=32$）。就结果而言，4组患者的估计失血量、手术时间和出院时间存在统计学差异（P分别为0.002、0.0001和0.002），各组之间的住院时间、再入院率和再手术率相似。在具有统计学意义的结果中，年龄大于80岁的患者估计失血量（平均110 mL）和手术时间（平均135分钟）最低，然而非常规出院率最高（该研究为急症医疗机构）[52]。

并发症

大血管损伤可能是手术治疗中罕见但具有灾难性的并发症之一，尤其是在老年人群中，早期判断血管损伤至关重要。在紧急情况下，血管损伤可表现为无法控制的出血并危及生命，也可出现晚期并发症，如动静脉瘘或假性动脉瘤[53]。硬脊膜损伤是脊椎滑脱手术治疗中遇到的另一个并发症，可发生在手术操作的各个阶段，如椎间盘切除或椎板切除及关节突关节内侧切除[54]。此外，在任何手术中，术中过度牵拉神经根都可能导致神经损伤[55]。

有关老年患者脊椎滑脱术后并发症发生率的文献结果并不一致。一些研究表明，在调整了脊椎滑脱的类型和等级后，与年轻患者相比，高龄与更高的并发症发生率无关，而其他研究表明，后路腰椎手术后并发症发生率在老年人群中增加[56-58]。

Lieber等评估了224例年龄大于80岁的退行性腰椎滑脱患者行单节段腰椎融合术后并发症的情况，并将其并发症发生率与较年轻（45～65岁）的患者进行了比较[58]。在对并发症进行调整后，发现老年患者仅在尿路感染（$OR=3.298$，$P=0.008$）和术中/术后输血（$OR=2.186$，$P<0.001$）方面的发生率明显增加，而在其余内科和外科并发症方面，两组患者的并发症发生率相似[59]。相比之下，最近的一项研究将行MIS-TLIF的老年患者（平均年龄75岁）和年轻患者（平均年龄59岁）进行比较，发现两组患者的并发症发生率相似[60]。

结论

由于并发症的增加，老年患者脊椎滑脱的治疗可能更加困难。在普通人群中采用的保守治疗和手术治疗策略同样适用于老年人群，并分别在短期和长期疗效上取得了显著改善。然而，由于文献报告的结果并不一致，对于老年患者手术治疗后并发症发生率是否更高尚存在争议。

参考文献

（李嘉仪　孟　海　译）

第十七章

老年脊柱矢状面畸形的考虑因素

Michael J. Strong，Timothy J. Yee，Robert Y. North，Paul Park

成人脊柱畸形是一种影响整个脊柱肌肉骨骼系统的疾病，主要发生在腰椎及胸腰椎区[1-3]，已经明确的致病原因有新发的退行性病变、融合手术后造成的医源性"平背"及脊柱手术后的渐进性脊柱退行性病变。成人脊柱畸形通常被认为是一种由多因素引起的疾病[1-2, 4]。据估计，到2060年，美国约1/4的人口将超过65岁[5]，而成人脊柱畸形在60岁及以上的人群中非常普遍，占32%～68%[6]，所以日后需要手术治疗的患者数量将继续增加。

病理生理学

人类依靠脊柱独特的生理曲度维持着有效的直立姿势。腰椎前凸对双足直立行走至关重要，它使人的重心能保持在足底一块狭窄的区域内[7]。骨盆通过臀部将脊柱和躯干承受的重量转移至下肢。骨盆也被称为骨盆椎体，是维持脊柱稳定和椎体正常排列的关键结构[8-9]。

脊柱矢状面失衡会导致疼痛和功能障碍，这是由于矢状面失衡会触发自然的代偿机制[10]，包括颈椎前凸增加、胸椎后凸减少、腰椎后凸增加、腰椎节段过度后伸、骨盆后倾、髋关节后伸、膝关节屈曲及踝关节后伸等代偿表现[7, 11-14]。这些代偿动作需要消耗巨大的能量，从而造成持续性的疼痛和功能障碍，降低患者的生活质量。

影像学参数

评估成人脊柱畸形患者的情况需要对其整个脊柱序列的影像学资料进行仔细评估。

一般采用站立位的正侧位X线（0.9 m左右）测量脊柱力线。全身骨骼三维建模成像（EOS成像）是一种新的检查方式，可以用较低剂量的辐射进行全脊柱的成像。在这些成像检查的基础上，测量和记录各种脊柱骨盆放射学参数以分析区域和整体脊柱的平衡情况。本章的重点是介绍一些矢状面的测量参数（图17.1）。

骨盆参数

骨盆的评估通常采用3个参数，包括骨盆入射角（pelvic incidence，PI）、骨盆倾斜角（pelvic tilt，PT）和骶骨倾斜角（sacral slope，SS）（图17.1）。这些变量的关系式为 PI＝PT＋SS。

PI

PI是指从双侧股骨头中点到骶骨终板中点的直线与垂直于S_1椎体终板中点的直线之间的角度。由于骶髂关节的活动度有限，而且骨盆形态多变，所以PI存在个体差异。此外，PI在青春期后通常是固定的。据报告，20～70岁健康成年人的PI平均为54.7°，范围为33°～82°[15]。

PT

PT是指从骶骨终板中点到股骨头中点的直线与通过双股骨头的垂直线之间的角度，PT是骨盆围绕股骨头旋转的测量值，所以不是固定的。如果骨盆后倾，则PT增加；如果骨盆前倾，则PT减少。此外，如果骶骨终板位于股骨头后，则PT为正值；如果位于股骨头前，PT为负

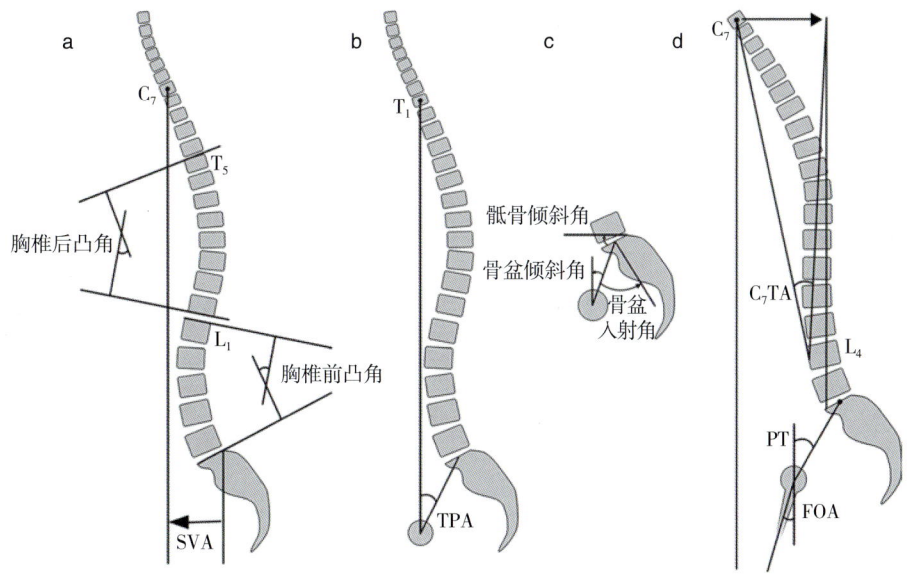

脊柱骨盆影像学参数示意。a.矢状面轴向垂直距离（SVA）的测量是指从S_1终板的后缘到C_7椎体中心铅垂线的水平距离，胸椎后凸（TK）和腰椎前凸（LL）通常用Cobb法测量，TK是T_1、T_4或T_5的上终板与T_{12}的下终板之间的角度，LL是L_1的上终板与S_1的上终板之间的角度。b.T_1骨盆角（TPA）是指从T_1椎体中心到股骨头中点的线和从股骨头中点到骶骨终板中点的线之间的角度。c.骨盆参数包括骨盆入射角（PI）、骨盆倾斜角（PT）和骶骨倾斜角（SS），它们的关系如下：PI＝PT＋SS，骨盆入射角是指从双股骨头中点到骶骨终板中点的直线与垂直于S_1终板中点的直线之间的角度，骨盆倾斜角是指从骶骨终板中点到股骨头中点的直线与通过双股骨头的垂直线之间的角度。骶骨倾斜角是指骶骨上终板的切线与水平面之间的角度。d.整体平衡一体化测量法［整体平衡矫正法（the full balance integrated，FBI）］是基于3个测量角度的总和，表示为C_7TA＋FOA＋PTCA。第一个角度，C_7-移位角（angle of C_7 translation，C_7TA），是C_7下终板的中点、从投射到S_1平台的C_7铅垂线的点，以及L_4椎体为参考点三者之间的角度。第二个角度，股骨倾斜角（angle of femur obliquity，FOA），是股骨干与铅垂线之间的角度。最后一个角度，骨盆倾斜代偿角（angle of pelvic tilt compensation，PTCA），将骨盆倾斜程度纳入分析，如果PT＜25°，PTCA增加5°；如果＞25°，则增加10°。

图17.1

值。据报告，20～70岁健康成年人的PT平均为13.2°，范围为-4.5°～27°[15]。

SS

SS是指骶骨上终板切线与水平线之间的角度。垂直方向的骨盆SS值偏低，而水平方向的骨盆SS值较高。据报告，20～70岁健康成年人的SS平均为41.2°，范围为17°～63°[15]。

这些骨盆参数通过公式PI＝PT＋SS进行几何关联。PI值低的患者通常骨盆直径小且骨盆方向更倾向垂直，这种情况下，SS和PT都会很低，因为骶骨终板位于股骨头轴线上，骨盆倾斜能力有限。PI值高的患者通常骨盆直径较大，且呈水平方向，这种情况下，股骨头轴线位于骶骨终板的前方，会导致SS和PT较高。PI值高的患者，骨盆后倾的能力也会更强。

局部脊柱力线

胸椎后凸（thoracic kyphosis，TK）和腰椎前凸（lumbar lordosis，LL）通常用Cobb法计算（图17.1）[16]。Cobb法测量的是区域脊柱曲线两端椎体之间的角度。胸椎后凸的角度是以T_1上终板和T_{12}下终板之间的角度来测量的。由于在侧位X线上很难观察到上胸椎，所以胸椎后凸的测量范围是从T_4或T_5到T_{12}下终板，甚至是T_4～T_9[17-21]。LL测量的是L_1上终板与S_1上终板的夹角。

腰椎前凸与骨盆入射角的关系

在能够保持正常直立姿势的健康成年人中，LL往往与PI精确匹配。PI与LL之间的这种关系是计算这两个变量差值（PI-LL）以帮助指导畸形矫正手术的依据，已被学者们广泛研究[7, 22]。

PI-LL这一参数可测量骨盆与腰椎前凸之间的不匹配程度。早期的研究表明，二者差值小于10°是理想的矢状面对齐目标[22]。最近的研究表明，某些因素（如年龄的增长）会影响PI-LL的预期匹配[13, 23-24]。

Roussouly脊柱分型

最近，以往公认的胸椎是后凸和腰椎是前凸的认识受到了质疑。Roussouly等认为有4种脊柱类型，从脊柱前凸过渡到脊柱后凸的转折点各不相同，这个转折点的位置与PI有关，较高的PI会导致转折点上移，甚至位于胸椎[25]。因此，在高PI的患者中，脊柱前凸区域包括下胸椎[14]。换句话说，腰椎前凸的转折点也并非总在$T_{12}\sim L_1$。Roussouly等还提出将腰椎曲度分为上弯和下弯。有研究表明，从$L_4\sim S_1$开始的下弯更具有临床意义，因为大部分的腰椎前凸是在这个位置出现的[25]。因此，对下弯进行针对性治疗对于恢复矢状面平衡往往是至关重要的。

全脊柱力线

全脊柱力线有多种测量参数，最常用的是测量$C_7\sim S_1$的矢状面轴向垂直距离（SVA）（图17.1）。全脊柱测量的其他影像学参数包括T_1骨盆角（TPA）和整体平衡矫正角等（图17.1）。

SVA指S_1终板的后上缘到C_7铅垂线之间的水平距离。按照惯例，C_7垂线在S_1终板的后上缘前面时，SVA为正值，该值超过5 cm视为异常[26-27]。虽然SVA被广泛使用，但需要考虑到的一个重点是，SVA是动态的，可受患者姿势和骨盆位置的影响。SVA不能代表身体重心，也不能全面衡量患者的平衡状态，因为它没有考虑到骨盆的代偿[28]。针对这些SVA的问题，T_1骨盆角的概念被提出[29]。

TPA的测量是指从T_1椎体中心到股骨头中点的连线和股骨头中点到骶骨终板中点连线的夹角。与SVA不同的是，TPA考虑到了骨盆位置[29-30]。SVA和TPA也被称为躯干倾斜度。与SVA相比，TPA的主要优点是受姿势代偿的影响较小[29]。

整体平衡矫正法（FBI）被认为是评估脊柱排列的一种更全面的方法。FBI法是3个测量角度的总和，表示为$C_7TA+FOA+PTCA$[31]。第一个角度，C_7-移位角（C_7TA），是C_7下终板的中点、从投射到S_1平台的C_7铅垂线的点，以及L_4椎体为参考点三者之间的角度。第二个角度，股骨倾斜角（FOA），是股骨干与铅垂线之间的角度。最后一个角度，骨盆倾斜代偿角（PTCA），将骨盆倾斜程度纳入分析。如果$PT<25°$，增加5°，如果$>25°$，则增加10°。

影像学参数和患者报告结果

很多研究都强调了脊柱序列和临床疗效之间的相关性[27, 32-36]。2002年，Schwab等分析了一些脊柱侧凸患者的放射学参数，并发现L_3、L_4上终板斜度、侧方滑移程度、腰椎前凸和胸腰段后凸与患者报告的疼痛分数相关[33]。随后的调查发现，SVA、PT和PI-LL是关键的脊柱骨盆参数，因为它们似乎与功能障碍的关系最为密切。在一项关于成人脊柱畸形的大型研究中，人们发现，$SVA>47$ mm、$PT>22°$及$PI-LL>11°$与严重功能障碍（$ODI>40\%$）有关[36]。在另一项多中心前瞻性研究中，尽管手术组基线时的矢状面畸形和健康相关生活质量（HRQoL）评分更差，但通过手术矫形后患者的HRQoL评分明显优于非手术治疗组[37]。

鉴于特定影像学参数的重要性，Schwab等首次引入了一个简单的分类系统，包括弯曲类型、前凸矫正和半脱位矫正[38]。这个分类系统虽然可靠，并对HRQoL评分有预测作用，但没有包括骨盆参数。因此，在2012年，Schwab分类系统被进一步修订为国际脊柱侧凸研究会（Scoliosis Research Society，SRS）-Schwab分类系统，包括弯曲类型、PI-LL矫正、全脊柱序列矫正和骨盆倾斜矫正[39]，该分型系统在指导术前计划等方面是可靠的，并且与HRQoL评分相关[40]，但在矢状面矫正等方面的应用较为繁琐。Kieser等建议使用单一的矢状面模型来简化该分类系统[41]。虽然这个简化的SRS-Schwab分类系统被证实与HRQoL评分及手术指征相关，但还需在临床中进一步验证。

调整年龄后的影像学参数

与年龄相关的脊柱力线的变化,包括腰椎前凸的消失和胸椎后凸的逐渐加重等已经得到了充分的研究[42-43]。不难解释的是,伴随SVA增加,驼背程度的加重,也与年龄相关[44-46]。SVA的增加是多因素的,可能是由于腰椎前凸减少,使C_7铅垂线进一步向前平移。

考虑到脊柱力线伴随年龄发生变化,目前的研究针对老年患者是否需要更宽松的脊柱骨盆参数[23]。在一项研究中,新的影像学阈值是根据特定年龄的ODI及SF-36等评分推算出来的[23]。这些脊柱骨盆参数近似于各年龄组的最佳阈值,并表明这些值随着年龄的增长而增加。例如,在35岁以下患者中,SVA为-29.1 mm、PT为11.1°、PI-LL为-11.3°;而74岁及以上患者中,SVA为79.9 mm、PT为28.8°、PI-LL为13.7°(表17.1)[23]。

表17.1 不同年龄组间脊柱骨盆影像学的测量参数变化

	PT/°	PI-LL/°	SVA/mm
理想值	<20	10	<50
<35岁	11.1	-11.3	-29.1
35~44岁	15.5	-6.2	-4.0
45~54岁	18.9	-1.7	16.5
55~64岁	22.1	3.3	37.0
65~74岁	25.2	7.5	55.6
≥74岁	28.8	13.7	79.9

注:数据来源自Schwab等[22]、Lafage等[23]和Ames等[50]。

其他研究也表明,获得最佳的脊柱骨盆参数并不是改善老年人群症状的关键。在一项针对接受手术治疗的老年脊柱畸形患者的研究中,术后脊柱力线好与差的两组患者,VAS评分及ODI评分并没有表现出显著性差异[24]。这两组患者的脊柱骨盆参数差异显著,分别为SVA(13.9 mm vs. 64.8 mm)、PT(21.1° vs. 29.0°)和PI-LL(2.8° vs. 19.6°)[24]。

尽管年龄的增长及其相应的生理变化可能会改变最佳的影像学力线,但其他因素或许可以解释力线不佳的老年患者与年轻患者之间缺乏临床差异的现象。具体来说,其他调查了年龄对腰椎融合术后临床和放射学结果影响的研究,也得到了类似的结论[47-49]。有研究认为,患者期望值的不同或许能解释临床结果的差异。年轻的患者通常有较高的生活质量需求,与老年患者相比,如果他们不能恢复正常功能,对生活的影响更大,老年患者对手术后改善的期望值可能较低[47]。

老年人脊柱畸形的手术矫正

在对老年脊柱畸形患者进行矫正手术评估时,重要的是要评估目前的脊柱骨盆力线及代偿机制,以确定恢复最佳脊柱平衡所需的手术矫正量[37, 42]。过去,老年人的脊柱力线目标是恢复理想的脊柱骨盆影像学参数,包括SVA<50 mm、PT<20°及PI-LL<10°[22, 50]。值得注意的是,早期有些人甚至主张对脊柱畸形患者进行过度矫正,以减轻老年人由于渐进性退变而导致的矫形损失[51-52]。最近,有人认为随着年龄的增长,一定程度的矢状面失衡是生理性的,因此需要重新认定"理想"的影像学参数。因此,老年患者可能不必像年轻患者那样,需要严格恢复到正常的影像学参数。此外,矢状面平衡的概念是一种动态现象,受多种因素影响,如神经感觉调节、软组织对抗重力的反应和骨性力线[23]。手术矫正只能直接解决骨性力线问题。因此,即使有代偿,也应争取做到良好的矢状面平衡[11]。

尽管正常的影像学参数是一个重要的治疗目标,但在制订手术治疗方案时还应考虑其他重要因素。针对患者的个体化手术方案是最合适的,不仅要考虑到影像学序列,还要考虑到其他并发症(如骨质疏松)、更先进的影像学检查(如MRI)结果及存在的症状等。矫形手术一般都具有很高的风险,这种风险在老年患者中更大。Smith等进行了一项研究,调查平均年龄为60.7岁并接受了三柱截骨矫形术的患者术后并发症发生率。研究发现78%的患者从手术到术后2年的随访期间至少经历了一种并发症[53]。此外,老年人群有较高的慢性病发病率，在考虑手术干预时需要注意这一点[47]。

老年脊柱畸形患者进行矫形有多种手术技术。图17.2～图17.5介绍了4个案例，分别强调了老年人畸形矫正的注意事项。图17.2展示了混合入路进行矫形的多节段椎间融合术案例。图17.3展示了一例因骨质量较差而使用骨水泥强化内固定的病例。图17.4展示了一个采用三柱截骨术的案例。图17.5详细介绍了一个因小范围侧凸而导致的根性症状的手术案例。

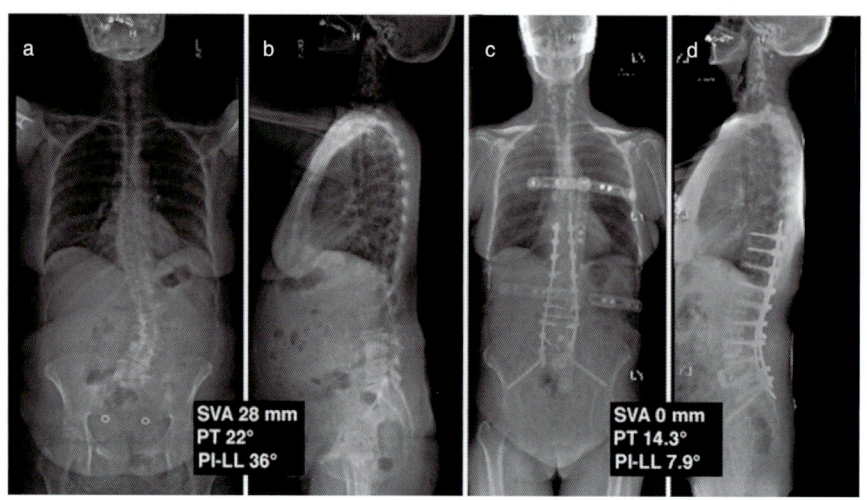

a、b.一位63岁的女性，患有腰腿痛和成人脊柱畸形（SVA = 28 mm，PT = 22°，PI-LL = 36°），$L_2 \sim L_3$和$L_3 \sim L_4$采用侧方入路腰椎椎体间融合术，$L_5 \sim S_1$采用经斜入路腰椎椎体间融合术，$L_4 \sim L_5$采用经椎间孔入路椎体间融合术，并进行了T_{10}至髂骨的融合；c、d.术后影像学资料显示矢状面力线有明显改善（SVA = 0 mm，PT = 14.3°，PI-LL = 7.9°）。这个案例突出展示了一种混合入路方式，即一期采用侧方入路行椎间融合术，二期行后方入路手术，以获得满意的矫形效果。

图17.2

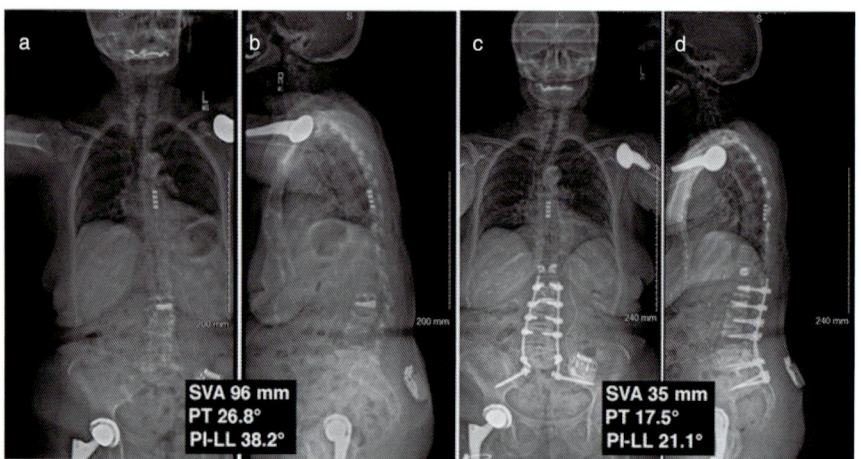

a、b.一位有骨质疏松病史的71岁女性，L_2椎体后凸成形术后出现了严重的腰腿痛症状，无法行走（SVA = 96 mm，PT = 26.8°，PI-LL = 38.2°），随后接受了T_{12}椎体成形术、$L_2 \sim L_4$椎板切除术和关节突截骨术，并使用骨水泥强化螺钉行L_1至髂骨的融合；c、d.术后影像学资料显示矢状面参数有所改善（SVA = 35 mm，PT = 17.5°，PI-LL = 21.1°）。

图17.3

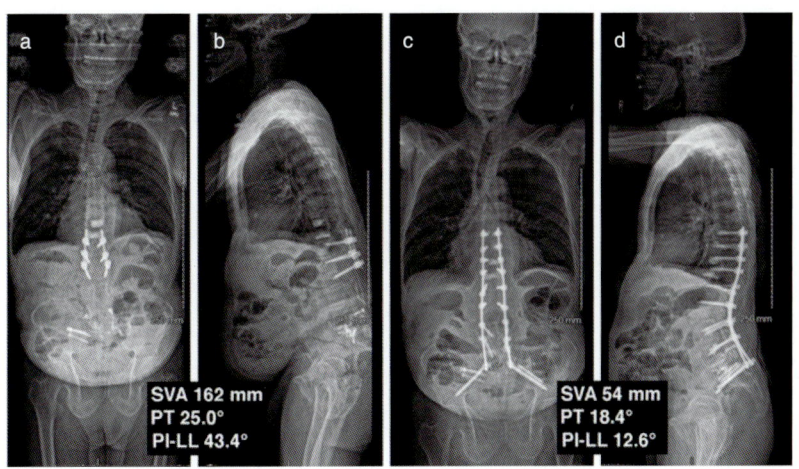

a、b. 一位68岁的男性，曾接受过右侧骶髂关节融合、L_3～S_1融合、L_1～L_3融合及T_{11}和T_{12}椎体成形术，术后出现背痛和右腿疼痛（SVA = 162 mm，PT = 25.0°，PI-LL = 43.4°），此次接受了T_{10}～T_{12}椎板切除术，L_3经椎弓根椎体截骨术及T_9至髂骨的融合，使用骨水泥强化螺钉；c、d. 术后影像学资料显示矢状面力线有明显改善（SVA = 54 mm，PT = 18.4°，PI-LL = 12.6°）。本案例强调了三柱截骨术治疗的必要性。

图17.4

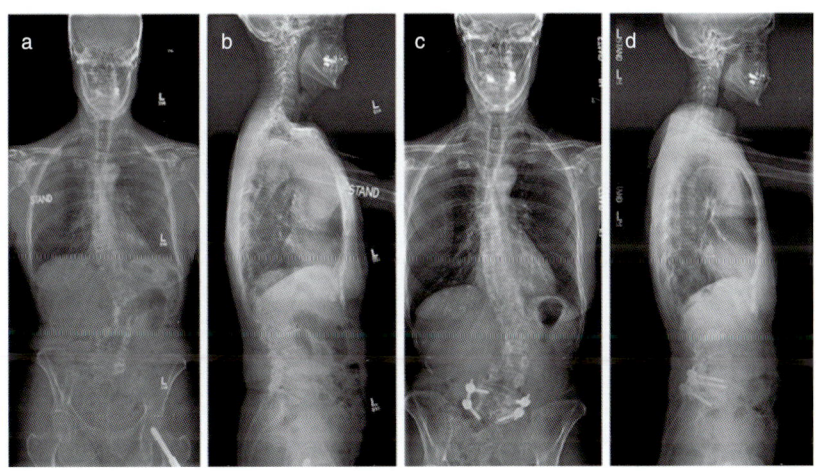

a、b. 一位有慢性腰痛病史的69岁女性，最近出现左下肢疼痛，侧凸严重可能导致神经根压迫；c、d. 患者接受了左侧L_5～S_1微创经椎间孔入路腰椎椎间融合术，术后影像学检查显示植入物和螺钉位置合适。这个案例表明，对于脊柱畸形并不总是需要进行矫正，能缓解症状的小型手术也可取得良好的效果。

图17.5

结论

需要特别关注老年脊柱畸形患者。脊柱畸形的发病率只会越来越高，因此需要更好地了解这种进展性疾病的病理生理学和生物力学理论。关键的脊柱骨盆影像学参数，包括SVA、TPA、PT和PI-LL不匹配，可用来评估脊柱力线偏移的程度。最近，人们强调了根据年龄调整影像学力线目标的重要性。此外，还需要考虑影像学以外的因素，包括并发症、当下的症状和神经受压的程度。为了平衡治疗的获益和风险，可能会考虑对老年患者采用补偿性矢状平衡，而不是最佳矢状平衡。

参考文献

（邵佳申 孟 海 译）

第十八章

老年脊柱翻修手术

Barry Cheaney II,Khoi D. Than

引言

在过去的几十年里,脊柱手术率急剧上升,随着社会医疗保健水平和人们预期寿命的提高,老年人群对脊柱护理的需求也在增加[1-3]。这种情况下,脊柱手术的翻修率预计也会上升。老年患者的特殊性在于,除了身体自然的衰老过程,他们往往还会有一些基础疾病。随着年龄的增长,骨骼和椎间盘会发生一些变化,导致力学改变和病变积累[4]。椎体力线(腰椎前凸的减少、胸椎后凸的增加及脊柱侧凸)和骨密度的变化会导致脊柱变得僵硬、脆弱[4]。椎间盘的高度会随着年龄的增长而自然下降,并对相邻节段和小关节造成非生理性的负荷[5]。这些因素使老年人群容易出现多种胸腰椎的退行性病变,使翻修手术面临一些挑战。

进行脊柱翻修手术前需要对患者的症状和手术史进行彻底的评估,对于老年患者,外科医师必须考虑到一些特殊因素。这些特殊因素不仅包括主诉,还包括对并发症的适当管理、并发症在术中可能产生的影响、多学科团队的协作及保持对当前的最新研究进展的了解。最终,外科医师必须与患者一起权衡利弊,以确定最合适的诊疗计划[3]。

在本章中,我们将讨论在老年患者必须进行翻修手术时,为获得最佳的临床疗效而要重点关注的术前和术中注意事项。

术前评估

脊柱术后的症状复发可能由多种病因引起,包括感染、假关节、邻近节段疾病、骨折、内固定疼痛、复发或残留的狭窄及脊柱畸形[1,6]。对要进行手术的患者应进行系统的评估,包括完整的病史和体格检查。外科医师应该整合患者以往所有有用的信息、影像资料和手术报告。全面的神经系统检查应包括检查以前的切口和愈合情况、运动和感觉检查、腱反射情况及评估患者的姿势和步态。此外,还应进行适当的实验室检查和影像学检查。准确了解症状发生的部位、持续时间、诱发因素和先前手术细节对于分析潜在的病因和规划未来的干预措施至关重要[1-2]。

影像学检查可以结合神经系统查体结果来识别异常。拍摄站立位X线和动态X线,包括过屈过伸位,以评估脊柱力线及稳定性。脊柱的整体平衡可以通过0.91 m左右高度的X线进行评估。CT或MRI(增强或不增强)的横断面成像,有助于评估更细微的病变。无增强的CT有助于评估内固定的完整性或是否存在假关节及骨折。此外,在MRI成像上器械伪影过多的情况下,脊髓造影后的CT检查可用于评估是否存在持续神经压迫的情况[1]。肌电图/神经传导速度检查也可用来明确神经损伤[1]。

在进行翻修手术之前,应对并发症给予适当处理,因为这些疾病容易导致严重的围手术期并发症[7]。Worley等[8]开展了一项全国范围的研究,评估影响成人脊柱畸形手术后并发症发生率及病死率的危险因素。在11 982名出院患者中，并发症发生率（排除内固定相关问题）和病死率分别为50.81%和0.28%。某些并发症发生率和病死率的增加有关：充血性心力衰竭、凝血功能障碍、电解质失衡、肺循环障碍、肾衰竭和病理性体重减轻。慢性肺部疾病等与并发症发生率有关，而肝病与病死率增加有关。9个节段及以上的融合及翻修手术后的并发症发生率要高于4~8个节段的手术。相对于25~64岁年龄组，65岁以上年龄组患者的并发症发生率和病死率增加。女性患者的并发症发生率高，但病死率低。

糖尿病已被证实与脊柱手术后多种并发症的增加和不良预后有关[9-13]。在老年人群中，糖尿病的患病率不断增加，已经影响到超过25%的65岁以上美国居民[14]，有5%~20%的老年脊柱疾病的治疗会受到糖尿病的影响[15-16]。血糖控制稳定（测量糖化血红蛋白，手术前的目标值应低于7.5%）对于减少脊柱翻修手术围手术期的并发症至关重要[9, 11-12, 14]。

此外，骨密度降低（如骨质疏松）对脊柱手术预后有着重要作用，特别是在老年人群中[3, 6, 17]。骨质疏松是一种已知会影响老年人群的系统性疾病，因此在进行脊柱翻修手术前，应当测量骨密度水平[7]。骨密度水平可以使用双能X射线吸收法和（或）CT进行测量[6, 18-19]。一旦患者被诊断为骨密度降低，应当在翻修手术前后使用骨质疏松药物进行治疗。Fischer等[18]对伴有骨质疏松的退行性腰椎疾病患者行融合手术的治疗策略进行了系统回顾。笔者强调了几项应用阿仑膦酸和唑来膦酸的研究，其结果尚有争议，但有两项前瞻性研究表明，在围手术期使用特立帕肽对骨质疏松患者进行干预，获得了良好的临床效果。Ohtori及其同事[20]研究了特立帕肽对绝经后骨质疏松患者腰椎减压及1~2节段后外侧植骨融合术后骨融合的影响，结果表明特立帕肽组的融合率为82%，而双膦酸盐组（对照组）为68%。

在另一项研究中[21]，研究人员评估了特立帕肽对绝经后骨质疏松患者腰椎减压及1~2节段后外侧植骨融合术后椎弓根螺钉松动的影响。经过12个月的随访，特立帕肽组的椎弓根螺钉松动发生率为7%（X线评估）~13%（CT评估），利塞膦酸组为13%~26%，对照组（未抗骨质疏松治疗）为15%~25%。特立帕肽组的椎弓根螺钉松动发生率明显低于利塞膦酸组或对照组（$P<0.05$）。相比之下，利塞膦酸组的椎弓根螺钉松动程度与对照组没有明显差异（$P>0.05$）。这些结论支持在围手术期对伴有骨质疏松的老年患者使用特立帕肽。

在进行任何脊柱手术之前，建议进行实验室检查。如果怀疑感染，全血细胞计数及分类计数、红细胞沉降率和C反应蛋白等实验室检查可提供帮助。淋巴细胞计数、血清总蛋白和白蛋白水平有助于在手术前评估患者的营养状况，以优化伤口愈合过程[1]。

手术翻修的注意事项

老年人群由于脊柱的退行性病变更容易发生术后并发症。除了内科治疗的改善外，手术技术的改进也可以减少这些并发症的发生[7, 22-23]。以下介绍老年人脊柱手术的常见并发症及何时需要进行翻修手术。

感染

手术部位感染是脊柱手术后的重要并发症（图18.1）[24-25]。相比年轻人，术后感染对老年患者健康及功能的影响更大[26]。McGarry等[27]报告，与年轻患者相比，老年患者手术部位感染导致的死亡率是年轻患者的5倍，住院时间是年轻患者的2倍。疑似或者确诊感染患者的手术适应证如下：抗生素治疗后感染仍在发展；硬膜外脓肿导致疼痛和（或）神经系统症状；椎体或椎间盘进行性塌陷，导致脊柱畸形[1]。治疗通常包括手术清创感染和坏死组织及静脉注射抗生素4~9周[28]。对于有植入物的患者，应考虑取出植入物，一期或分期重新植入，尤其是对于治疗失败风险较高的病例[25]。钛合金是一种不错的材料，因为相比不锈钢，钛合金的细菌脂多糖黏附性更低[29]。

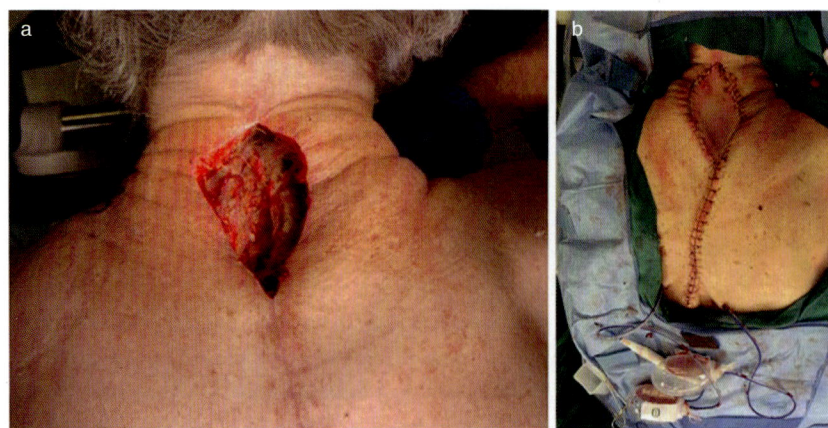

一位80岁的女性患者接受了延长至C_2的胸腰椎融合术,伤口术后出现裂开和感染,使用整形外科手段修复成功。

图18.1

近端交界性后凸

近端交界性后凸(PJK)是指手术后近端后凸角＞10°,且比术前对应值至少大10°,同时在上端固定椎(upper instrumented vertebrae,UIV)或上端固定椎邻椎(UIV＋1)出现骨质异常或内固定失败。当PJK导致骨折和(或)出现需要再次手术的症状时,则可诊断为近端交界性内固定失败(proximal junctional failure,PJF)(图18.2)[30]。这种交界处的问题可能会导致脊髓受压,往往需要急诊手术[31]。据报告,在成人脊柱畸形矫正和长节段融合术后,PJK的发生率高达40%[23,32-33]。成人脊柱畸形手术后PJK引起的并发症和远隔椎体骨折是伴骨质疏松老年患者的主要问题[34]。许多团队研究了发生PJK的保护因素和危险因素,因为存在争议,Liu等[33]进行了荟萃分析。其结果表明,年龄超过55岁、融合至骶骨、术前胸椎后凸角(T_5～T_{12})大于40°、骨密度降低、术前SVA超过5 cm是PJK的危险因素。在常规手术和需要延长融合节段的翻修手术中需要考虑的预防性技术包括使用椎板钩[22-23]、韧带加固,以及在UIV和UIV＋1处进行椎体成形术或椎体后凸成形术[23]。Ghobrial等[32]研究了在UIV和UIV＋1处预防性使用聚甲基丙烯酸甲酯(polymethyl methacrylate,PMMA)骨水泥增强的患者与对照组(未进行预防性椎体成形术)的PJK/PJF的发生率。对

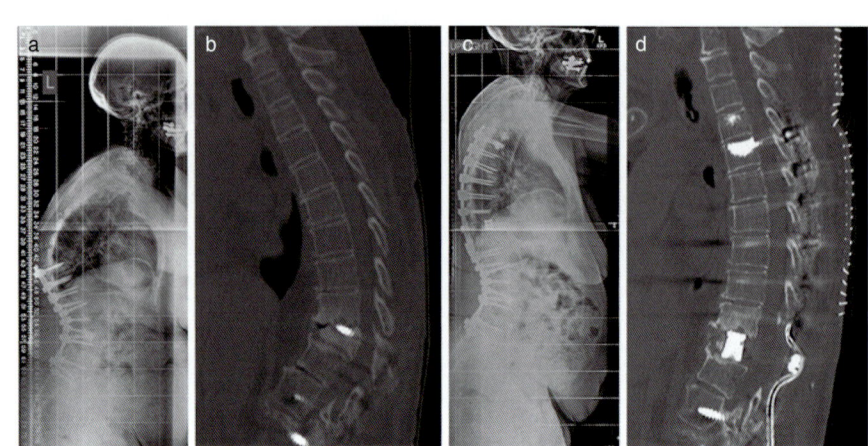

一位曾接受过T_{10}～S_1融合术的73岁女性患者,术后出现背部和右腿疼痛,检查发现近端交界性脊柱后凸。随后她接受了T_{10}椎体切除术并将融合节段延长至T_4,以及T_3和T_4椎体的椎体成形术。

图18.2

照组的PJK发生率为36%，椎体成形术组只有23.7%（$P = 0.020$，$OR = 0.548$，$95\%CI = 0.211 \sim 1.424$）。笔者认为，矫形手术时，在UIV和UIV+1节段预防性使用椎体骨水泥，可以在一定程度上预防PJK/PJF的发生。

椎弓根螺钉的长度可能会影响PJK的发生率。Park等[35]分析了成人脊柱畸形术后与UIV螺钉固定（单皮质和双皮质）及PMMA强化螺钉相关的UIV骨折风险，研究中所有的胸腰椎融合术都涉及至少4个节段。研究纳入了52名患者，其中15名患者在UIV处采用单皮质螺钉固定，16名患者在UIV处采用PMMA强化的双皮质螺钉固定，21名患者在UIV处采用了双皮质螺钉固定，但未使用PMMA强化，结果显示这三组的UIV骨折率分别为0、31.3%、42.9%。这说明在UIV处采用双皮质螺钉固定增加了骨折风险（$OR = 5.39$；$P = 0.02$）。研究者总结认为，在长节段的胸腰椎融合术中，应避免使用双皮质螺钉固定UIV以防PJF，建议使用单皮质螺钉。

椎弓根螺钉

椎弓根螺钉松动是脊柱后路手术的常见并发症[36]。椎弓根螺钉的性能在很大程度上取决于骨骼质量[37]，因此骨质疏松的患者很容易出现内固定失败[17, 38]。使用骨水泥（如PMMA、钙基骨水泥及羟基磷灰石）强化椎弓根螺钉，均是强化椎弓根螺钉的常用材料[36-37, 39]。骨水泥强化螺钉应用的适应证包括骨质疏松患者和老年患者的脊柱翻修手术[37]。Sawakami等[40]评估了在骨质疏松患者脊柱手术中使用PMMA强化螺钉的临床疗效。在使用椎弓根螺钉进行后路融合的38名骨质疏松性椎体骨折的患者中，有17名使用PMMA对椎弓根螺钉进行强化。与对照组相比，骨水泥强化组的椎弓根螺钉松动率较低（螺钉松动是指在正位和侧位X线上骨头与螺钉交界处的透亮影宽度≥1 mm），并且矫形丢失较少（3° vs. 7.2°），骨性融合（侧位X线的塌陷椎体周围有骨痂形成，或在动态X线中活动度小于2°时）率明显提高（94.1% vs. 76.1%）。与此同时，其他研究团队也支持这种骨水泥强化螺钉技术，认为其安全实用，可以有效增加内固定的强度和硬度（图18.3）[37, 39, 41-42]。

脊柱翻修手术通常需要延长内固定或者更换内固定。不同类型的螺钉会导致不同的术后影像学表现和临床效果，特别是在老年患者及骨质疏松患者中。Wu等[43]比较了可膨胀式椎弓根螺钉（expansive pedicle screw，EPS）与传统椎弓根螺钉（cervical pedicle screw，CPS）在治疗椎管狭窄合并骨质疏松患者中的螺钉松动率和临床效果。该研究共纳入157例椎管狭窄患者，分别采用EPS固定（$n = 80$）和CPS固定（$n = 77$）以获得腰骶椎的稳定性。在EPS组中，6位患者共20颗螺钉出现松动（4.1%），2颗螺钉（0.4%）断裂。在CPS组中，15位患者共48颗螺钉（19.5%）出现松动，但没有螺钉出现断

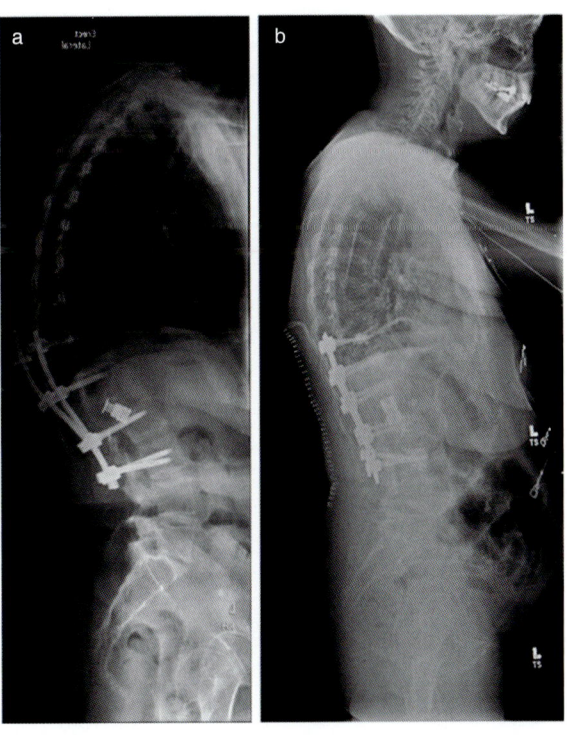

一位66岁的女性患者因浆细胞瘤接受了$T_{11} \sim L_3$椎间融合术和L_1椎体次全切术。术后出现cage移位和内固定松动的情况，遂接受手术探查将融合节段延伸至T_{10}，取出松动的螺钉，更换为可灌注骨水泥强化螺钉，并通过微创侧方入路重新放置$T_{12} \sim L_2$椎体间融合器。

图18.3

裂。EPS组的融合率（92.5%）明显高于CPS组（80.5%）。研究结果表明EPS可以降低螺钉松动的风险，从而在伴有骨质疏松的腰椎融合术中实现更好的固定强度和临床效果。

前路手术与后路手术的比较

脊柱的翻修手术需要考虑的一个关键因素是手术入路。首次采用后外侧入路的患者在进行再次后路手术时，可能会因分离瘢痕组织出现神经损伤或脑脊液漏[44-45]。此外，重新剥离背部肌肉会进一步损伤脊柱的稳定结构，阻碍愈合进程[46-48]，而采用前路手术翻修可以最大限度降低这些风险[45, 49]，因为该入路是通过无瘢痕的正常软组织达到脊柱手术区域，还可以避免由于再次后路手术造成更广泛的硬膜外瘢痕[50]。Lee等[2]的研究表明，采用经皮螺钉固定的前路腰椎椎间融合术（anterior lumbar interbody fusion，ALIF）可以在腰椎翻修手术中实现良好的疗效，患者术后腰痛及腿痛的VAS评分显著下降，分别从7.8分降低至2.3分和从8.0分降低至2.3分（$P<0.001$），ODI评分从70%改善至25%（$P<0.001$）。54例患者中52例有影像学融合证据（定义为动态X线上活动度不超过5°，cage周围无透亮区，无内固定失败）。术前平均节段性前凸角、全腰椎前凸角及骶骨倾斜角分别为15.2°、35.5°、28.3°；经前路翻修手术后，分别提升至20.4°、40.7°、31.4°（$P<0.001$）。骶骨倾斜角的增加与背痛（$P=0.028$）和功能状态（$P=0.025$）的改善呈正相关。该研究证实，采用ALIF及经皮椎弓根螺钉内固定后，腰椎不稳定、椎间盘退行性疾病、椎间盘突出复发和假关节等患者中，大部分的临床症状与功能状态可获得有效改善。另一组研究人员对采用ALIF治疗腰椎手术失败综合征（椎间盘退行性疾病、术后滑脱或假关节）的疗效进行了研究，发现了类似的结果，患者腰痛、腿痛及功能均获得显著改善，改善人数的比例分别为76%（$P<0.01$）、80%（$P<0.01$）和67%（$P<0.01$）[45]。在特定的患者群体中，前路手术已被证明是一种安全可行的、替代再次后路手术的方法[2, 45, 51]。

骶骨不完全骨折

骶骨不完全骨折是老年患者背痛的一个常见原因，与发病率显著相关[52-54]。骶骨不完全骨折通常是老年患者骨质疏松的骨骼承受的压力增加造成的，也可能由短节段或长节段融合对骶骨的影响所致[52, 55-56]。Meredith等[54]回顾分析了24例脊柱融合术后发生骶骨骨折的患者，其中8例患者通过保守治疗康复。笔者认为，骨折处移位大于2 mm和脊柱后凸与保守治疗失败显著相关。那些非手术治疗失败的患者接受了延长融合至S_2和髂骨翼的翻修手术，并进行了骶髂关节融合，在10例患者中，采用了前后入路联合的术式，包括ALIF翻修或经骶骨后路腰椎椎体间融合。

Buell等[52]报告了9例腰骶部融合术后发生骶骨不完全骨折患者的经验，其中6名患者有骨量减少或骨质疏松，并伴有临床症状，包括背部/腿部疼痛或下肢无力。所有患者都采用后路手术进行了腰椎及骨盆的固定，所有患者均成功愈合。然而，有2名患者在术后1年和2年时发生了骨折并进行了翻修。脊柱外科医师应高度重视腰骶椎融合术后骶骨骨折的出现。鉴于骶骨不完全骨折在X线片上难以识别，建议采用CT、MRI及核素扫描进行确诊[54]。对于特定的患者，保守治疗是一个可行的选择[57]；对于保守治疗后没有缓解的疼痛、神经功能障碍、骨折不愈合并伴后凸、$L_5 \sim S_1$假关节及脊柱骨盆力线对齐不佳的情况，是手术翻修的适应证。高危患者可在腰骶关节融合术的同时行预防性腰椎骨盆固定术[52]。

结论

随着人们预期寿命的不断延长，越来越多的老年患者需要进行脊柱手术。当出现并发症时还需要进行翻修手术。老年患者的自身特点使翻修手术具有挑战性。脊柱外科医师必须了解这些挑战并不断调整治疗策略。

参考文献

(邵佳申 孟 海 译)

第十九章

老年胸腰椎损伤

Nathan B. Han，Charles A. Sansur，Kenneth M. Crandall

引言

胸腰椎骨折在钝性创伤中的发生率为5.0%～6.9%，其中神经损伤发生率约为26%[1-2]。高比例的神经损伤容易给患者带来灾难性的后果。在普通人群中，最常见的胸腰椎损伤机制是交通事故，其次是摔倒。在老年人群中，胸腰椎损伤的机制主要是摔倒。Winkler等的一项回顾性研究显示，胸腰椎损伤老年组（年龄＞70岁）格拉斯哥昏迷评分（GCS）严重（GCS 3～8分）的比例较中年组低（老年组5% vs. 中年组7.4%），损伤严重程度评分（Injury Severity Score，ISS）同样较低（老年组13.3分 vs. 中年组15.3分）。此外，在管理和治疗老年患者胸腰椎骨折时，还需要考虑老年患者群体的其他独特因素。本章将讨论老年人生物力学特征和需要考虑的因素、胸腰椎损伤的分类、保守和手术治疗，以及与老年人相关的并发症。

老年人胸腰椎损伤的独特因素

骨质疏松

骨质疏松即骨密度下降，可导致骨折风险增加，如椎体发生骨质疏松可导致脊柱后凸畸形和神经功能障碍。世界卫生组织给骨质疏松的定义为髋部或腰椎的骨密度小于等于年轻人参考标准的2.5个标准差。在美国，有超过990万人患有骨质疏松，每年约有75万人罹患骨质疏松性椎体骨折[3]。骨质疏松的患病率随着年龄的增长而增加，在女性中发病率更高[4]。

治疗合并骨质疏松的胸腰椎损伤患者，将面临独特的挑战。首先，诊断伴有退行性病变的骨质疏松性骨折，使用X线片可能很难识别急性骨质疏松性骨折，因此需要MRI来评估急性或亚急性骨折的椎体水肿信号。其次，骨质疏松会使骨折不愈合的概率增加，导致保守治疗失败，需要手术干预。有15%～35%的骨质疏松性骨折患者不能完全愈合[3]。最后，在需要内固定进行融合的病例中，骨质疏松增加了螺钉退出的风险，进而需要翻修手术。在诊断和治疗有骨质疏松风险的老年患者时，必须考虑这些因素。

强直性脊柱炎

强直性脊柱炎（AS）是一种血清阴性的脊柱关节病，90%～95%的患者主要组织相容性复合体Ⅰ类分子HLA-B27为阳性。根据改良New York标准，AS的诊断依据为影像学上双侧骶髂炎大于2级或单侧3～4级，且伴有以下临床症状之一，如炎症性背痛、矢状面和冠状面腰椎活动受限、胸部扩张受限。AS的病理表现包括韧带炎症导致异位骨形成、骨形成和骨吸收的失衡，以及破骨细胞活性的增加导致骨强度降低。值得注意的是，AS患者由于硬膜外静脉丛和病理性骨赘的静脉丛出血，脊髓硬膜外血肿的发生率增加[5]。当AS患者表现为瘫痪时，必须高度怀疑硬膜外血肿，因为瘫痪的病因不能仅仅归结于不稳定性骨折。因此，这些患者应进行MRI检查，以排除硬膜外血肿。

弥漫性特发性骨肥厚症

弥漫性特发性骨肥厚症（DISH）是一种病因不明的脊柱强直性疾病，伴有韧带的自发骨性融合，当连续4个节段出现强直性前纵韧带骨赘桥接时，临床上可以诊断为DISH[6]。骨化最常见于胸椎（$T_7 \sim T_{11}$），多见于右侧，因为降主动脉的搏动妨碍胸椎左侧的骨形成[7]。已报告的患病率范围很广（3.5%～42%），但患病率的确随年龄的增长而增加（平均68.2岁，男性为主），因此在老年人群中相对更常见[8-9]。DISH在胸腰椎损伤中的重要性在于脊柱骨化导致节段融合，在邻近节段产生更高的应力，骨折可造成继发性移位、骨折延迟愈合/不愈合，以及神经功能恶化。Westerveld等指出DISH患者发生胸腰椎损伤的机制分布如下：伸展型51.5%，旋转型34.9%，压缩型14%，屈曲型0[8]。

胸腰椎损伤的分类

虽然目前还没有公认的胸腰椎损伤分类体系，但常用的两种方法是胸腰椎损伤严重程度评分（Thoracolumbar Injury Severity Score，TLISS）和胸腰椎损伤分型及严重程度评分（Thoracolumbar Injury Classification and Severity Score，TLICS），TLICS是由TLISS发展而来的[10]。TLISS只关注损伤机制而不关注形态学，而TLICS用损伤的形态学描述取代了损伤机制。具体来说，TLICS处理损伤的以下信息：骨折模式/形态、后韧带复合体的完整性和患者的神经功能状态。每个类别的得分为0～4分，总分为3分或3分以下可以非手术治疗，4分可选择手术或者非手术治疗，5分或5分以上为手术指征。观察者内/观察者间的可靠性范围从中等到显著的重复性（κ值为0.45～0.74）。应用TLICS回顾性分析胸腰椎损伤手术与非手术的临床决策，结果显示，96%的手术决策匹配，99%的非手术决策匹配。这种分类的局限性包括爆裂骨折，例如，爆裂性骨折患者的评分可能低于3分，但其有发生进行性后凸畸形的风险，骨折节段向后移位，导致椎管狭窄和神经功能下降。因此，像TLICS这样的分类方法应该作为一个临床管理指南，而不是作为决策工具[11]。

TLICS分类系统的另一个缺点是需要MRI进行后韧带复合体的评估，其观察者间可靠性不高（κ值为0.11～0.45）。AO胸腰椎损伤分类除形态学分类外，还增加了患者特异性的修正参数，以进一步指导治疗，修正参数M1用于不确定的后韧带复合体状态，M2用于影响骨骼质量的潜在疾病，如骨质疏松、DISH和AS。100名脊柱外科医师的AO分类观察者间可靠性κ值为0.56[12]。

低能量损伤导致的老年骨质疏松性骨折患者中，TLICS评分并没有纳入骨质疏松的特征和预后。Sugita等根据椎体骨折的形态提出了骨质疏松性椎体骨折的5级分类方法，并观察到某些形态的骨折（椎体前壁膨隆、凹陷、凸起）预后较差，椎体塌陷发生率较高。Schnake等还提出了一种形态学骨质疏松性骨折（osteoporotic fracture，OF）分类方法，根据椎体后壁是否受累及椎体的形态分为5个亚组。该分类方法的κ值高达0.63[13-14]。

保守治疗

老年人的胸腰椎损伤中，单节段椎体骨折且无神经功能受损及不稳者，首选保守治疗，包括疼痛管理、早期活动和佩戴支具。骨质疏松性骨折患者可使用降钙素和双膦酸盐等药物，从长远看除了能够增加骨密度外，还可以缓解疼痛。在一项随机对照试验中，帕米膦酸盐用于急性骨质疏松性骨折能够明显缓解疼痛[15]。生活方式的改变对骨质疏松性骨折或有骨质疏松风险的患者是有益的，如改变饮食、摄入足够的钙和维生素D、定期进行肌肉训练和负重运动、戒烟等。

胸腰骶矫形支具（thoraco lumbo sacral orthotic，TLSO）常用于神经功能正常的稳定骨折患者。许多非负重骨的骨折是稳定的，如棘突或横突骨折，可以使用镇痛药物，用或不用矫形支具皆可。前缘的压缩性骨折也可以用支具治疗。在这种情况下，支具可以减少前屈并降低椎体前柱的负荷。当决定使用矫形支具时，必须明确站立位时骨折的稳定性，隐匿性不稳定在仰卧位CT扫描中难以发现。脊柱后凸大于30°、椎体高度下降50%、累及连续3个节段，以及屈曲牵张型的压缩性骨折应采用手术治疗。有学者主张佩戴支具8～12周，每4～6周行立位X线检查，以评估骨折愈合情况及是否存在进行性后凸畸形[16]。

手术治疗

对于胸腰椎骨折的老年患者，若保守治疗后临床症状没有改善或影像学提示骨折程度加重时，通常将椎体成形术作为下一步的治疗手段。经皮椎体成形术即经皮通过椎弓根向骨折椎体注射高强度骨水泥，适用于保守治疗3～4周未改善的外伤性骨折[17]。球囊后凸成形术是在骨折的椎体内部植入一个球囊，目的是在低压注射骨水泥前纠正后凸畸形[18]。除外伤性椎体骨折小于7～10天，后凸角大于15°外，球囊后凸成形术适应证与经皮椎体成形术相似。上述手术的绝对禁忌证包括保守治疗有效的骨折、无症状的椎体骨折、全身/局部感染、对骨水泥过敏、凝血功能障碍、骨折节段有脊髓疾病[19]。

椎体成形术或椎体后凸成形术与对照组/假手术组比较的荟萃分析显示，与对照组相比，经皮椎体后凸成形术和椎体成形术可以获得相似的长期疼痛缓解和临床疗效；然而，与椎体成形术相比，椎体后凸成形术成本更高，手术时间更长[20-21]。Minamide等研究了51例患者早期（<4周）与晚期（>4周）椎体后凸成形术的疗效，并注意到椎体后凸成形术在术后即刻可以恢复脊柱序列；但长期随访发现，患者脊柱序列又恢复到了接近术前的状态。因此，他们的数据表明，与晚期治疗组相比，早期治疗组初始后凸角更小，长期随访后能显著改善脊柱序列，并降低后续骨折的发生率[22]。

老年不稳定性脊柱骨折往往需要辅助手术器械固定，应考虑老年并发症、脊柱强直性疾病和骨质疏松等因素。不稳定胸腰椎骨折的常见标准治疗术式包括骨折上下节段的后方融合，采用椎弓根螺钉内固定，同时伤椎可辅助椎体成形术/椎体后凸成形术。图19.1显示了一位67岁女性的站立位脊柱侧位X线片和MRI，患者既往行T_4~T_{11}和L_4~S_1融合，合并新的T_{12}压缩性骨折，T_{12}椎体骨折块后移导致脊髓受压。损伤性质属于不稳定骨折，因此采用手术治疗方案，使用原位弯棒进行脊柱序列的复位，包含L_1～L_3。切除T_{12}椎板和部分L_1和T_{11}椎板进行减压，植入双侧髂骨螺钉并连至原内固定系统以增加稳定性。术中超声检查证实脊髓减压效果良好。8个月的随访显示畸形得以矫正，并恢复矢状位平衡（图19.2）。

骨质疏松患者有较高的并发症发生率，包括螺钉松动甚至退出[23]。因此，各种不同的方法已经被用于解决这类患者骨质量差的问题。骨水泥强化椎弓根螺钉应用广泛，即通过空心椎弓根螺钉填充聚甲基丙烯酸甲酯。值得注意的是，FDA仅批准了恶性肿瘤继发骨质疏松患者使用骨水泥椎弓根螺钉。当骨水泥用于骨质疏松或骨质减少的患者时，由外科医师酌情决定适应证，并应被视为超说明书使用。图19.3展示了空心椎弓根螺钉在骨水泥注射前和骨水泥注射后的情况。Girardo等在一项单中心回顾性研究中，观察了91例年龄大于65岁、需要内固定融合的胸腰椎骨折并伴有骨质疏松的患者，包含标准椎弓根螺

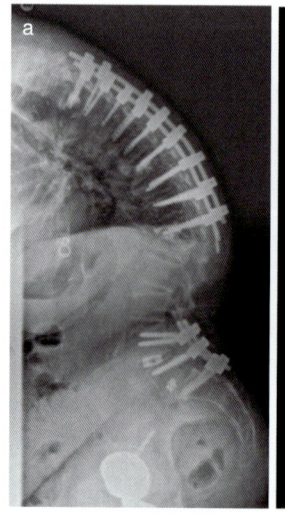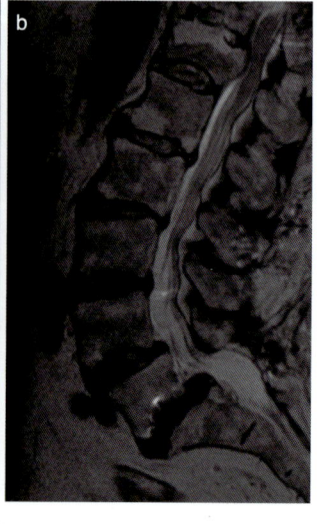

一位67岁女性站立位脊柱侧位X线片和MRI。a.67岁女性，既往T_4～T_{11}和L_4～S_1融合伴T_{12}压缩性骨折；b.腰椎MRI（未增强）显示T_{12}压缩性骨折伴T_{12}椎体骨折块后移导致中重度椎管狭窄。

图19.1

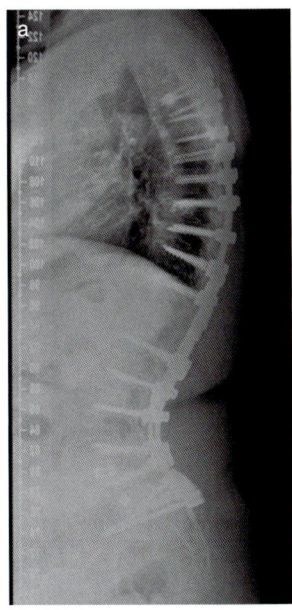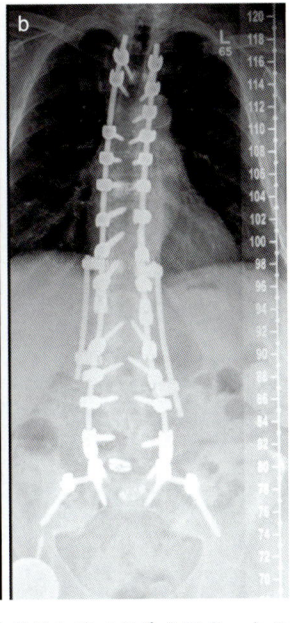

$T_{11} \sim L_3$ 的内固定上下延伸并增加了双侧骨盆固定，矢状面平衡得以恢复。a.术后5个月侧位像；b.术后5个月正位像。

图 19.2

钉、空心螺钉和甲基丙烯酸甲酯强化螺钉共计636枚。通过术后随访X线片，评估骨折上下节段Cobb角、骨折椎体后凸角和椎弓根螺钉松动情况。在本研究中，与其他类型的螺钉相比，骨水泥强化螺钉没有出现螺钉松动（标准椎弓根螺钉1个，空心螺钉4个），节段Cobb角和骨折椎体后凸角的维持更满意[24]。

伴有DISH或AS的老年患者出现胸腰椎骨折应当注意，因为骨折不稳定伴继发移位和骨折延迟愈合/不愈合的风险较高。手术通常采用后方入路，方便减压、重建脊柱序列并恢复伤椎稳定性。在摆放患者体位时必须小心，因为摆放体位的过程会产生额外的伸展-牵张力，导致进一步的损伤和（或）畸形。Werner等建议在骨折椎体上下各固定3个节段，以减少每个节段的应力。如果仅靠后路手术无法实现满意的复位，则可能需要前路手术辅助提供足够的复位和前柱支撑[25]。AS和DISH患者更多地使用微创后路内固定，可以缩短手术时间、降低出血量和减少软组织损伤；然而，如有神经功能损伤，应高度怀疑硬膜外血肿，可能需要开放手术进行减压[26]。

并发症

老年患者的并发症较多，术后并发症也更多。Winkler等对年龄大于55岁的22 835例胸腰椎外伤患者进行了回顾性分析，观察到老年组（大于70岁）的心搏骤停（0.1% vs. 0.2%）、心肌梗死（0.6% vs. 1.2%）和尿路感染（1.7% vs. 2.8%）的发生率更高。其他并发症包括肺炎（7%）、急性呼吸窘迫综合征（3.6%）、深静脉血栓形成（3%）、手术部位感染（1.5%）、非

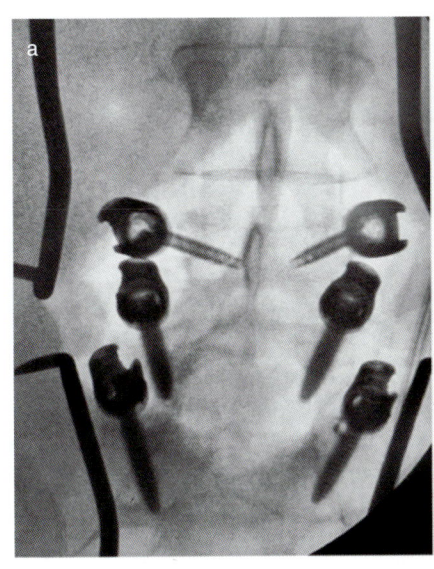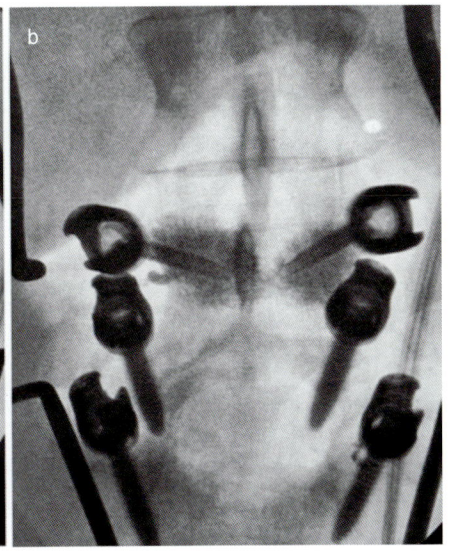

双侧 L_4 空心螺钉。a.骨水泥强化前；b.骨水泥强化后。

图 19.3

计划二次手术（0.2%），两组间的差异无统计学意义。然而，老年组住院患者并发症发生率较低，老年组为5%，中年组为9.3%，老年患者椎体成形术/后凸成形术并发症发生率显著降低（$OR = 0.14$）[2]。

经皮椎体后凸成形术或经皮椎体成形术后的并发症包括症状性骨水泥渗漏、骨水泥栓塞、肺栓塞、骨髓炎、邻近椎体骨折、脊髓和神经根压迫。上述手术的总并发症发生率低于2%，经皮椎体成形术神经损伤发生率为0.6%，椎体后凸成形术为0.03%。椎体成形术的肺栓塞发生率为0.6%，椎体后凸成形术为0.01%[27]。

结论

随着平均寿命的增长，老年人群胸腰椎损伤的发生越来越常见。因此，应该更广泛地了解与胸腰椎外伤相关的老年人群特征，以便为这类人群提供更合适的手术和医疗护理。骨质疏松和强直性脊柱炎等对老年人脊柱的生物力学有重大影响。因此，需要特别注意这一患者群体，以降低围手术期和术后并发症的风险。

参考文献

（李嘉仪　孟　海　译）

第二十章

骨髓炎

Jacob S. Blitstein,Ashraf E. El Naga,Sanjay S. Dhall,Anthony M. DiGiorgio

病例介绍

65岁男性患者,背痛及腹痛3周。既往有终末期肾病(行血液透析治疗)、高血压、冠心病、丙肝病史。否认发热、关节痛、肌痛、恶心或呕吐。患者否认存在肢体麻木、肌力减低或神经根性疼痛,其生命体征平稳,体温正常。体格检查比较明显的是,右侧胸壁留置了一个透析导管,因外周动脉病变导致了双侧膝下截肢。在体格检查中患者的整体健康状况不佳,但并没有显著的神经功能障碍。实验室检查显示白细胞总数$6.3×10^9$/L,C反应蛋白71 mg/dL(正常小于8.1 mg/dL),血沉130 mm/h。腹部CT提示腰大肌脓肿及L_1~L_2椎体的骨质破坏(图20.1)。腰大肌脓肿穿刺液培养提示表皮葡萄球菌,根据药敏试验结果给予患者抗感染治疗。MRI扫描显示无神经受压(图20.2)。在完成12周静脉抗生素治疗后不久,患者腹痛症状加重,CT扫描显示L_1~L_2椎体塌陷加重,并且出现L_1棘突和椎板骨折(图20.3)。患者进行了侧路L_1~L_2椎体次全切除术,植入可撑开的钛合金椎间融合器,分期行T_{10}~L_4后路内固定(图20.4)。患者很好地耐受了手术,达到了牢固的融合。

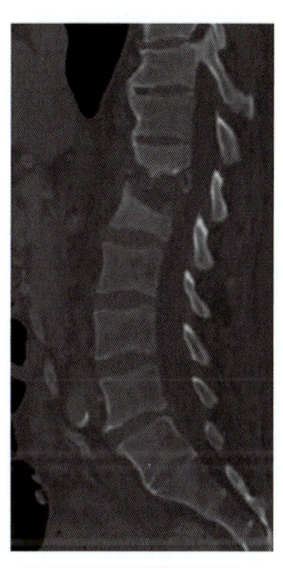

无增强脊柱CT矢状面平扫显示L_1~L_2椎体骨质破坏,并伴有局部的后凸畸形。

图20.1

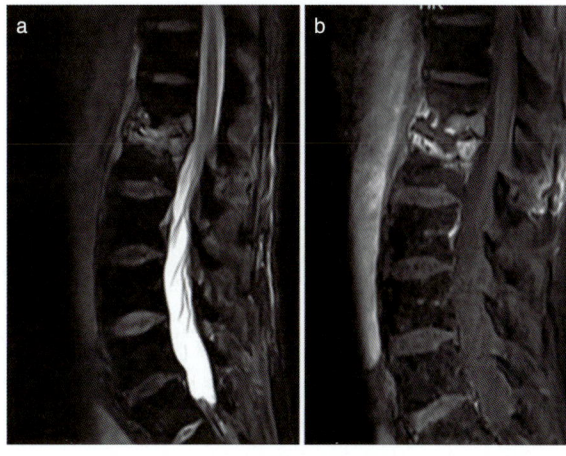

a.脊柱MRI矢状面T_2加权图像和增强图像;b.信号强化的椎体及椎间盘有炎症表现,但无神经受压表现。

图20.2

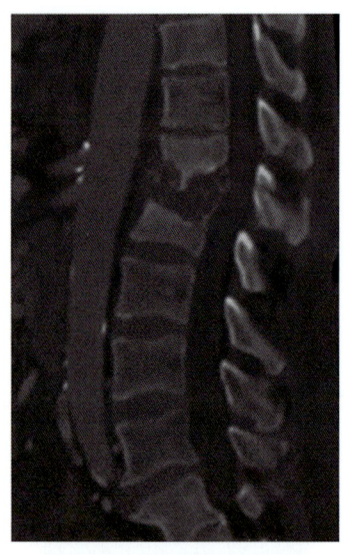

无增强脊柱CT矢状面平扫显示L₁棘突新发骨折。
图20.3

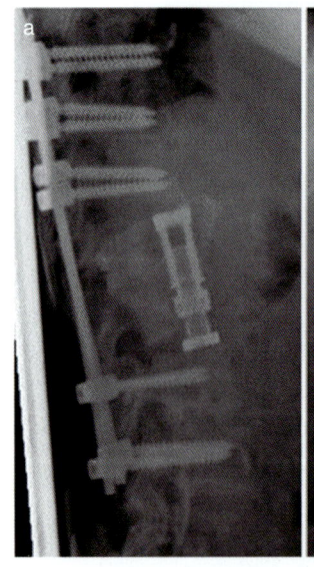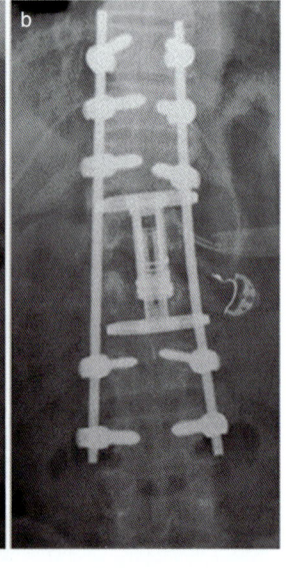

术后侧位（图a）和正位（图b）胸腰椎X线片显示L₁~L₂椎体的可撑开钛合金椎间融合器和T₁₀~L₄的椎弓根螺钉后路内固定。
图20.4

流行病学

人口学特征

椎体骨髓炎（vertebral osteomyelitis, VO）是一种年轻人和老年人都可受累的疾病。VO一般发生于60~80岁成年男性[1]。VO以男性患者为主[1]，发病率随年龄增加而增加[2-3]。在老年患者中，VO与使用静脉输液港、医源性接种以及从泌尿系统感染的血行传播有关。相比之下，年轻患者中的VO通常与静脉注射药物的使用有关[4]。VO通常发生在患有基础病的患者身上，大多数患者患有一个以上的并发症，如VO患者中合并糖尿病（29.3%）、肝硬化（9.2%）和恶性肿瘤（8.7%）[5]。它还与免疫抑制有关，如使用糖皮质激素或化疗[6]。这些并发症可能是导致老年患者VO发病率增加的危险因素，因为他们更可能患有潜在基础疾病或免疫系统受损，并且伴随这些慢性疾病长期存活。

发病率

VO在所有骨髓炎病例中占3%~5%，全球每年发病率为每百万人中有4~24人[7-9]。在过去的20年里，VO的发病率在美国和全球范围内不断增长。这种增长可以归因于老年人口增加、慢性疾病患病率增加，以及年轻人静脉注射药物滥用增加。然而也有人指出，近年来随着医疗诊断能力的提高，对VO的识别与诊断增加，也可能导致其发病率增长[7, 9-12]。静脉输液通路装置（如血液透析或长期化疗用）相关的VO发病率也在增加，因为患者需要使用上述装置并获得了更长的带病生存期[5, 13-18]。

病因学

VO感染可以由细菌性（化脓性）、肉芽肿性、真菌性或寄生虫性病原体引起。各种病原体的发病率请参见表20.1。在化脓性椎体骨髓炎（pyogenic vertebral osteomyelitis, PVO）中，革兰氏阳性菌是最常见的病原体，通常为金黄色葡萄球菌和链球菌。肉芽肿性感染包括真菌、分枝杆菌、结核杆菌或布鲁杆菌感染。寄生虫性VO感染很少见，最常见的病因是棘球绦虫感染[19]。

大多数PVO为单一病原微生物感染，而多病原微生物合并感染的比例为9%[20]。虽然多数血行性椎体骨髓炎（hematogenous vertebral osteomyelitis, HVO）的病例是由甲氧西林敏感的金黄色葡萄球菌（methicillin-sensitive staphylococcus aureus, MSSA）引起的（占33.5%），但随着与静脉内药物使用相关病例的增多，耐

表20.1 椎体感染致病原的相关发病率[13-18]

革兰氏阳性菌	发病率	革兰氏阴性菌	发病率	肉芽肿性	发病率	寄生虫性	发病率
甲氧西林敏感金黄色葡萄球菌	+++++	大肠埃希菌	+++	结核	+	棘球绦虫	—
耐甲氧西林金黄色葡萄球菌	++++	铜绿假单胞菌	++	布鲁杆菌	—		
链球菌	+++	克雷伯菌	+				
表皮葡萄球菌	++	变形杆菌	+				
肠球菌	—	念珠菌和曲霉菌	+				
丙酸菌属	—						

甲氧西林金黄色葡萄球菌（methicillin-resistant staphylococcus aureus，MRSA）引起的HVO之趋势也在增加[9-10]。MRSA还常见于患有慢性肾脏疾病的患者[21]，可能通过血管通路而使患者获得院内感染。尽管罕见，但在HVO中的革兰阴性菌感染也时有发生，其中最常见的包括肠杆菌科、克雷伯菌属、奇异变形杆菌、大肠埃希菌和假单胞菌属[3, 9, 20]。

在脊柱手术后发生VO的情况中，尤其是植入脊柱内植物时，常常分离出凝固酶阴性葡萄球菌（coagulase-negative staphylococci，CoNS）和丙酸杆菌[22]。在既往曾行脊柱手术的患者、老年人和免疫功能受损的人群中，表皮葡萄球菌经常作为VO感染病原体被分离出来[7, 23-24]。CoNS和丙酸杆菌是低毒性的细菌，它们可以在刷牙等轻度口腔损伤或仪器操作后进入血流。最近发现它们引起了越来越多的经过病原学确诊的PVO病例[6, 9, 12]。虽然革兰氏阴性菌引起的VO并不常见，但静脉吸毒所致感染的发病率有所提高[1]。

脊柱结核也称为Pott病，在全球所有结核病感染中仅占1%[25]。随着全球结核患病率的降低，Pott病的总患病率也在持续下降。在2019年患结核病的1000万人中，有8个国家占据了2/3的比例（印度、印度尼西亚、中国、菲律宾、巴基斯坦、尼日利亚、孟加拉国和南非）。欧洲仅占所有结核病感染的2.5%，美洲仅占2.9%[26]。结核性椎体骨髓炎（tuberculosis vertebral osteomyelitis，TVO）通常累及胸椎[27]。与PVO相比，TVO通常表现为2个以上感染的椎体，大约25%的TVO病例有多部位非连续的跳跃性病灶[28]。而在地中海、中东和南美等地区，布鲁杆菌也可以引起肉芽肿性的VO[9, 29]。感染的来源通常是受感染的家畜。布鲁氏杆菌性椎体骨髓炎好发于腰椎，多节段受累罕见[30]。

真菌性椎体骨髓炎（fungal vertebral osteomyelitis，FVO）是引起椎体骨髓炎的不太常见的病因之一。大多数FVO病例与免疫抑制或静脉吸毒有关，但脊柱手术也可能导致FVO[9, 31]。念珠菌病、曲霉病、球孢子菌病和隐球菌病是FVO中最常见的致病真菌，而组织胞浆菌病和芽生菌病在一些地方性疫区也会引起FVO发病[31-32]。FVO最常见于腰椎。虽然非常罕见，但寄生虫感染（来自棘球蚴属）可引起VO，其疾病流行地域多在温带地区和国家，包括南美洲南部、地中海沿岸、俄罗斯中南部、中亚和中国[33]。

受累部位

虽然腰椎是最常见的位置，但VO可能累及脊柱的任何部位。它通常涉及≥2个相邻的椎体和相邻的椎间盘间隙[17]。偶尔，感染可以涉及非相邻的椎体，并伴有正常相邻椎体或呈现为单一椎体的疾病，通常伴有椎体塌陷，类似于脊柱压缩性骨折[17]。感染还可以涉及硬膜外间隙、后部结构和周围软组织。

病理生理学和发病机制

虽然大多数VO病例是由于血行途径引起

的，VO也可以由直接种植感染（12%～26%的病例）或从相邻组织的扩散感染（3%）引起[17, 34]。HVO的常见原发感染部位包括泌尿生殖系统、消化系统、呼吸系统、口腔、皮肤、皮下组织、心内膜、滑囊和关节。另外，还包括感染的非脊柱植入装置或血管通路[17, 25]。由直接种植引起的VO主要是医源性感染，包括外科手术、脊柱内固定操作、腰椎穿刺或硬膜外操作[9]。虽然较少见，但创伤也可能导致VO[32]。

HVO始于细菌进入干骺板血管弓并扩散到椎体的椎间盘周围或干骺端[18, 25]。一旦进入椎间盘间隙，由细菌释放的蛋白酶就会引起渐进性破坏[25]。急性炎症细胞迁移到局部感染部位会导致水肿、血管淤血和小血管血栓形成[35]。感染扩散到周围软组织会危及骨的血供并导致骨坏死。多形核白细胞、巨噬细胞和破骨细胞随后释放炎性细胞因子和蛋白酶，分解坏死骨、感染组织及周围正常组织[36]。破坏后残留的骨膜碎片的完整区域可以促使新骨形成，称为包壳，它包围着死骨。新骨在几周到几个月内继续增加密度和大小[37-38]。

手术干预通常是在椎体广泛破坏、感染逐渐扩散无法控制或存在神经功能损伤的情况下进行的。广泛的椎体破坏可能导致脊柱稳定性丧失或进行性畸形[25]。由VO引起的急性神经功能损伤是一种外科急症，这可能是由于椎间盘或骨块向脊髓管内后突，或者感染直接扩散形成硬膜外脓肿压迫神经所致[32, 39-40]。

临床表现

VO的临床表现范围很广，包括具有典型体征和症状的急性病程表现，以及没有菌血症和较少炎症特征的亚急性病程表现[12]。这种显著的差异性导致了诊断的困难及延误。

VO最常见的症状是轴性的背痛或颈痛（67%～100%），其次是发热和神经系统损伤（肌力减退、感觉改变或根性疼痛）。然而，没有发热并不排除VO的可能性[20]。背痛的平均持续时间超过2周，可能长达几个月，随后出现全身乏力，发热成为最后出现的症状[14, 18-19]。

Mylona等进行的系统综述报告称，从症状开始到诊断的平均时间为11～59天；报告也反映了VO中广泛的临床表现[20]。

神经系统的症状可以从轻微的表现，如感觉丧失、刺痛或神经根病变，发展到严重的神经系统损害和随后的肢体无力。神经损伤后遗症的严重程度取决于感染部位和感染的病原微生物的侵袭性。患者颈部受累可能出现吞咽困难和斜颈，或因胸部受累而出现自主神经异常症状[25, 41]；腰骶部感染可以导致单个或多个神经根损伤[1, 42]；快速发作的截瘫或四肢瘫通常是由于脊柱硬膜外脓肿（spinal epidural abscesses，SEA）引起的[42]，但SEA的"经典三联征"（背痛、发热和神经损伤）并不能敏感地预测SEA或VO[1]。

一个容易识别的原发感染可以警示临床医师可能存在VO，比如尿路感染或皮肤/软组织感染。其他已报告的伴随症状感染的来源包括呼吸道（通常是由于鼻窦炎引起）、口腔（由于轻度牙齿或牙龈创伤引起）和胃肠道[20]。低毒性细菌引起的病例增加，特别是在有并发症的老年人群，导致越来越多的病例呈现亚急性病程，其表现为病情进展缓慢的症状和体征[43]。

诊断/检查

以急性背痛作为主诉的VO病例往往会导致诊断延后，患者通常存在数月的背痛症状[4, 17, 44]，并且有相当一部分病例在初诊时没有背痛表现[9]。通过详细收集病史和进行体格检查，可以降低误诊的可能性。如果怀疑VO，需及时进行进一步的实验室和影像学检查，以免延迟诊断和导致并发症的发生[1]。

美国传染病学会（The Infectious Disease Society of America，IDSA）发布的《原发性椎体骨髓炎诊断和治疗的临床指南》建议在出现新的或加重的背痛、颈痛、发热、血沉或C反应蛋白升高、菌血症或心内膜炎症状的患者中考虑诊断VO[41]。患者通常表现为炎症性轴性疼痛（与机械性疼痛相反，后者休息后会减轻）和全身症状，如厌食、乏力、体重减轻、恶心或呕吐。疼痛通常为局限性且椎旁压痛为阳性。与VO相关的重要危险因素包括静脉注射药物史、近期曾行脊柱手术或注射操作、免疫抑制（先天性或获得性），以及患糖尿病、慢性肾脏或肝脏疾病[41]。所有VO患者应考虑评估并发感染性心内膜炎的可能性[5, 21, 45]。

怀疑有VO时，建议进行完整实验室检查，包括血常规、血沉、C反应蛋白、血生化和血液培养。血生化检查可以帮助临床医师评估并发症的情况，比如未控制的高血糖和尿毒症，这些情况与VO和脓毒症的发病率显著相关[1]。血沉和C反应蛋白水平被认为是VO的高度敏感指标，但是缺乏特异性[14, 25]。

与血沉和C反应蛋白不同，白细胞增多或中性粒细胞增多（>80%中性粒细胞）对于诊断VO的敏感性不高[46]。尽管大多数患者白细胞计数中度升高，即白细胞为（11.0～17.0）×10^9/L，但VO患者的白细胞增多情况差异很大，没有发现升高程度与疾病严重程度之间的相关性[1, 46]。

任何怀疑患有VO的患者都应进行脊柱影像学检查，如伴有神经功能障碍，应急诊检查[1]。CT扫描对于溶骨性病变具有很高的敏感性，通常能够检测到椎旁和硬膜外的受累情况[47]。应该对所有患者进行MRI检查，以量化感染的程度，提供基线数据，并排除任何硬膜外受累的可能[48]。如果没有禁忌证、过敏或肾脏疾病等，应使用钆剂做增强MRI检查。

在治疗之前确定病因对于选择适当的抗生素非常重要。避免延误有效治疗可以降低发病率和死亡率[16, 49-50]。建议进行血液培养，以帮助指导初始诊断或治疗决策，并可以同时进行组织培养，用来确认引起VO的感染性病原体[1, 3]。

在影像学检查中诊断出椎体骨髓炎或椎间盘炎时，如果患者血流动力学稳定，应在24小时内进行紧急的影像引导下穿刺活检，同时使用抗生素直到活检后。如果患者血流动力学不稳定，建议立即使用抗生素[1]。对于尚未使用抗生素的血流动力学稳定的患者，建议等待血液培养结果返回，以帮助选择有效的治疗方案。在等待初始血液培养结果时，建议进行密切的神经监测。若出现神经损伤和（或）硬膜外脓肿，无论是否伴有血流动力学不稳定，均应立即开始经验性抗生素治疗，而不必等待培养结果[45]。

活检被用于确认微生物的病原学，有助于指导治疗决策[1, 14]。在病因未知的情况下，影像引导的经皮穿刺活检优于开放性活检；但是，近期脊柱手术后的患者应考虑行开放性活检[20, 51]。

治疗

大多数VO病例可以采用保守治疗，无须进行手术治疗。典型的抗生素方案是静脉注射万古霉素和头孢曲松[1, 22]。

为了评估抗微生物治疗的反应，除了总体评估临床状况外，还可以使用影像学、CRP和ESR监测[52]。早期确定从静脉注射转为口服抗生素时机的最佳独立预测因子是CRP水平，特别是在术后感染的情况下[53-54]。MRI和PET扫描都可以用于监测疾病进展[55]。

手术治疗适用于神经受压导致神经功能损伤、脊柱不稳定、进展性畸形或药物保守治疗失败的情况[4, 18]。药物保守治疗失败的高风险因素包括糖尿病、多发感染和硬膜外脓肿[56]。

感染破坏了骨质，因此在手术治疗的情况下通常需要使用内固定[57]。尽管长期以来人们认为在感染区域放置内固定会导致持续感染，但是最新的文献表明，情况并非总是如此[15, 58-61]。手术治疗包括前路、后路或联合手术。选择手术方式时，感染病变和神经压迫的位置是需考虑的关键因素。如果存在硬膜外脓肿，应选容易进入椎管的手术入路方式。由于VO偏好椎体，因此矫形通常需要在放置后方内固定装置的同时重建前柱[62]。

重建胸腰椎前柱可以通过前路、后路或侧路的方式进行，而颈椎的前柱重建是通过标准的颈椎前方入路进行的。在胸椎部位通常采用基于后路的手术方法，如肋椎关节切除入路。在这种方法中，相邻的肋椎关节被切除，以便斜向进入椎体前方进行椎体切除和前柱重建，但通常会损伤一条胸神经根，特别是在进行多节段重建时，损伤更易发生。然而在L_1以下的位置，牺牲神经根会显著影响功能，因此腰椎不考虑采用此类后外侧入路。在腰椎部位，常采用侧面或腹膜后入路。这种情况下，可采用经腰大肌相关的几种入路从大血管的侧面进入椎体的方法。侧方胸膜后入路也可以用于胸椎，但不超过 T_5，因为此处腋窝会妨碍术野暴露。

对于任何前路椎体重建，通常考虑进行后路内固定，特别是在多节段椎体切除术中。后路内固定将提高融合率，特别是在颈椎区域[63]。如果脊髓硬膜外脓肿的处理可以仅行椎板切除术，则通常采用单独后路手术来处理[50]。

可供选择的手术方式很多，建议根据每个患者的疾病情况和风险因素采用以患者为中心的方法。在诸多的备选方案中，对于没有神经损伤的患者，脊柱支具可以作为手术治疗的替代方法，特别是当并发症妨碍了手术干预时。然而，一项队列研究比较了刚性脊柱支具和经皮后路钉棒内固定，发现与手术治疗组相比，支具组有着"更快速的康复、更低的疼痛评分和更加改善的生活质量"[64]。

转归和并发症

预后主要取决于早期诊断和治疗，以免神经系统后遗症和其他并发症的发生。Park 等报告了主要的后遗症风险因素包括诊断时间≥3周、神经系统损伤以及颈部或胸部受累。虽然总体死亡率低，但是功能障碍更为常见，27%的患者出现严重影响生活质量的并发症[18,20]。与退行性疾病相比，VO 手术的神经系统症状改善较少、并发症发生率较高[61]。

结论

VO 是引起背痛的常见病因，如果诊断和治疗有误，可能会导致严重的神经功能障碍和明显的脊柱不稳或畸形。VO 的发病率不断增加，突显了临床医师需要具备足够的知识，以免延误诊断[12]。先进的影像和病原微生物培养都是确立诊断的关键组成部分。对于没有神经功能损伤或失稳证据的患者，以病原微生物培养结果指导选择合理的抗生素是首选治疗，同时要处理并发症。对于脊柱不稳定、渐进性畸形、神经压迫和药物保守治疗失败的患者，需要进行手术治疗。手术治疗通常选择成熟的手术入路，完成前路椎体重建的同时，进行有效的内固定。

参考文献

（范子寒　孟　海　译）

第二十一章

老年胸腰椎肿瘤

Jacob L. Goldberg, Ori Barzilai, Dennis Timothy Lockney, Anubhav G. Amin, Mark H. Bilsky

引言

转移性肿瘤引起的症状性脊髓压迫很常见，影响着高达20%的肿瘤患者，通常需要手术干预[1-4]。对于症状性患者，手术可以改善疼痛、神经功能状态和生活质量[5-6]。靶向药物治疗的进步提高了肿瘤患者总体生存率，因此脊柱转移瘤的发生率预期会增加；然而，靶向药物治疗在非骨骼肿瘤病灶方面的效果更为突出[7]。由于老年人口的增加，脊柱转移瘤发病率上升[8]。老年人面临着更高的围手术期风险，治疗更具挑战性。综上所述，手术治疗的重要性和老年人手术面临的风险增加，使最佳治疗方案的选择陷入困境。

尽管研究已经证实老年人群中多种原发性肿瘤手术的安全性，但是在这个年龄群体中，脊柱手术仍然具有挑战性。由于老年患者在术前状态下生理储备减少、失血耐受性差、活动率较低以及营养状况不佳，故而面临更高的围手术期并发症发生风险[9-11]。事实上，65岁及以上的患者在接受择期腰椎手术后，面临更高的围手术期并发症发生风险和再住院的风险，这种风险随着手术创伤的增大和患者并发症的增多而进一步增加[12-13]，尤其是在80～90岁人群。接受择期退行性脊柱融合术的80多岁老年人面临的围手术期并发症发生率和死亡率分别高达71%和8%[14-17]。值得注意的是，老年人使用内固定进行融合手术的风险最高，而这在处理脊柱肿瘤时是必不可少的。Deyo等发现与无内固定腰椎手术相比，内固定融合手术存在较高的并发症、输血和需要家庭护理的风险[18]。此外，手术需要大量镇痛药物，老年人将面临围手术期疼痛和（或）谵妄管理不当的风险[19-20]。以上可能引起患者对安全行走方面的担忧，从而导致制动时间延长及相关并发症的发生风险增加。

尽管如此，近年来的技术进步，包括微创手术技术的整合、先进光子束放射线治疗的增加（即立体定向放射外科治疗）、严格的医学术前评估及老年医学术后联合管理，使老年人更加容易耐受手术。由于治疗策略的不断发展，多种不同亚专业的团队协同合作，都有助于确保患者获得最佳治疗。神经、肿瘤、机械稳定性和全身疾病/医学并发症（neurologic, oncologic, mechanical stability and systemic disease/medical comorbidity, NOMS）框架理念通过多方面的评估以优化患者的预后[1]。NOMS旨在综合必要的临床组成部分，以指导外科决策。虽然全身疾病/医学并发症在NOMS中一直扮演着重要角色，但在老年肿瘤患者的外科决策中，它显得更加重要。

在本章中，我们将介绍把NOMS框架应用于老年患者的情况。我们将讨论并发症、可控风险因素以及预测工具和指标，并介绍评估微创技术的现有文献。最后，我们将通过一个采用微创手术治疗（疗效同开放手术一致）的脊柱转移瘤病例，回顾术前、术中和术后需考虑的关键因素。老年人的原发性胸腰椎肿瘤非常罕见，不在本章介绍的范围。

历史数据

关于手术治疗老年人脊柱转移瘤疗效的数据有限。通常情况下，80岁以上老人的癌症治疗（需要进行大手术）历来很难，此人群中并发症高发，并且缺乏复杂手术后高质量、长期的生存数据作为参考[21-24]。最近的一系列研究评估了此年龄组其他原发性恶性肿瘤的手术安全性和有效性，发现对于诊断为结直肠[25-26]、乳腺[27-28]、肺[29-31]、子宫内膜[28]、肾[28, 32-33]和膀胱[32, 34]癌症的患者，其疗效尚可接受。针对脊柱转移瘤，Amelot等发表了一项大型前瞻性多中心研究，评估了22个国际中心1266名患者的年龄因素[22]，发现了一些有趣的结果。与70岁以下的患者相比，80岁及以上的患者出现更严重的神经损伤，需要急诊手术，并且容易出现多节段脊柱受累。在超过80岁的患者中，出现并发症的比例（33%）与70岁以下的患者（17%）相比存在显著差异。这种差异在很大程度上与术后切口并发症相关。所有年龄组的患者生活质量都获得改善。

老年脊柱转移瘤患者的评估

NOMS框架将脊柱转移的手术决策标准化，通过整合神经功能、脊髓压迫程度、对常规外照射治疗（conventional external beam radiotherapy，cERT）的敏感性及疾病范围和医学并发症，帮助患者实现最佳疗效[35]。该模型针对姑息治疗、疼痛控制、神经功能保护、稳定性维持和局部肿瘤控制的治疗目标不变，但放射治疗和医学肿瘤学的发展改变了外科手术的治疗目标。

在NOMS框架模式中，神经学和肿瘤学需要联合分析。既往神经学的重点是脊髓病变或功能性神经根病变的严重程度，但现在这些决策大部分取决于影像学参数。6点分级系统（也称为"Bilsky评分"）是一种可靠的评估硬膜外脊髓压迫的标准化评价工具[36]。在这个有效的评分系统中，0～1c等级仅涉及逐渐增加的椎管侵犯程度但无脊髓压迫。2级和3级被认为是高度压迫，分别代表脊髓受压周围存在或不存在脑脊液。肿瘤学组考虑肿瘤对常规外照射治疗（conventional external beam radiation therapy，cEBRT）或脊柱立体定向放射外科治疗的敏感性，这取决于肿瘤类型/组织学[37]。cEBRT通常以每次2～3 Gy的剂量，总剂量为20～40 Gy的方式进行。虽然血液恶性肿瘤、乳腺癌和前列腺癌对cEBRT有中度至高度的敏感性，但其余实体肿瘤治疗的有效率在3个月的随访中仅为30%。除了血液恶性肿瘤、乳腺癌和前列腺癌外，其余实体肿瘤常规外照射治疗随访3个月的有效率低至30%[38-39]。对放射敏感的肿瘤导致严重的脊髓压迫，常规外照射治疗仍然可以提供良好的疗效，包括影像上的脊髓减压及神经功能的维持或恢复。

术后使用立体定向体部放射治疗（stereotactic body radiotherapy，SBRT）及其疗效已经改变了脊柱转移瘤手术的目标和手术范围。SBRT可以高效地向肿瘤组织每次精确投放高剂量消融辐射，同时保护脊髓，即使对传统放射线耐受的肿瘤也可以获得持久的局部放射治疗效果[40]。这是一种变革性的模式转变，因为它允许使用SBRT产生轻度压迫的肿瘤，无论其组织学类型如何。重度压迫和（或）有脊髓病表现的患者需要进行手术减压，以缓解对脊髓的压力，并创造可接受脊髓辐射的区域，进行SBRT。在重度压迫的情况下使用SBRT，可能出现过度脊髓暴露引起放射性脊髓病，抑或脊髓暴露不足而发生硬膜外进展[41]。SBRT在术后的应用改变了手术治疗的角色。以前需要激进的手术方案来实现肿瘤的完整切除，因为术后常规外放射治疗的局部有效率较低。文献报告，通过激进手术和术后常规外放射治疗，随访1年局部有效率约为30%[42]。随着术后SBRT的应用，外科手术的目标已经从完整切除转变为仅进行脊髓减压并在脊髓周围创造2 mm的薄边缘（分离手术），以便进行适形消融立体定向放射治疗。Laufer等报告了分离手术后SBRT的结果，在这个研究队列中失败率为16%，其中一半已经经历过局部放射治疗失败，77%组织学上具有放射耐受性[43]。手术后患者通常需要内固定维持脊柱稳定，可以使用骨水泥强化螺钉进行微创短节段固定来减少组织损伤。

机械不稳定的判断基于脊柱肿瘤不稳定评分（SINS）[44]。这个评分系统评估肿瘤相关不稳定的6个方面，包括病变位置、疼痛及特征、骨质量、脊柱序列、椎体坍塌程度以及脊柱后方结构的受累情况。总分在0～6分为稳定，大于等于13分为脊柱不稳，7～12分为潜在不稳。

NOMS中最后且最重要的因素是评估疾病程度和医学并发症。对于非老年患者，推荐由肿瘤学专家来进行评估。总体生存评估可以通过几个预测模型实现。在对165例转移性脊柱疾病患者进行回顾性研究时，骨肿瘤研究组（Skeletal Oncology Research Group，SORG）的评分法在30天和90天时能够准确预测生存，而原始的Tokuhashi评分法则只能预测1年的生存率[45-47]。值得注意的是，这些评分系统并非专门用于老年人群体。

微创脊柱手术

随着术中导航、器械和手术技术的发展，微创手术（MIS）在脊柱外科各个领域得到了广泛关注。在与退行性病变和畸形有关的文献中，MIS技术已被证明与失血更少、住院时间更短、早期康复、术后镇痛药物使用减少、手术感染率降低等相关[48-51]。在一般脊柱肿瘤患者的研究中，上述脊柱微创手术的优点得以体现，特别是应用经皮椎弓根螺钉和（或）骨水泥强化椎弓根螺钉[52-53]。迄今为止在脊柱转移性肿瘤文献中，在患者术后一般状况、神经功能或疗效方面，MIS和开放技术两者并没有显著差异。然而，在脊柱肿瘤手术中，MIS技术具有失血更少和住院时间更短等优点[54]。毋庸置疑，MIS或开放技术的疗效评估需要进一步的研究。

衰弱

为了帮助评估老年脊柱转移患者手术适应性，"衰弱"的概念应运而生。衰弱是一种评估老年患者是否适合手术的方式。衰弱评分试图客观量化和描述并发症、营养状况、手术生理耐受能力及功能状况等方面，以此来评估患者对手术的适应性。在一项涉及594名老年患者接受择期手术（各种类型）的前瞻性研究中，根据患者术前的体弱、体重下降、体力活动和步行速度等方面，对患者进行衰弱评分，并且这些评分独立预测了手术后的并发症、住院时间和出院后去康复中心（之前患者一直生活在家中）的情况[55]。多个改良衰弱指标的研究已发表，用于预测接受脊柱畸形手术患者的生理储备能力[56-58]。此外，转移性脊柱肿瘤衰弱指数（metastatic spinal tumor frailty index，MSTFI）已经被开发出来，可用于评估老年脊柱转移患者群体的生理储备能力[59]。MSTFI模型由9个参数构建：贫血、慢性肺病、凝血障碍、电解质紊乱、肺循环障碍、肾衰竭、营养不良、非择期入院和前路/联合入路手术方法。基于这些指标，明确患者的衰弱程度。在一项针对超过4500名脊柱转移肿瘤患者的研究中，住院并发症发生率和住院死亡率分别为19%和3%。但与非衰弱患者相比，即使是轻度衰弱患者，发生严重住院并发症和术后住院时间延长的风险也显著增加。

老年患者联合管理

学科间项目管理包括医学和放射肿瘤学家在内的跨学科管理，旨在为脊柱转移瘤患者提供高质量的医疗管理[60]。当患者年龄较大时，诊疗过程中老年医学专家的加入可能会继续改善术前和术后的处理。Festen等评估了一个肿瘤老年学多学科诊断治疗小组的实施情况[61]，他们将传统肿瘤治疗团队和肿瘤-老年学团队对197名老年肿瘤患者的推荐方案进行比较，发现有25%的病例存在差异，肿瘤-老年学团队更倾向于采用低强度治疗或姑息治疗。在普外科肿瘤文献中，Shahrokni等强调了老年医学专家的作用，并强调术前预康复优化、术后与外科团队共同管理以及优化过渡护理模式非常重要[62]。尽管这种模式下管理脊柱转移瘤老年患者的研究尚未进行，但在老年腰椎手术患者中观察到了令人欣喜的趋势。Adogwa等评估了125名老年患者采用联合管理模式进行择期腰椎融合治疗退行性脊柱侧弯，发现术后并发症发生率降低，住院时间缩短，围手术期功能状态得到改善[63]。综合这些数据，表明老年医学专家在手术治疗的所有阶段都发挥着重要作用。

示范病例

76岁男性，无肿瘤病史，主诉背痛和严重的步态不稳。背痛的性质为机械性和自然生理性的。查体发现患者存在明显的脊髓病变，导致下肢功能障碍。检查发现T_8骨转移造成3度（重度）脊髓压迫（图21.1）。急诊使用骨水泥强化椎弓根螺钉行$T_7 \sim T_9$后路内固定融合手术，并进行了后外侧减压手术（图21.2）。术后行CT脊髓造影以计划放射治疗方案，显示硬膜囊恢复膨隆（图21.3）。患者神经功能基本恢复至术前状态，可无须助行器辅助行走。病理学检查结果为原发部位未知的低分化腺癌。随后对3个区域进行了剂量为30 Gy的SBRT。在这种情况下，手术目的是缓解症状性的重度脊髓压迫，创造安全的脊髓周围间隙，以便进行SBRT，同时获得用于病

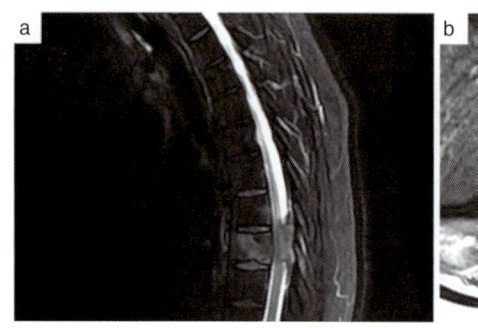
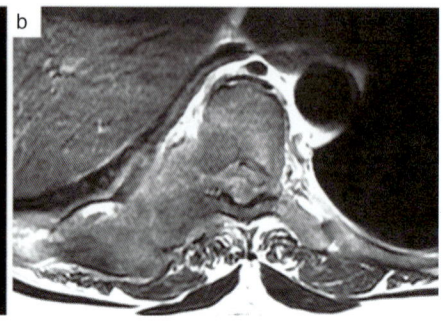

术前MRI。a.矢状位T_2加权像提示T_8处出现骨移位；b.轴位T_2加权像显示T_8处脊髓周围脑脊液消失，伴重度脊髓压迫（ESCC 3级）。

图21.1

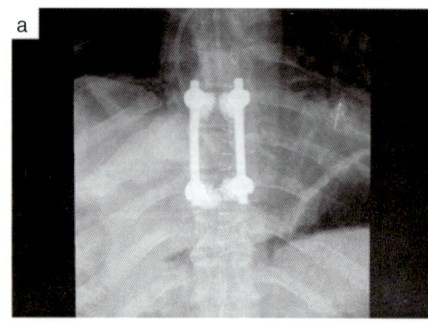
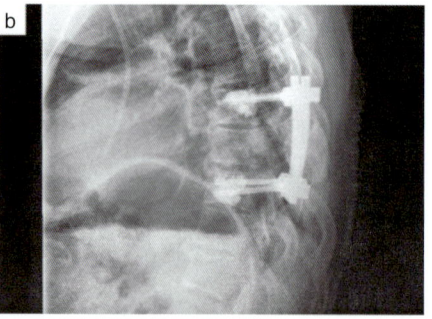

术后X线显示$T_7 \sim T_9$的椎弓根螺钉固定融合，并采用可灌注骨水泥强化椎弓根螺钉。a.前后位X线；b.侧位X线。

图21.2

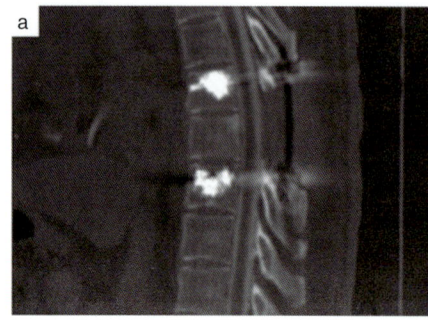
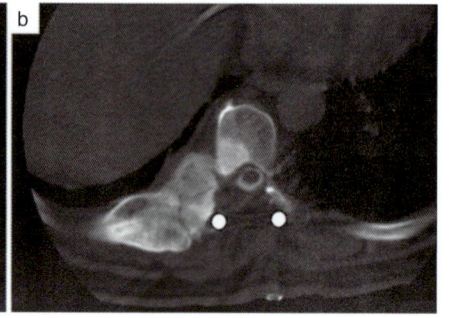

术后CT脊髓造影显示术前重度脊髓压迫的硬膜囊在术后恢复膨隆。a.矢状位；b.轴位。

图21.3

理诊断的瘤体组织。

结论

近年来，人类对肿瘤诊疗过程的理解不断加深，新的靶向生物学和免疫学治疗等手段提高了许多类型癌症患者的生存率。虽然这些治疗手段提升了全身对抗肿瘤的反应，但对骨转移的疗效较差，导致脊柱转移瘤的数量增加。随着脊柱转移的发生率增加，老年人所占比例也随之上升。老年患者属于高危人群，一般对侵入性手术的耐受性较差。幸运的是，放射治疗的进步使手术可以更加微创。虽然目前的文献证据有限，但已表明老年人群的肿瘤分离手术可以安全有效地进行。在此人群中降低围手术期风险需要多学科参与，包括老年医学专家。

参考文献

（范子寒　孟　海　译）

第四部分

老年脊柱外科技术的新进展

第二十二章

手术技术进展：椎间融合术

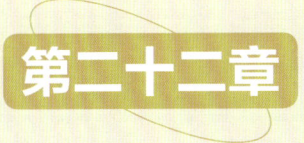

Andrew K. Chan，Alexander Haddad，Praveen V. Mummaneni

引言

随着人口老龄化不断加剧，退行性腰椎疾病（包括椎管狭窄、腰椎滑脱和脊柱侧弯）及其他腰椎疾病（如脊柱肿瘤和骨折）的发病率也在上升。这些疾病不同程度地影响了65岁以上的老年患者，导致残疾人数的增加，同时降低了患者健康相关的生活质量评分[1]。老年患者脊柱疾病发病率的增加使人们愈发关注外科治疗方式，包括脊柱融合术[2]。脊柱融合术可以通过使用后路内固定伴或不伴椎间融合器的手术方式来完成。Briggs和Milligan于1944年首次报告了腰椎椎间融合术，该手术用于治疗多种脊柱病变，包括退行性疾病、肿瘤、畸形和创伤[3]。与单纯的后方或后外侧融合术不同，椎间融合器的植入方法包括摘除椎间盘并插入骨移植物或植入物来促进上下椎体间前柱的融合[4-5]。与单纯的后方融合术相比，经椎间入路的前柱融合术有许多明确的优点，包括融合率的增加、椎间盘高度的更好恢复、节段性腰前凸的改善，还可以采用不同的手术方式来矫正脊柱影像学力线参数，尽管这一研究热点在文献中有不同的研究结果报告，但随着技术的快速发展，椎间融合术仍得到了广泛的应用[6-8]。

目前，存在许多手术入路可以到达椎间盘间隙并执行椎间融合的操作。腰椎最常用的5种手术入路包括后路腰椎椎间融合术（PLIF）、经椎间孔入路腰椎椎间融合术（TLIF）、前路腰椎椎间融合术（ALIF）、经腰大肌和经腰大肌前侧方入路腰椎椎间融合术（lateral lumbar interbody fusion，LLIF），每种手术名称均根据其入路方式命名[4]。PLIF和ALIF代表了更老、更传统的方法，近年来TLIF和LLIF才逐渐被使用。不同的外科医师针对不同的患者会采取不同的手术方法。目前，仍然缺乏高质量的证据来支持哪种手术方法最优[5]。同样，用于椎间融合术的植入物的类型也可以有所不同。最常用的植入物包括聚醚醚酮（PEEK）和钛合金，其中钛笼的融合率更高[5,9]。更新的技术如可膨胀式融合器、混合的PEEK/钛合金椎间融合器和三维打印，也越来越受欢迎，并仍在持续研究中[10]。

随着椎间融合技术研发投入的增加，该技术在治疗各种脊柱疾病方面的前景也变得更为广阔。方法和技术的多样性为外科医师针对不同患者选择合适的手术方式提供了更多选择。事实上，在计划如何最好地进行椎间融合时，患者的特征是最重要的考虑因素。对于老年患者尤其如此，他们具有独特的患者特征，可能会影响椎间融合的成功率和围手术期并发症的发生率。在本章中，我们讨论了椎间融合术在老年患者中的应用及重要的影响因素。

老年患者脊柱融合术：关键点

2000年，60岁以上的人口约为6.06亿；预计到2050年，这一数字将增至3倍多，达到20多亿[11]。事实上，60岁以上患者人口的增长速度将达到世界总人口增长速度的3.5倍[11]。随着老年患者群体的迅速扩大，加上老年退行性脊柱疾病的发病率较高，外科医师需要更全面地了解老年患者的临床特征。可以通过临床和影像学的细微差别来判断患者是否在椎间融合术后获得完全融合。识别和了解影响椎间融合术疗效的临床特征对于术前规划、患者咨询及改善患者症状和生活质量至关重要。

老年患者应考虑的主要并发症是骨质疏松。骨质疏松的定义为骨密度（BMD）T评分小于-2.5，2010年估计有1030万50岁以上的成年人患有骨质疏松，有4340万老年人处于低骨量水平[12]。骨质疏松的病理生理学涉及破骨细胞和成骨细胞活性之间的失衡，总体上增加了骨的重吸收[13]。骨重吸收的增加会导致骨密度降低。生物力学研究证实，与正常椎体相比，骨质疏松椎体后路内固定强度会降低[14-16]。低骨密度对脊柱手术的临床后果有据可查；并发症包括压缩性骨折、移植物下沉、近端交界处后凸畸形和（或）骨不连[14]。与骨密度降低相关的失败机制也可能与融合类型有关。在椎间融合中，骨质疏松与移植物下沉、医源性骨折和螺钉松动的发生率增加有关[16-19]。其次，骨质疏松还与临床预后不良有关，包括手术翻修率的增加，要特别关注其对患者和医疗资源的影响[16,18,20]。有趣的是，在接受脊柱手术的患者中骨质疏松很可能被漏诊了。最近的研究表明，可以将术前CT测量的Hu值作为诊断工具，来及时发现低骨密度[21-22]。因此，每位接受脊柱手术的老年患者都应考虑骨质疏松，并在适当时通过钙、维生素D和双膦酸盐等进行治疗[23]。一些外科技术，如增加螺钉尺寸或采用骨水泥增强螺钉，也已被研究用于合并骨质疏松的患者[14]。

同样，其他经常伴随高龄出现的并发症，如胰岛素依赖型糖尿病[24-28]、肥胖症[29-30]和营养不良[31]，也与并发症发生率增加和临床结果预后不良有关，这也突显了考虑这些问题的重要性。事实上，胰岛素依赖型糖尿病大鼠模型已被证实会降低融合率。在人类患者中也发现了类似的趋势，应该在术前及时发现/识别胰岛素依赖型糖尿病患者[24,32]。针对这类患者进行术前规划对于减少术后并发症是至关重要的。尽管老年患者的并发症发生率很高，但多项研究表明，合适的外科干预可以改善患者的临床症状和提高健康相关生活质量的评分[33-34]。此外，研究表明，手术治疗老年脊柱病变是划算的[35]。

老年患者椎间融合术：文献综述

如前所述，许多进入椎间盘间隙的入路为外科医师提供了多种选择，外科医师可以根据他们的偏好、患者的解剖结构和目标椎间盘间隙进行选择。每种方法具有独特的优点和缺点，使它们或多或少适合于特定的临床和放射学情况。传统上，手术入路的选择取决于外科医师的偏好，而没有明确的入路选择指南。幸运的是，最近已经开发出一种策略来帮助外科医师选择手术入路。

微创椎间选择策略（minimally invasive interbody selection algorithm，MIISA）是由全美的脊柱微创畸形外科专家达成一致意见后开发的[36]。该策略是通过回顾223例微创脊柱畸形手术，包括入路选择和目标椎间而产生的，并经权威外科医师的肯定而最终确立的。策略中的手术方法包括ALIF、TLIF和LLIF。策略中还包括了经腰大肌LLIF的表现及放置的高度前凸的融合器和前纵韧带（anterior longitudinal ligament，ALL）的松解［前柱力线重建（anterior column realignment，ACR）］。该策略的目标是为外科医师提供指导，包括在腰椎的特定水平上最常用的入路，以及每种类型的入路可以达到的矢状面矫正程度。在开发策略时，Mummaneni等发现LLIF通常用于$L_1 \sim L_4$，TLIF用于$L_4 \sim L_5$，而ALIF用于$L_5 \sim S_1$。他们还发现，一般来说，ALIF、LLIF和TLIF诱发节段性脊柱前凸的能力依次递减。最终策略见图22.1。

在下文中，我们将讨论个体化方法在老年患者中的具体应用，重点是围手术期、机制和长期生活质量的结果（如果文献中可用）。

ALIF

ALIF是一种常用的进入椎间盘间隙的手术方法，在外科医师中越来越受欢迎[10]。与ALIF相关的优点包括前方入路可以获得椎间盘间隙的完全暴露，这可以允许前纵韧带切除、完整椎

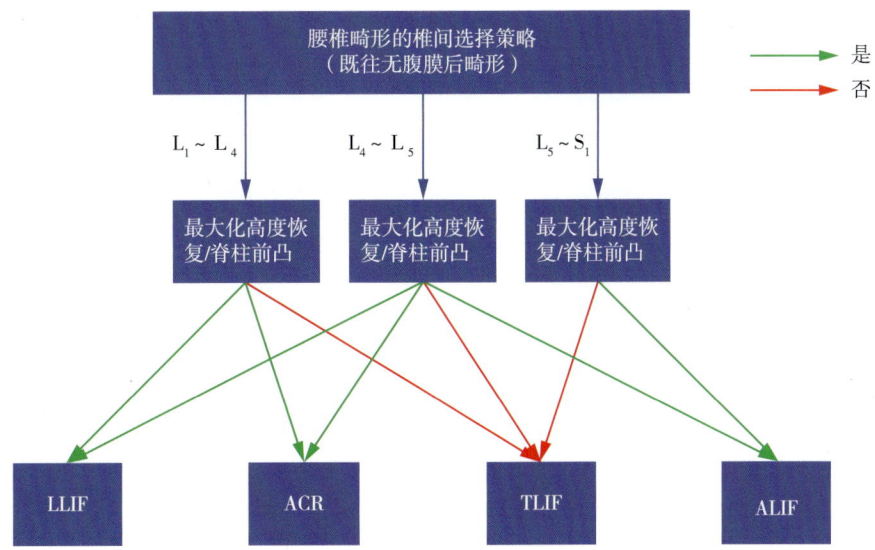

图22.1　演示MIS腰椎间融合算法的示意[36]。LLIF：经腰大肌或腰大肌前侧方入路腰椎间融合术；当需要达到5°节段前凸度时使用。$L_1 \sim L_4$的前凸不一致，而高度恢复一致。ACR：前柱力线重建；当节段性前凸≥10°时使用。TLIF：经椎间孔入路腰椎间融合术；允许直接减压孔/侧隐窝狭窄。ALIF：前路腰椎间融合术。

间盘的切除及放置一枚高且有前凸角的椎间融合器，有利于提高融合率和恢复腰椎前凸[4, 37]。缺点包括需要其他外科医师辅助入路、进入$L_{2/3}$和$L_{3/4}$椎间盘间隙的途径受限，以及与其他入路相比血管损伤风险更高[4]。在男性患者中，ALIF方法也与术后逆行射精的发生有关，据报告发生率为0.9%～7.4%[38-42]。文献中已简要探讨了年龄对ALIF术后预后的影响。Phan等在2017年开展的一项研究纳入了137名由同一名外科医师进行ALIF的患者，结果表明老年患者（相对于50岁以下的患者）术后血肿风险增加；在多变量分析中，年龄增加也与迟发性内植物下沉风险增加独立相关。Safaee等随后进行了类似的研究。他们利用在单中心接受ALIF的938名患者队列，通过多变量分析发现，年龄增加、肥胖、融合节段的数量及术前退行性疾病/腰椎滑脱的手术指征与术后并发症的增加独立相关。然而，他们无法确定并发症的年龄阈值。随着年龄增长，并发症发生率也增加，这可能是与老年患者相关的并发症。有趣的是，Safaee等将Charlson并发症指数（CCI），一种衡量患者并发症负担的指标，以及糖尿病作为变量，但在多因素分析中均未发现与并发症显著相关。这可能表明，在老年患者中，除了CCI或糖尿病之外

的其他疾病也会导致其并发症发生率增加，例如骨质疏松。此外，此前的研究已将改良衰弱指数（modified frailty index，mFI）与ALIF术后并发症的增加联系起来，这表明mFI和CCI之间的差异变量（如功能状态）可能在预测这些患者的并发症中发挥更大的作用[43]。尽管如此，ALIF是对老年患者具有显著益处的手术方法。另外，在老年患者中进行更大规模的前瞻性研究是很有必要的。图22.2展示了一个ALIF的手术案例。

LLIF（trans-psoas）

经腰大肌LLIF通过外侧腹膜后入路进入椎间盘间隙[4]，最初报告于2006年[44]。经腰大肌LLIF特别适用于$T_{12}/L_1 \sim L_4/L_5$节段的入路。此外，LLIF对于实现增加节段性前凸非常有用[36]。经腰大肌LLIF在ACR的情况下，植入高前凸融合器并全部松解前纵韧带，可显著矫正前凸畸形，且相较于传统畸形矫正技术其并发症更少[45]。经腰大肌LLIF的缺点包括由于髂嵴而限制进入L_5/S_1节段及可能损伤腰丛和髂血管[4]。多项研究评估了老年患者经腰大肌LLIF相关的围手术期和长期临床结果。在一项对55名70岁以上接受经腰大肌LLIF患者的研究中，Agarwal等表示，与术前平均ODI评分相比，术后1年平

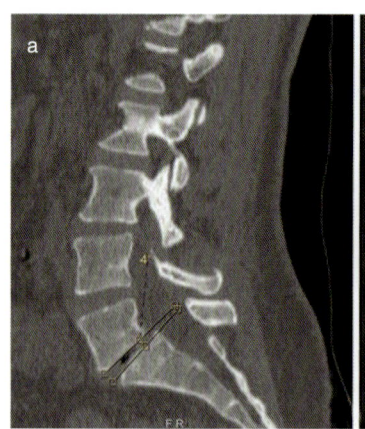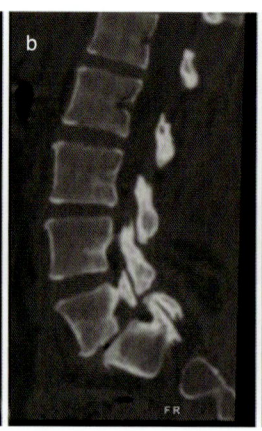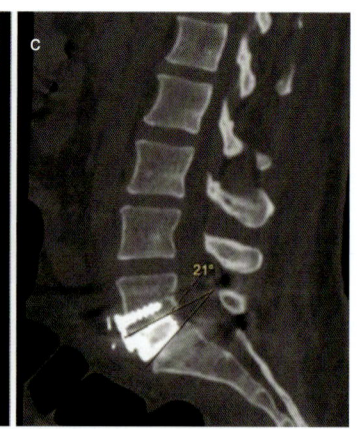

$L_5 \sim S_1$ 节段ALIF在峡部裂型腰椎滑脱中的应用。a. 术前矢状位CT图像显示$L_5 \sim S_1$椎体滑脱和退行性腰椎病伴高度丢失和节段性前凸；b. 术前矢状面CT图像显示关节间部骨折；c. 术后CT图像显示$L_5 \sim S_1$节段ALIF术后腰椎间盘高度和节段前凸显著增加（从4°增加到21°）。

图22.2

均ODI评分显著降低，证明了这种手术治疗患者的有效性。然而，术前T评分<-1.0显著增加了移植物沉降的风险；这进一步强调了骨密度降低对于这些患者来说是重要影响因素，因为即使T评分高于骨质疏松的诊断标准也会对患者的预后产生负面影响[46]。这些发现得到了Wang等的进一步支持，他们在286名接受经腰大肌LLIF的患者中发现，在术后1年和2年，老年组和非老年组在ODI和VAS腰痛及下肢疼痛评分方面改善率无明显差异[47]。最后，Saadeh等证明，尽管多节段融合与并发症增加有关，但是接受三维引导经腰大肌LLIF的老年和非老年患者之间的90天并发症发生率没有显著差异。这些研究证明了经腰大肌LLIF在老年患者中的相对安全性和有效性，支持了该技术在老年患者中的继续使用。图22.3展示了一个经腰椎LLIF的案例。

LLIF（pre-psoas）

腰大肌前LLIF通过利用腰大肌腹侧的间隙、腰大肌和腹膜之间的间隙进入椎间盘间隙，首次由Mayer描述。这种技术类似于经腰大肌LLIF，但支持者认为它可以最大限度地降低腰丛神经损伤的风险。然而，仍然存在血管损伤和术后交感神经功能障碍的风险。腰大肌前LLIF也不推荐用于重度腰椎滑脱和中央管狭窄的患者[4]。关于在老年患者中使用腰大肌前LLIF的数据普遍缺乏。在一项针对63名接受经腰大肌前LLIF的患者的研究中，Chengzhen等发现，老年和非老年患者的NRS评分和ODI评分均显著降低，组间无差异。同样，他们发现两组之间的并发症没有差异，强调了腰大肌前LLIF在老年患者中的有效性和安全性[48]。尽管前景尚可，但依旧需要进行更多样本量的研究，以进一步验证这些发现，并更全面地评估腰大肌前LLIF在老年患者的应用。

PLIF

PLIF是腰椎椎间融合术的原始方法之一。与PLIF相关的一些主要优点是许多外科医师可以熟练地进行手术，并且它允许通过背部的一个切口进行前后路的融合。但它也伴随着一些缺点，包括脊柱旁肌肉的损伤、恢复腰椎前凸的能力不足，以及潜在的神经根牵拉损伤；这些都导致了该技术在现代神经外科实践中的应用减少[4]。Okuda等于2006年进行的一项研究，纳入了101名随访超过3年的患者，研究发现老年和非老年患者在比较他们术前和术后日本骨科协会（Japanese Orthopaedic Association，JOA）评分时均有临床获益，两组之间没有差异。在老年人群中，椎间融合器下沉/植骨塌陷和延迟愈合（椎间融合延迟1年以上，但不到2年）更为常见。这可能是由于老年患者中低骨密度的发生率较高，尽管在调查中没有专门探讨这一点。Hayashi等随后的一项研究证明了类似的发现，

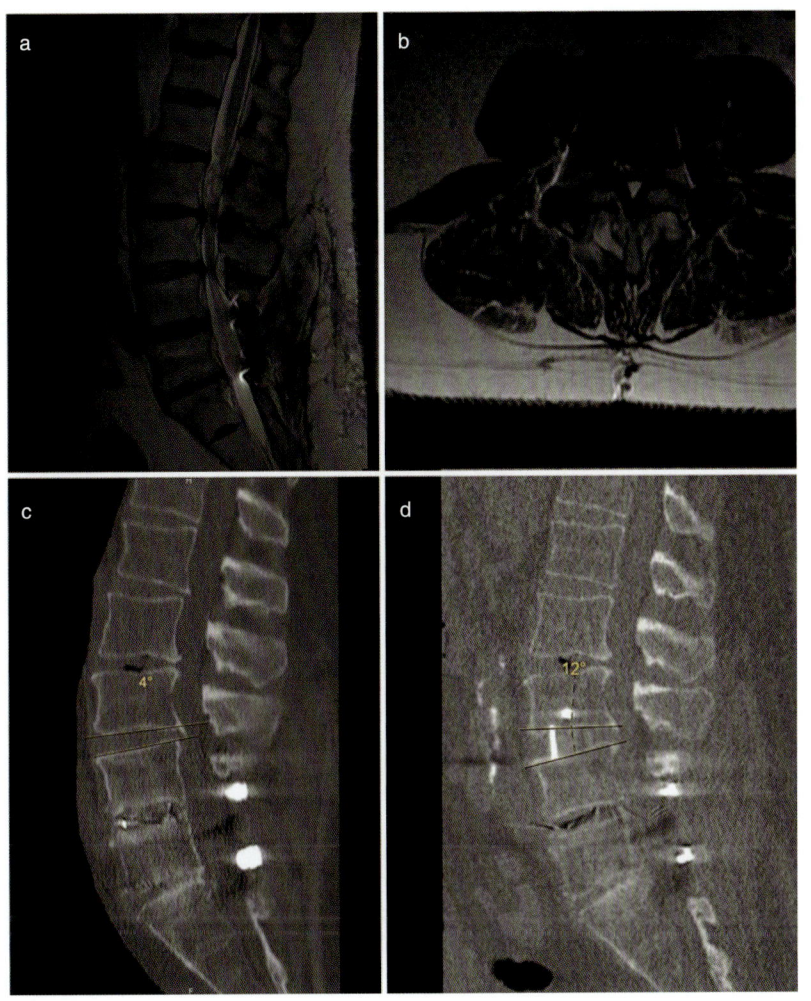

$L_3 \sim L_4$ LLIF用于治疗有$L_4 \sim S_1$后路椎体内固定融合手术史患者的邻近节段疾病。a.术前矢状位MRI T_2加权像显示$L_3 \sim L_4$椎体狭窄;b.相应的术前腰椎间隙轴位MRI T_2加权像显示中央型、侧隐窝和椎间孔部狭窄;c.术前矢状位CT图像显示$L_3 \sim L_4$节段椎体高度丢失和节段前凸;d.术后矢状位CT图像显示$L_3 \sim L_4$ LLIF术后椎体高度增加,节段前凸度由4°增加到12°。

图22.3

老年和非老年患者的临床结果相似,但老年患者的骨不愈合率更高。有趣的是,他们发现两组之间的骨质疏松性椎体骨折的发生率没有差异,但发现出现骨质疏松性椎体骨折患者的JOA改善情况更差,再次强调了这种并发症在老年患者中的重要性[49]。然而,更好的替代方案的存在限制了PLIF在老年人中的应用,这些替代方案减轻了与正中入路和神经损伤相关的风险。

TLIF

TLIF是腰椎椎体间融合最常用的方法之一。与PLIF一样,TLIF从脊柱后方进行。与PLIF不同的是,TLIF的并发症发生风险较低,包括通过使用经椎间孔、基于后外侧入路造成的神经根损伤。这避免了PLIF所需的神经牵拉。如果患者除融合术外还需要直接减压神经根,则TLIF也可能非常有效,因为为了进行TLIF,需要进行小关节切除术。然而,TLIF降低了诱导脊柱前凸的能力,限制了其在一些成人脊柱畸形病例中的应用。TLIF适用于胸椎和腰椎,包括L_5/S_1。与ALIF相比,它在$L_5 \sim S_1$有更高的假关节形成率。许多研究已经评估了TLIF在老年患者中的使用。在一项对210名接受开放式TLIF的患者研究中,Chung等证明了在老年和非老年患者中类似的临床获益,但不愈合和并发症的发生率更高,包括老年患者的硬膜撕裂、术后精神障碍、成人脊柱畸形和内固定失败。这可能是因为开放式TLIF的侵入性增加,因为随后研究MIS-TLIF

入路的研究表明，老年和非老年患者之间的差异很小（如果有的话），结果良好[50-52]。正因为如此，MIS-TLIF可能比开放TLIF更适合老年人。然而，研究受到样本量相对较小的限制，突出表明需要对老年患者进行更大规模的MIS-TLIF技术研究。正因为如此，在老年人中可能更倾向于使用MIS-TLIF而不是TLIF。但TLIF仍然是一种有前景的技术，特别是它允许在一次手术中使用相同的切口放置单期、相同位置的后路内固定装置。图22.4展示了一个TLIF实例。

未来方向

椎间融合术在许多脊柱疾病的治疗中扮演着重要的角色，随着人口老龄化，这些疾病的流行程度将不断增长，椎间融合术将越来越多地被使用。衰老导致生理储备、器官功能和再生能力的普遍下降[53]。由于这种下降，以及糖尿病、肥胖、营养不良和骨质疏松等医学并发症的发生率较高，老年患者代表了一个独特的高危患者群体，值得关注。然而，在适当的情况下，手术干预可以显著改善老年患者的生活质量[54]。因此，更好地了解这些患者的风险因素和结果将有助于外科医师进行术前规划、患者咨询、筛选符合条件的患者以及对被认为"风险过高"的患者进行保守治疗。此外，外科医师应该了解特定手术方法、老年患者和结果之间的相互作用。

如前所述，在老年患者中，每种入路都有独特的优点和缺点。各种方法的一个共同点是，描述老年人群中的方法和结果的高质量文献数量很少。需要通过长期随访进行更大规模的研究，并以前瞻性的方式收集资料，调查老年患者每种个体化的治疗方法，以更全面地了解相关的结局和并发症。这些研究应包括临床、影像学和生活质量结局。选择大样本的患者队列可能需要多中心协作[55-56]。还应该对老年患者的融合器选择和发展进行进一步的研究。同样，关于移植材料对老年患者的影响和相关椎间融合术的研究也很少[57]。考虑到老年患者患骨质疏松的风险增加，生物活性改良融合器的出现及骨生长刺激和促进骨融合技术的发展，在未来可能会在老年患者中发挥更大的作用。

最后，应该更加重视了解衰老过程如何影响脊柱手术结果的生物学原理。传统的风险分层评分（如修订的心脏指数）在脊柱手术中几乎没有预测能力，这突出表明需要更好地了解这些患者的潜在生理学基础[58]。不同的评分方法（如衰弱评估）可能在未来老年患者的术前风险分层中发挥更大的作用，需要额外考虑。鉴于某些并发症（如骨质疏松、糖尿病和肥胖症）与并发症之间存在明确的关系，应对老年人进行这些变量的筛查和术前的优化。将术前评分系统和患者并发症的信息与系统性生物标志物（如C反应蛋白）融合在一起，与识别患者的生物年龄或炎症状态

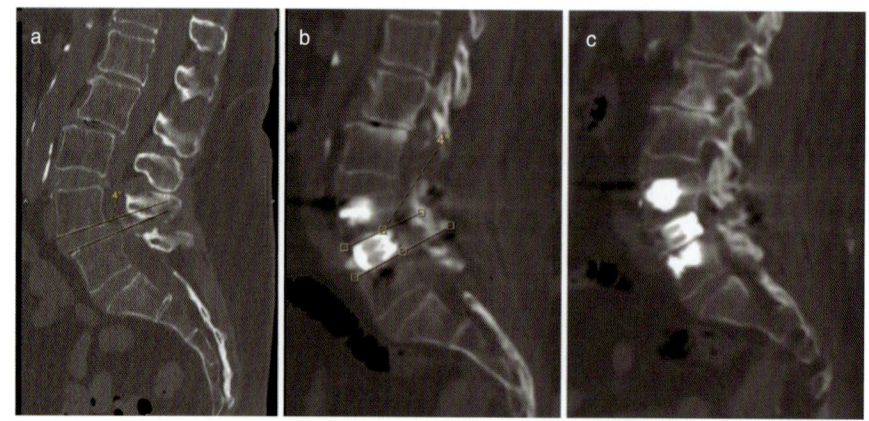

$L_4 \sim L_5$ TLIF在老年骨质疏松患者退行性腰椎滑脱中的应用。a.术前矢状位CT图像显示$L_4 \sim L_5$出现Meyerding 1级脊椎滑脱；b.术后矢状位CT图像显示$L_4 \sim L_5$ TLIF椎体高度轻度增加，节段前凸度无明显变化（术前术后均为4°）；c.术后矢状位CT图像显示椎弓根螺钉内固定的骨水泥强化，这是考虑到患者的骨质疏松而进行的。

图22.4

的能力相结合,以更好地进行术前的风险分层和整体评估[59-60]。尽管如此,椎间融合术在老年患者中仍然发挥着重要的作用,随着技术更好地发展,预后将继续改善。

*声明:Chan博士自述获得了Orthofix Medical, Inc.的研究支持。Mummaneni博士自述是DePuy Synthes、Globus和Stryker的顾问;拥有Spinicity/ISD的直接股权;从NREF获得临床研究工作的支持;从DePuy Synthes、Thieme和Springer收取版税;接受Spineart的酬金;并获得AO Spine的资助。

参考文献

(安 宁 林吉生 费 琦 译)

第二十三章

椎弓根螺钉内固定

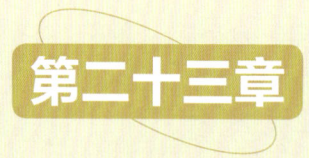

Connor D. Berlin，Parantap Patel，Avery Buchholz

椎弓根螺钉固定的适应证如下。
- 存在脊柱不稳定：外伤、肿瘤和感染。
- 潜在的脊柱不稳定：脊椎滑脱、大范围减压造成不稳定、骨切除术后的不稳定和假关节。
- 脊柱侧弯的矫正。

椎弓根螺钉固定的禁忌证如下。
- 椎弓根不稳或断裂。
- 椎弓根大小或形态不合适。
- 严重的骨质疏松（相对禁忌证）。

历史

目前广泛认为矢状面的椎弓根螺钉固定是由Roy-Camille在20世纪70年代首次提出的[1]。这种脊柱固定技术被成功用于治疗椎体骨折、肿瘤、畸形、脊椎滑脱和下腰痛等疾病。Louis（1986）对使用该椎弓根螺钉固定技术的进一步研究显示，在455例患者中，一期后路和联合入路的融合率都很高[2]。随着椎弓根螺钉的出现，连接不同椎体水平多个椎弓根螺钉的技术也应运而生。Roy-Camille、Magerl和Steffee都被认为发明了不同的方法来连接相邻的螺钉，利用金属板或外固定技术[1,3-4]。

生物力学

当椎弓根螺钉与钢板或棒结合形成刚性固定结构时，应力是通过一种固定的悬臂力矩施加到脊柱上[5]。稳定的固定技术允许生物力学压力分布在所有的椎体三柱上，从而限制3个平面的运动[6]。这为现代脊柱固定术奠定了基础。这种技术还允许用更少的正常脊柱节段来稳定不正常的节段。因此，椎弓根螺钉提高了我们现代矫正脊柱畸形的能力，减少了外部矫形器固定脊柱的需要，避免了在进行广泛的神经和脊髓减压时造成脊柱失稳的危险[7]。尽管不具有普遍性，但使用椎弓根螺钉一直显示出比非器械性融合更高的融合率[7]。

这些内固定结构的失败可能发生在轴向负荷中，随着椎弓根螺钉的尖部头倾更多，而螺钉帽/杆的结构则向尾侧移位。将椎弓根螺钉的尖部向内旋入椎体内可能有助于防止这种移位的发生[8]。然而，在螺钉-骨连接处发生失败更常见[5]。如果一个螺钉拔出、断裂或发生移位，通常是由于不合适的生物力学机制。在患有骨质疏松的老年人中，如何防止螺钉拔出、断裂和切割的技术将在下面的章节中讨论。

螺钉的特性

椎弓根螺钉具有松质螺纹，外径范围为4.0～8.5 mm或更大，长度一般为30～55 mm，增量为5 mm。螺钉类型可进一步细分为自攻型和非自攻型（在这种情况下，使用单独的攻丝器与椎弓根形成螺纹，以使螺钉的螺纹锁入）[5]。

一般来说，椎弓根螺钉的概念与所有机械螺钉的概念相同。螺钉强度的关键是内部（核心）直径。螺钉直径的立方与螺钉抗扭转强度、抵抗螺钉弯曲或断裂的应力成正比[9]。另一方面，螺纹外径赋予了螺钉主要的抗拔出力，它直接和螺纹之间的骨量成正比。因此，抗拔出力可以通过螺纹间距（相邻螺纹之间的距离——骨皮质螺钉的间距较小，骨松质螺钉的间距较大）、螺纹导程（一般来说，螺钉每转一圈前进的距离与骨皮质连接的螺纹导程比与骨松质连接的螺纹要小，因为较小的导程可以提供骨皮质所需的较大机械优势）、螺纹设计（"V"形螺纹产生剪切力和压缩力，而锯齿螺纹只产生压缩力），以及螺纹长度（有些螺钉有一个光滑、厚实的螺纹颈部，以防止螺纹头部附近出现断裂）来调整[9]。尽管在多轴螺钉钉头和颈部交接处容易发生内固定失败，但是多轴螺钉钉头的出现使术中与金属棒的连接变得更加容易[10]。

椎弓根螺钉的植入

椎弓根的解剖

椎弓根是后方脊柱结构和椎体之间的解剖学桥梁。它由外部坚硬的骨皮质和内部的骨松质组成。一般来说，椎弓根在矢状面上（椎弓根高度）的高度大于在横轴上的宽度[9]。因此，在考虑置钉时，椎弓根螺钉横轴的宽度是一个重要的考虑因素。Bernard 和 Seibert 在一项用CT测量椎弓根直径的研究中证明，20%的L_2椎弓根、15.6%的L_3椎弓根和1.9%的L_4椎弓根小于7 mm，而在L_5和S_1没有小于7 mm的椎弓根[5, 11]。即便如此，建议在术前利用CT来确认椎弓根的大小并选择合适的螺钉，因为在一些胸椎和较高的腰椎中，有椎弓根直径小得多（即3~4 mm）的情况。

此外，外科医师应注意椎弓根角度大小。在冠状面上，椎弓根角度从头侧到尾侧越来越小，直到腰椎，随后角度逐渐增大[5]。在整个胸腰段中，椎弓根在矢状面上的角度是比较大的，而在下腰段这个角度逐渐减小。

认识到在横断面上硬膜囊和硬膜内神经根正好与椎弓根的内侧相邻是很重要的。在矢状面上，椎间孔紧挨着椎弓根，神经根位于腹侧和头侧。因此，任何对椎弓根内侧或尾部的破坏都会导致神经的严重受损。

颈椎

虽然颈椎的椎弓根螺钉内固定技术还面临一些挑战，但当技术经验和解剖结构合适时，一些外科医师会选择这种方法，而不是传统的侧块螺钉。颈椎的椎弓根螺钉技术在生物力学上优于侧块螺钉技术[12]。尽管如此，外科医师必须意识到在颈椎植入椎弓根螺钉是危险的，因为侧方邻近椎动脉和下方的颈神经根。正确的入点是在椎间小关节的下方，侧块内外侧缘间的中间位置[13]。为了更好地观察到椎弓根的边缘，可以选择椎板切除术[13]（图23.1a）。术前规划是至关重要的，特别是那些后部结构存在退行性病变或类风湿性改变的情况下（经常出现在老年病例中），这是一个已知的置钉位置错误的危险因素[14]。中矢状面和螺钉纵轴形成的内-外倾斜角的范围为30°~60°，通常为45°左右[13, 15]（图23.1b）。颈椎椎弓根螺钉植入的头尾角通常垂直于后方结构轴，或在C_5、C_6和C_7节段平行于上终板，在C_3和C_4节段的头尾角略微向头部

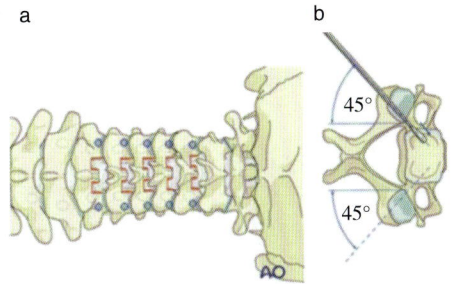
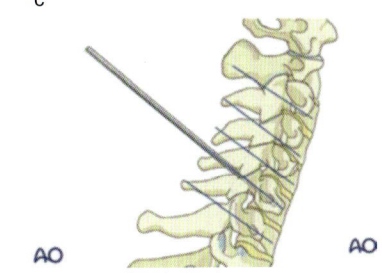

颈椎椎弓根螺钉的植入。a.椎板切除后的颈椎椎弓根螺钉入口，就在关节面的下方，在侧块的内侧和外侧缘的中间；b.内侧-外侧的倾斜度大致为45°，取决于节段水平，但一般来说，从头端到尾端的倾斜度会逐渐减少；c.头倾角应与后方解剖元件的轴线垂直。

图23.1

（经AO Surgery Reference Online 许可转载. URL: https://surgeryreference.aofoundation.org/spine/trauma/subaxial-cervical/basic-technique/cervical-pedicle-screw-insertion#general-considerations）

倾斜[13, 15]（图23.1c）。除了高分辨率的颈椎CT外，一些外科医师在术前常规进行四血管MRA，以评估异常的椎动脉[16]。

胸椎

在胸椎中，必须注意避免破坏椎弓根内侧壁和外侧壁，前者可能导致脊髓损伤，后者可能导致严重的血管、淋巴、胸膜或食管损伤。特别是在中胸段水平（T_3～T_9），因为这些位置的椎弓根最窄，脊髓与每个椎弓根内侧的距离最小[17]。入钉点可细分为4组：T_1～T_3、T_4～T_6、T_7～T_9和T_{10}～T_{12}[18]（图23.2）。由峡部、横突的内侧缘和上关节面的下缘组成的三角形中心（图23.2a）是一个常用的入钉点[19]。在T_1～T_6入钉点更靠外侧和尾侧（图23.2b、图23.2d），在T_7～T_{12}入钉点更靠内侧和头侧（图23.2f、图23.2h）[19]。内外侧的倾斜角度取决于椎体水平和患者的具体解剖结构，原则与颈椎的相似[18]。据报告，T_1和T_2的角度约为30°，T_3～T_{12}为20°[20]。另一个有用的规律是，螺钉角度在T_1～T_3水平是略微向内侧和尾侧（图23.2c），在T_4～T_6水平几乎是垂直的（图23.2e），在T_7～T_9水平是垂直的（图23.2g），在T_{10}～T_{12}水平是垂直的或略微偏外（图23.2i）。头尾角可以是"直接"路径，即螺钉平行于椎体的上终板，也可以是"解剖"路径，即螺钉沿着椎弓根的解剖轴线，从而导致螺钉尖部的位置更加偏向尾侧[18-19]。需特别注意的是，"解剖"路径确实需要更偏向头侧的螺钉入点。与"解剖"路径相比，"直接"路径被认为在生物力学上更有优势[19]。这些路径必须根据患者和病理特异性的椎弓根大小和角度的差异来调整。因此，外科医师可能会发现透视、导航和机器人技术对复杂病例的固定是有帮助的。

腰椎

腰椎椎弓根螺钉固定常用的入点是乳突（在外侧关节和横突的连接处）（图23.3a）。明显的退行性病变可能需要更换一个入点，这种情况下，可以使用上关节突下缘更内侧的入点[21]。与脊柱其他部位类似，横断面的螺钉角度取决于椎体的节段和患者的具体解剖结构。头尾角可以遵循"直接"或"解剖"路径（图23.3b）[19]。螺钉的内外倾斜角应着重于避免椎管内侧的穿透，以及椎体皮质的侧方/前方穿透（图23.3c）[18]。

椎弓根螺钉植入技术

一般来说，要按照上述的方法确定螺钉的入点，然后用高速磨钻或咬骨钳进行去皮质化。在探查、攻丝和放置椎弓根螺钉的过程中，可以进行术中透视或导航来确保正确的路径。在透视下，侧位片有助于指导穿过椎弓根的矢状角及穿入椎体的深度，而正位片可以帮助指导内侧-外侧的倾斜角度。值得注意的是，正常的短节段椎弓根螺钉在侧位片上不应穿透超过80%的椎体长度，因为超过这个长度就有腹侧穿透的风险（必须记住，椎体的腹侧面是凸的，因此侧面比侧位片上显示的要短）[5]。

去皮质后，使用一根弯的或直的椎弓根探测器来创造一条穿过椎弓根骨松质进入椎体的路径。当使用的是弯的探测器时，则最初在探查椎弓根时，将探测器曲线指向外侧，同时进入椎弓根深度为30 mm，然后将其旋转180°，使其曲线指向内侧，以避开中央椎管。接下来，将球头探针插入椎弓根内部，以确保没有内侧、外侧、头侧、尾侧或腹侧的穿透。对于非自攻型的螺钉，随后用小于预期螺钉直径的攻丝器攻丝。攻丝的深度一般在椎弓根/椎体交界处。攻丝后进行螺钉植入，这也可以通过术中透视或导航来帮助。金属棒连接椎弓根螺钉后，沿横突、小关节、峡部等对螺钉周围进行去皮质化操作，准备植骨融合床。将骨移植物填入融合床，并以经典的方式关闭切口。

技术前沿

螺钉材料

最广泛使用的螺钉材料是钛金属和其相关合金[22]。钛金属作为固定系统的材料具有生物相容性强、抗腐蚀性好和密度低等优点。缺点是弹性模量高，造成植入物周围的应力遮挡，而且辐射密度高，使得术后对融合的放射学评估变得困难[23]。最近，非金属的碳纤维增强聚醚醚酮

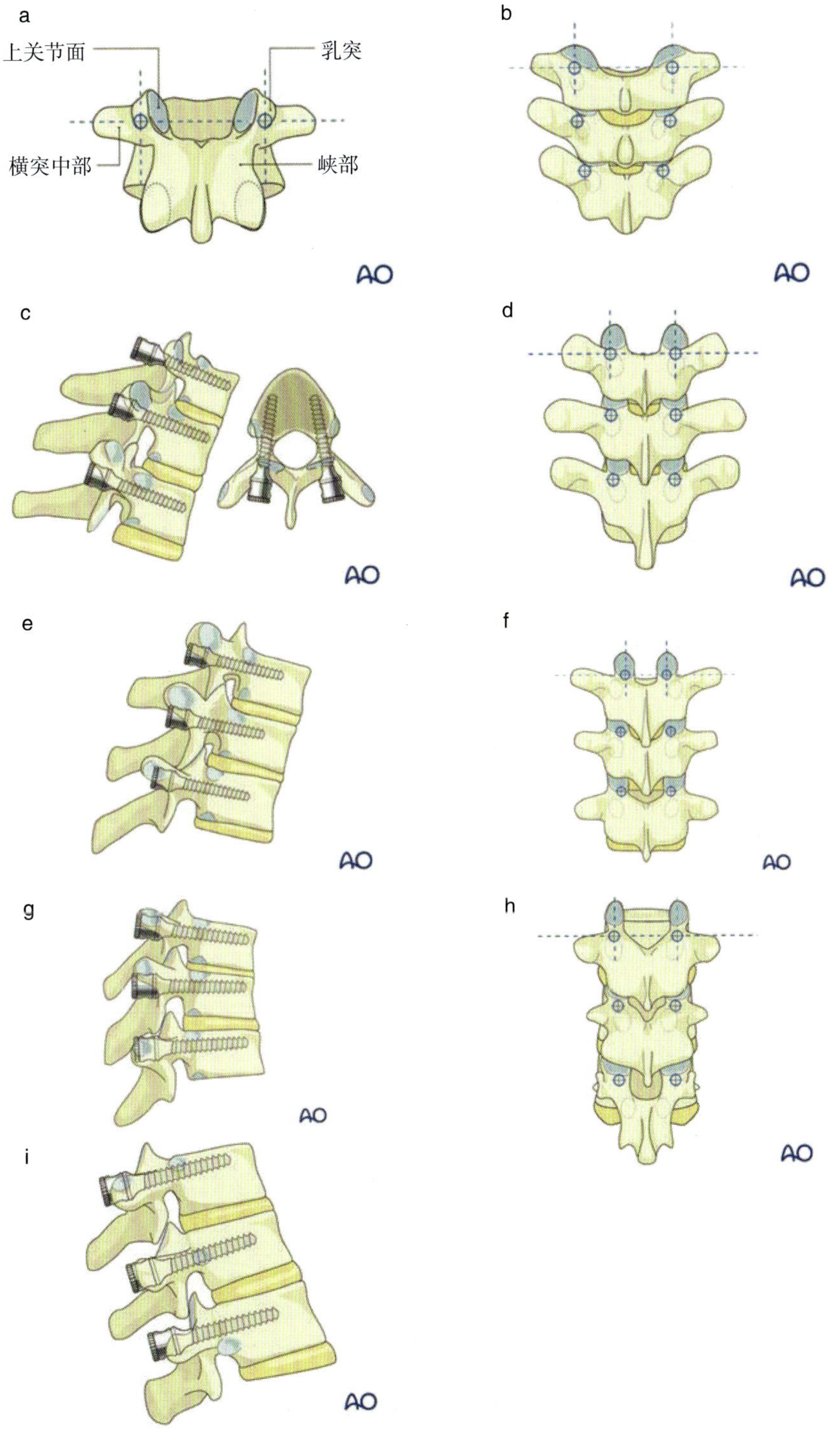

胸椎椎弓根螺钉的植入。a.一般来说，入钉点应该是由峡部、横突的内侧边缘和上关节突关节面的下侧边界组成的三角形中心；b.T_1~T_3的入钉点是横突中部水平线和关节面中心稍外侧线的交点；c.T_1~T_3的角度是略向内侧和尾部；d.T_4~T_6进入点与T_1~T_3相似，但更偏向颅内和内侧；e.T_4~T_6的角度几乎垂直；f.T_7~T_9入路点更多地在颅内和内侧；g.T_7~T_9的角度是垂直的；h.T_{10}~T_{12}入口在乳突和一条垂直线的交点上；i.T_{10}~T_{12}的角度是垂直或稍偏外侧。

图23.2

（经AO Surgery Reference Online 许可转载 .URL：https://surgeryreference.aofoundation.org/spine/deformities/scheuermann-kyphosis/further-reading/pedicle-screw-insertion?searchurl=%2fSearchResults）

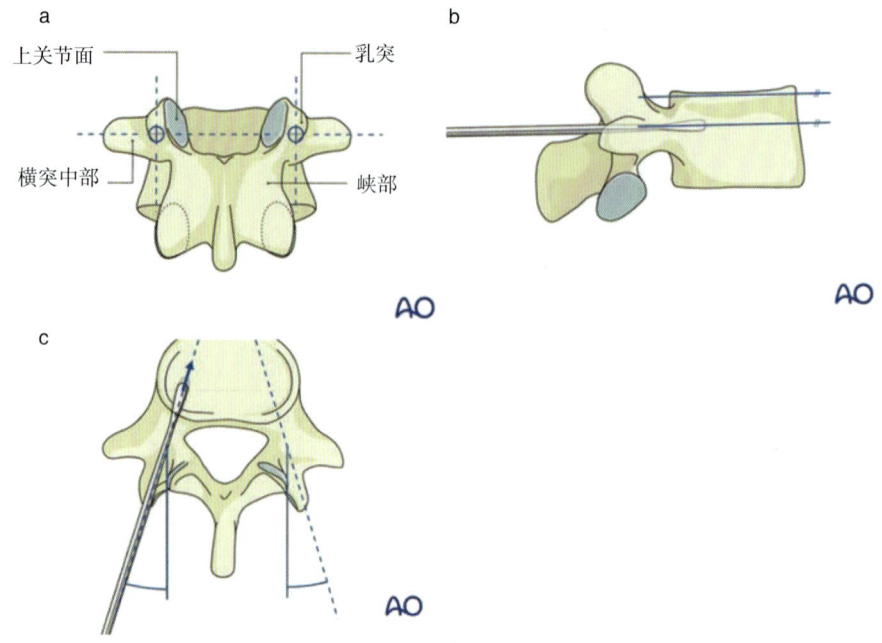

腰椎椎弓根螺钉置入。a.腰椎椎弓根螺钉入点位于乳突；b.头倾角通常与对侧横突平行；c.外展角应侧重于避免穿透椎管内壁和椎体皮质的外侧/前部。

图 23.3

（经 AO Surgery Reference Online 许可转载. URL：https：//surgeryreference.aofoundation.org/spine/deformities/scheuermann-kyphosis/further-reading/pedicle-screw-insertion?searchurl=%2fSearchResults）

（carbon fiber-reinforced polyetheretherketone，CF-PEEK）椎弓根螺钉因其能减少放射线伪影而显示出良好的前景，并且它具有与钛金属类似的抗松动能力[22,24]。聚甲基丙烯酸甲酯水泥的增强可以改善 CF-PEEK 螺钉的锚固性[24]，其作为一种很强的材料，常用于骨质疏松患者的治疗[25]。

固定系统

最近内固定系统进展包括具有"棘齿"的楔形前外侧椎间融合器，CF-PEEK 材料的椎间融合器和螺钉，对融合器的钛涂层表面进行纳米的粗糙化处理以改善细胞黏附和骨质生长的能力，以及利用氮化硅植入物提高植入物的抗菌活性和生物融合性[7]。最近，机器人技术被应用到脊柱手术中，促进了该技术在骨性减压、经椎间孔入路腰椎椎间融合、小关节去皮质化和脊柱前路手术的早期研究[26]。

导航

与徒手技术相比，术中导航具有置钉更准确和术后翻修率更低的优点[27]。目前的术中定位技术包括实时影像引导的红外导航技术、基于 O 形臂的导航技术和传统透视技术[28]。最近，在使用人工/增强现实技术进行定位方面取得了一些进展，尽管该技术的应用多种多样，但仍处于早期阶段[29]。

经皮螺钉

经皮椎弓根螺钉植入术与开放植入术相比，一直表现出许多优点，包括减少手术时间、减少术中失血量、减轻术后疼痛、降低感染率和缩短住院时间[26]。尽管经皮椎弓根螺钉固定技术可用于治疗多数疾病，但由于后外侧融合的限制，在治疗退行性疾病时，经皮椎弓根螺钉的植入通常需要使用椎间融合器[7]。近年来，机器人辅助下经皮椎弓根螺钉植入的发展前景被看好，其与开放 X 线引导的螺钉植入相比，可以减少住院时间和辐射暴露[30]。

手术机器人

目前还没有足够的证据支持机器人引导的椎弓根螺钉比传统技术更准确。最近的一项荟萃分析提出，与徒手技术相比，使用机器人技术的术后翻修率有所下降[27]。尽管在过去20年里出现了多种机器人平台，但在将该技术有效地应用于常规实践之前，外科医师需度过一条陡峭的学习曲线[26]。

老年患者特别注意事项

骨质疏松

对于老年人来说，椎弓根螺钉植入最重要的考虑因素可能是骨质量。在50岁以上的美国人中，骨质疏松的患病率高达10%，而骨量减少的患病率则高达44%[31]。这对脊柱外科医师来说尤为重要，因为骨质差与脊柱后凸、骨折、内固定失败、假关节形成和邻近水平椎间盘退行性病变的风险增加有关[32]。此外，与年龄匹配的对照组相比，接受脊柱手术的患者更有可能出现骨质疏松/骨量减少，从而增加了遇到这些潜在并发症的可能性[33]。骨质疏松患者的椎弓根螺钉失败往往是由于螺钉拔出或松动[34-36]。因此，人们越来越重视制定策略来降低这些风险。

增加固定点

解决骨密度相对较低的骨质疏松椎体的一个办法是增加固定点的数量。增加固定点可以减少任何一个点上的应力[37]。理想的固定点数量是在脊柱畸形的顶椎上方和下方各3对，尽管这并不总是可实现的[32]。

螺钉的选择

选择更粗或更长的椎弓根螺钉，会增加螺钉的抗拔出力[9]。但是，这也会增加骨质疏松椎体发生骨折的风险[38-39]。据报告，远端呈锥形的椎弓根螺钉可通过挤压周围的骨性结构来增强在椎体内的固定。这一观点在临床前模型和术后似乎都是正确的[38, 40-42]。螺钉的螺纹设计和材料构成也起着一定的作用（见上文：螺钉的特性）。总的来说，螺钉长度、直径、螺纹设计、锥形效应和材料的构成可以大大增加抗拔出力，提供更好的融合率，降低骨质疏松患者的内固定失败风险。

螺钉的深度

增加螺钉植入的深度是增加抗拔出力的重要因素。据报告，椎弓根螺钉插入椎体的80%是一个合适的平衡点，既能提供良好的抗拔出力（随着螺钉的植入深度降低而明显减少），又能避免椎体前皮质破坏的风险[43]。此外，需要注意的是，椎弓根的骨松质负责提供抗拔出力，而不是椎弓根的骨皮质[44]。在骨质疏松的骨质中，双皮质固定可以进一步增加角刚度，但理论上会增加前皮质穿透的风险[45]。

螺钉增强

腰椎和胸椎的骨质疏松效应几乎只存在于小梁骨中[46]。由于大多数胸腰椎椎弓根螺钉与小梁骨对接，提高螺钉抗拔出力的一个选择是增加小梁骨的密度。使用骨水泥增强就是这样一种技术。中空或开孔式螺钉可以注入各种物质，增加周围的骨密度，从而增加螺钉的抗拔出力。目前已有几种增强材料应用于临床前期模型和患者中，都能持续增加螺钉的抗拔出力。这些材料包括磷酸钙、羟基磷灰石和聚甲基丙烯酸甲酯[47-49]。关于增强技术，虽然所有技术都能改善骨质疏松椎体螺钉的抗拔出力，但是用椎体后凸成形术增强的椎弓根螺钉似乎可以获得更强的抗拔出力[50-51]。关于在每个节段使用多少剂量甲基丙烯酸甲酯骨水泥，目前还没有结论。一些研究指出，随着骨水泥用量从0.5～4.5 mL的线性增加，螺钉抗拔出力也随之线性增加，而其他研究指出，这些较高的水泥用量没有变化[51]。一般来说，水泥用量应大于0.5 mL，但骨水泥的用量很少超过5 mL，而且理论上会增加神经系统或心血管发生不良事件的机会。

可膨胀螺钉

可膨胀椎体螺钉的临床前研究也证明了其在骨质疏松或骨质减少的椎体中具有优越的抗拔出力，但缺乏长期的临床数据支持[52-53]。在未来，随着更多明确的证据被提出，这一选择可能更有前景。

螺钉的路径

另一个减少螺钉拔出风险的方案是改变螺钉本身的植入路径。如果螺钉的螺纹能够与更多的骨皮质接触,那么理论上抗拔出力就会增加[54-55]。在矢状面内将螺钉稍稍向尾侧倾斜,也有助于防止螺钉/结构因轴向负荷而移位。

挑战

螺钉移位

椎弓根螺钉最常见的并发症是移位,尽管实际发生率在不同的研究中有所差异,但取决于术者技术和内固定系统的选择。值得注意的是,任何类型的椎弓根螺钉移位都会降低螺钉的抗拔出力。椎弓根螺钉向头侧移位可能会穿透椎间盘;向尾侧移位可能会损伤出口神经根或硬膜;向外侧移位可能会损伤周围的脏器和节段血管;向内侧移位有可能损伤椎管,包括硬膜、脊髓或神经根,具体取决于解剖位置。

失败的机制

尽管还没有明确的定义,但置钉失败通常是指螺钉松动。目前尚缺乏有关这一指标的有效数据,部分原因是对螺钉松动的临床/放射学标准定义不清。尽管如此,人们普遍认为,螺钉松动与螺钉断裂、不连接、假关节炎和进展性后凸有关[56]。据报告,在大多数临床病例中,非骨质疏松患者的螺钉松动率<1%[56]。尽管缺乏良好的荟萃分析,但是有报告称在骨质疏松的椎体中,这种风险会增加,在腰椎中为12.9%[57]。

安全性和并发症的发生率

椎弓根螺钉内固定的总体并发症发生率很低,通常低于3%[7]。在颈椎和中胸椎不稳定损伤的内固定中,并发症的发生率会提高,因为椎弓根形态为置钉带来了技术挑战[7]。外科医师必须注意避免在置钉过程中出现椎弓根内壁和外壁的破坏,这可能会导致神经血管或内脏的损伤。此外,传统的开放性椎弓根螺钉植入方法需要对脊柱后部进行广泛的解剖和暴露;手术时间长、失血量大、感染率增加的情况并不少见[5]。刚性固定也有可能加速邻近节段退行性病变,这种病变又被称为邻近节段病。相较于其他固定技术而言,椎弓根螺钉内固定能够增加融合率、降低假关节形成的风险或减少因骨质疏松/并发症导致的融合率下降,因此那些已知的椎弓根螺钉固定相关风险是可以接受的[7, 58]。

置钉的准确性

一般来说,计算机导航下的椎弓根螺钉植入比徒手植入更准确[59-61]。虽然目前的数据还不确定,但这种准确性的提高也可能延续到机器人导航的置钉上[7, 61]。尽管如此,与徒手置钉相比,机器人引导和机器人导航置钉术后翻修率都明显降低,表明这些技术在正确使用时具有潜在的优势[27]。

学习曲线

外科医师的经验是影响置钉准确率的一个已知因素,这就是学习曲线。多项单一术者的研究表明,无论在哪个解剖区域,徒手放置椎弓根螺钉的次数与准确率之间存在正相关[16, 62]。因此,一些外科医师主张在有经验的外科医师的密切监督下植入一定数量的椎弓根螺钉后才可独立操作[63]。然而,在伴有畸形、退行性病变或风湿性改变的情况下,这种学习曲线可能更陡峭,需要更多的重复操作才能获得可接受的准确率[63]。

可供选择的手术方式

侧块螺钉

在颈椎手术中,外科医师更倾向于侧块螺钉而非椎弓根螺钉,因其技术难度较低,并且具有良好的融合效果[12, 64]。文献中描述了多种置钉点和路径,它们都表现出不同的神经、血管和关节损伤的风险,但这些技术都能达到双皮质螺钉固定的目标[64]。然而,与椎弓根螺钉相比,侧块螺钉在生物力学上具有劣势,外科医师必须在患者个性化的基础上权衡风险和利益[12]。

骨皮质螺钉

骨皮质螺钉旨在最大限度地使骨皮质与螺纹接触，从而增加螺钉的抗拔出力[65]。骨皮质螺钉的入点通常在椎弓根的内下方，植入的方向是由下到上和由内至外（图23.4）[7]。与传统的椎弓根螺钉相比，骨皮质椎弓根螺钉表现出类似的临床效果和融合率，但是减少了失血量和住院时间[7]。目前尚缺乏体现其优越性的明确的临床数据。

经椎间小关节螺钉

经椎间小关节螺钉在刚度上与椎弓根螺钉相当；然而，椎弓根螺钉在轴向旋转和侧向弯曲方面更具优势，而在屈伸方面二者没有区别[7]。经椎间小关节螺钉沿关节突关节植入，通常作为单侧椎间融合的辅助手段。由于在上腰段椎间小关节的方向更垂直，经椎间小关节螺钉较难植入、面临挑战，常出现植入点的不准确[7, 66]。

经椎板固定技术

与经椎间小关节螺钉类似，经椎板螺钉常作为椎间融合的辅助手段。与椎弓根螺钉相比，它们表现出同等或较差的刚度[7]。经椎板螺钉通常用于T_1或T_2节段，作为椎弓根螺钉的替代[67]。它们的入点通常是对侧棘突的下方，植入路径通过同侧的椎板和椎间小关节（图23.5）。第一颗螺钉的入点应略微向棘突椎板交界处头倾，以便将对侧螺钉置于其下方（图23.5a）[67]。前/后的方向应该在对侧椎板中心的平面上（图23.5b）[67]。由于螺钉力量的维持依赖于椎弓根的完整性，椎弓根的任何损伤都禁止使用这种类型的螺钉[67]。

骨盆和骶骨盆辅助固定技术

骨盆辅助内固定技术通常用于固定节段始于L_3以上的腰骶内固定结构中，以减少骶骨内固定点的应力集中造成的内固定失败和假关节形成[7]。它也适用于重度脊椎滑脱及整体矢状面和（或）冠状面失衡的病例[68]。螺钉的入口在髂骨翼上，置钉路径直接朝向髋臼骨皮质（图23.6）。另外，也可以使用穿越骶髂关节的S_2骶髂螺钉（图23.6）。这种方法的优点是螺钉头位

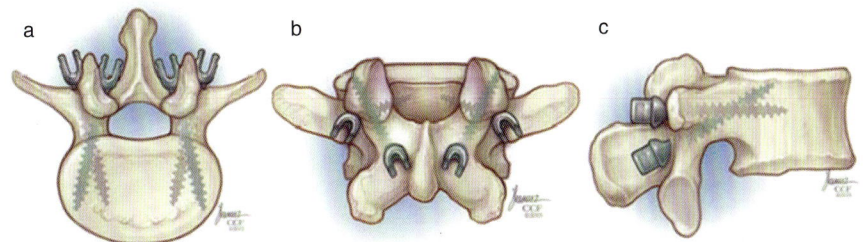

椎弓根螺钉与皮质骨螺钉的轴向（图a）、冠状位（图b）、矢状位（图c）示意图及其各自的轨迹。

图23.4

（经许可转自：From Chen Y, Deb S, Pham L, Singh H: Minimally Invasive Lumbar Pedicle Screw Fixation Using Cortical Bone Trajectory-A Prospective Cohort Study on Postoperative Pain Outcomes. *Cureus* 8（7）：e714，2016）

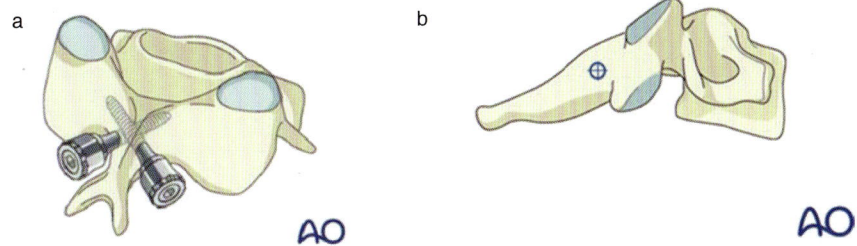

经椎板螺钉。a.应允许置入一对椎板螺钉，且一枚位于另一枚的上方；b.置入第一枚螺钉时，前/后放置应在对侧椎板的中心平面内的脊柱椎板连接处略微向头侧。

图23.5

（经AO Surgery Reference Online许可转载。URL：https://surgeryreference.aofoundation.org/spine/trauma/subaxial-cervical/basic-technique/laminar-screws?searchurl =%2fSearchResults#screw-entry-point）

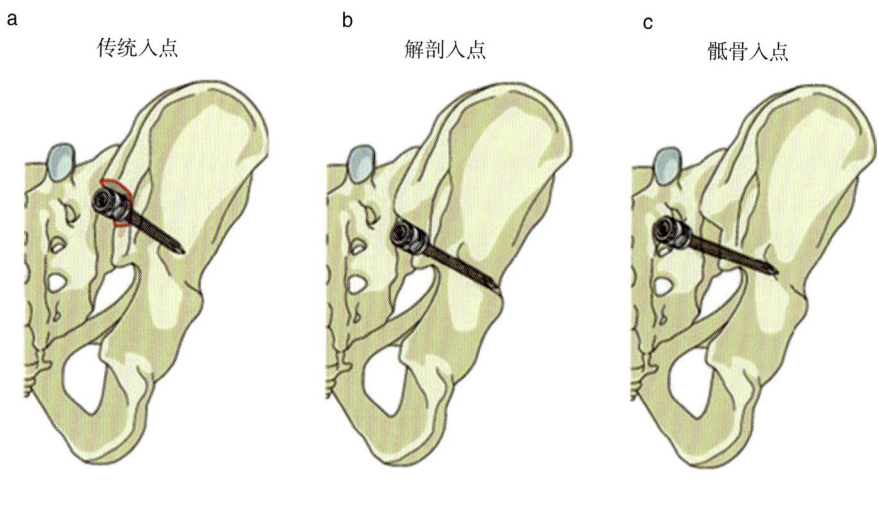

髂骨螺钉置入点。a.传统的入点是在髂嵴后部的髂骨嵴；b.解剖入点更靠近尾侧和内侧，以便更好地与腰椎椎弓根对齐；c.骶骨入点是S_1孔的下外侧。

图23.6

（经AO Surgery Reference Online许可转载。URL：https://surgeryreference.aofoundation.org/spine/deformities/spondylolisthesis/basic-technique/insertion-of-iliac-screw?searchurl=%2fSearchResults）

置与其他腰骶螺钉结构的位置在同一条线上，可以减少髂骨翼的切除。此外，与髂翼固定相比，它的螺钉断裂率和再手术率都更低，并且其总体并发症发生率更低[7, 69]。

参考文献

（庄皓翔　林吉生　费　琦　译）

第二十四章

治疗老年脊柱疾病：前沿技术与应用

Daniel B. C. Reid，Robert K. Eastlack

引言

现代脊柱外科的发展与先进的放射影像技术的发展和应用密不可分。常用于诊断和治疗脊柱病理的放射学技术包括X线、CT、脊髓造影、MRI、核医学、DEXA及全身成像技术，如EOS成像系统。这些放射学技术在脊柱成像的复杂性上进一步增加，在每个子类别中存在技术和方案的广泛差异。经验丰富的脊柱外科医师、神经放射学家和其他管理脊柱疾病的临床医师必须有效地管理越来越多的解剖和功能数据，以符合基于证据、具有成本效益、高效且以患者为中心的要求。

普通X线片

自Wilhelm Röntgen于1895年发现X射线以来，普通X线片一直是诊断肌肉骨骼和脊柱病变的主要方法之一[1]。如今，普通X线片已得到广泛应用，即使在大多数资源匮乏的地区也是如此。与其他成像技术相比，它们仍然廉价且有效。虽然普通X线片明显缺乏CT和MRI那种以三维形式可视化骨骼结构或直接可视化软组织和神经结构的能力，但它们仍然可以廉价有效地提供有关序列、形态和动态稳定性的重要信息。此外，普通X线片是有效和节约成本的常规术后随访复查方法[2-3]。

尽管先进的成像技术日益发展，但普通X线片仍然推动着脊柱诊断、治疗和研究的进展。

它们在判断稳定性和柔韧性方面特别有用（图24.1）。例如，在患有退行性腰椎滑脱和椎管狭

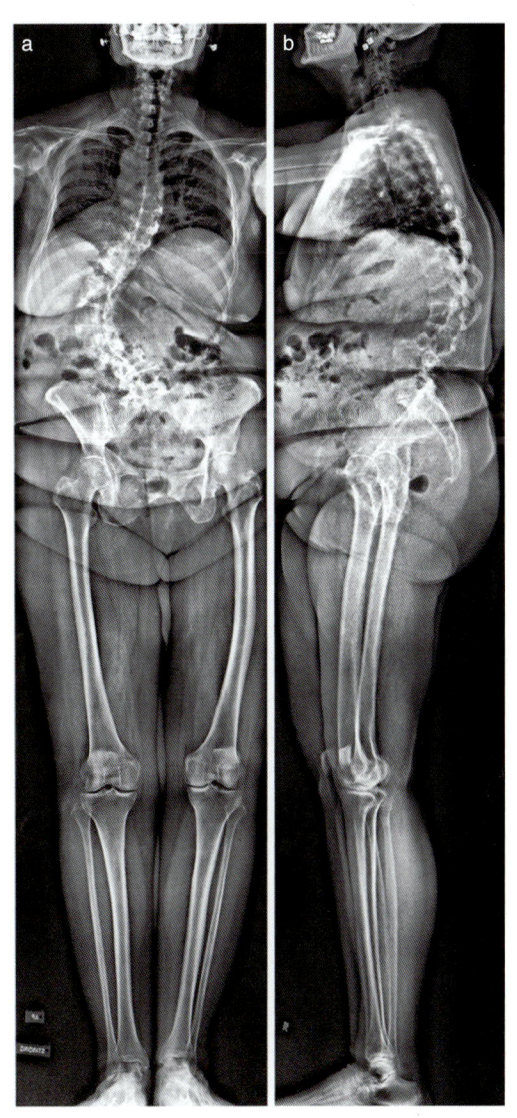

术前全身站立前、后位和侧位EOS片。

图24.1

窄的患者中，选择单纯减压手术还是固定融合手术通常取决于屈曲-伸展位X线片或比较立位与卧位X线片下的脊柱运动节段的活动[4-6]。同样，在考虑矫正脊柱畸形的患者中，术前弯曲位X线片可以帮助外科医师确定最合适的手术方案[7]。最后，无论是在文献报告还是在临床实践中，广泛用于评估全身和局部脊柱平衡的各种骨盆和脊柱参数通常都是在普通X线片上测量的[8-12]。

值得注意的是，已经报告了很多能够减少X线片放射时长的技术。在行此类X线片检查时，最常用的方法就是让患者将手放在锁骨上，以减少倚靠物体或抓住杆子时可能发生的比对判读的伪影。尤为重要的是，长序列和腰椎X线片需要同时捕获双侧股骨头，以确定骨盆形态参数，例如骨盆投射角以及骨盆倾斜角等代偿指标。常规X线片的挑战之一是无法同时捕获下肢的位置。考虑到髋关节和膝关节屈曲在改变脊柱骨盆参数（尤其是矢状面轴向垂直距离）方面的重要性，放射科人员必须在获取这些X线片时正确指导患者相关注意事项。较新的技术，如EOS，可以实现全身捕获，可以提高对这些外周补偿或辅助对准条件的认识。

CT

CT是由Godfrey Hounsfield医师在20世纪70年代初期发明的[13]。最简单的CT利用旋转的X射线源在不同角度下对身体进行放射学成像，并利用计算机将这些成像重建成横断面图像。这种成像技术提高了我们从三维角度理解人体骨骼解剖结构的能力，与普通X线片相比增强了清晰度，增加了在创伤场景中检测骨折的特异性和敏感性，并促进了导航和机器人技术在脊柱手术中的应用[14-19]。虽然CT在一定程度上可以显示可能引起神经组织受压的结构（当这些结构是骨质或钙化的时候尤为明显）[20-21]，但对于神经组织本身结构的显示仍然不清晰。CT脊髓造影是在CT扫描之前向鞘内腔注射对比剂来解决这一问题的。虽然CT脊髓造影仍可用于无法耐受MRI的患者，但与过去相比，目前已较少使用了（图24.2）。

CT常常与MRI结合分析，以帮助区分是骨性/钙化的压迫性病变还是软组织性质的压迫性病变[20-21]。最近已有人提出使用CT扫描通过测量Hu值来确定手术预计部位的骨密度，以确定成人脊柱畸形的安全上位融合椎体，防止螺钉脱出和近端连接部前凸[22-24]。

术前的CT检查结果可能会影响手术方法的选择，并且能够采用更安全的手术技术，减少手术中的意外。此外，平卧位时的影像检查可以提供放松状态下的脊柱形态，从而在成像区域内提供一个动态的、柔韧性的图像，这可能会进一步帮助外科医师选择合适的脊柱矫正术式。单个运动节段中椎间盘的真空变化对于判断其活动能力

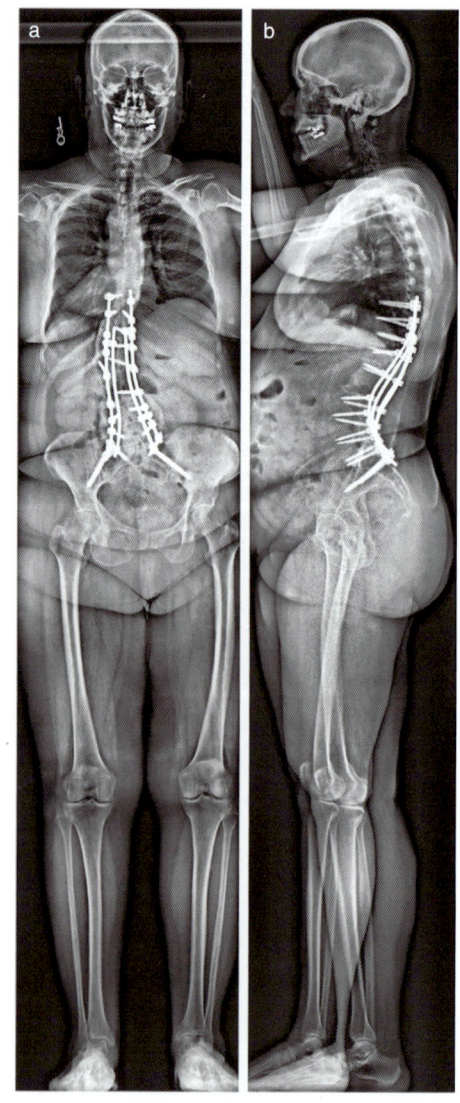

术后1年全身站立前、后位和侧位EOS片。

图24.2

有所帮助，并常常提示在这些节段中所需矫形角度的要求也没那么严格。CT成像的另一个重要价值在于更好地显示骨性畸形（如冠状位椎体楔形变或骶骨隆突倾斜），这些畸形也可能影响矫形方式的选择。最后，由于高分辨率的骨密度成像，CT还可在手术中帮助术者选择理想和可行的固定方式。尽管在放置椎弓根螺钉和其他脊柱植入物时许多中心会使用术中CT进行导航，但与传统的徒手或透视技术相比，它的使用仍然存在争议，因为它增加了成本、辐射暴露和操作时间[25-27]。

CT在许多方面都有显著的改进，但还有缺点。这些缺点包括大量的辐射暴露、成本增加、无法进行动态或站立的研究，以及常依赖于放射技师而不是外科医师来确定合适的多平面重建。

MRI

MRI利用强磁场诱导氢分子的极化，通过磁场梯度定位，生成解剖学成像。尽管MRI最初于20世纪70年代被研发出来[28]，但直到20世纪80年代末和20世纪90年代才被用于人类诊断[29-30]。MRI能够直接显示骨骼以及软组织结构，包括椎间盘间隙、软骨、肌肉、韧带和神经组织。因此，它已成为诊断大多数脊柱疾病的标准影像学方法。随着成像技术的进步及磁场强度和分辨率的提高，MRI除了定位神经压迫区域外，还能够更好地描述和分类与疼痛和残疾有关的退行性脊柱变化[31-33]。

尽管相对于评估骨骼结构而言，通常认为MRI不如CT有用，但在评估骨髓和确定骨折的急性程度方面，MRI可能更为优越[34-35]。对于大多数脊柱成像，MR脉冲序列包括T_1、T_2和短时间反转恢复（STIR）。这些序列通常在轴向、矢状位和冠状位视图中进行重建以供查看。不幸的是，与CT一样，用于确定轴向切片的具体切割线（支架）通常由放射技师确定，可能不能满足外科医师复查时的需求。在近期手术或担心感染/肿瘤的情况下，可以在注射钆剂前后获取T_1加权像，以提高研究的敏感性[36-38]。在可疑不稳定脊柱损伤中，STIR序列成像常被用于确定损伤的急性程度、后方骨–韧带复合体的完整性和前方椎间盘–韧带复合体的完整性[34-35, 39-42]。

MRI的一个重要优点是能够在术前可视化与手术区域相关的周围解剖软组织结构。例如，充分和个体化地了解大血管、腹膜内容物和髂腰肌解剖对于安全的前路、斜路和侧路腰椎手术至关重要[43-46]。更先进的MRI技术，包括动态MRI[47-48]、磁共振脊髓造影[49]、磁共振神经成像[50]和MR光谱[51]，已被报告对于特定适应证有所帮助。尽管如此，常规MRI仍然是大多数脊柱病变诊断的主要手段，因为它实用性强、无电离辐射、能直接显示神经组织并具有高灵敏度。

MRI的主要缺点包括与某些金属植入物和异物的不兼容性。当此类物体在设备中时，MRI可能导致植入物移动、植入物温度升高和患者损伤。尽管最新的证据质疑了此类MRI的严格禁忌证[52]，但是很少有中心对非MRI兼容性植入物患者常规行MRI检查。此外，使用MRI的钆造影剂可能会导致某些患者出现一种罕见但潜在的有害并发症，即肾源性系统性纤维化[53]。从逻辑的角度来看，脊柱MRI检查通常比X线片或CT需要更长的时间，这可能会影响成像的获取，导致获取不及时，特别是在有创伤的情况下。另外，患者在MRI管道内出现幽闭恐惧症相对常见，可能会影响成像的质量和（或）可用性[54-55]。其他可能影响成像质量的因素包括磁场强度、操作者经验、患者动作以及来自植入物的成像伪影。不锈钢植入物特别容易产生明显的伪影，但其他材料也可能会导致不同程度的图像不清。这种伪影可能会严重影响有脊柱内固定史患者脊柱MRI的使用，特别是如果关注的区域在所述植入物附近。最后，MRI在发现解剖异常方面具有较高的敏感性，但其临床相关性有待商榷。在MRI上看到的退行性病变不总是与患者症状相关，并且MRI结果通常是无关紧要的[32, 56-57]。因此，仔细和基于证据的综合MRI检查、临床病史和体格检查对临床医师确定最佳治疗方案仍然至关重要。

核医学

历史上，核医学在脊柱评估中的应用一直集中于脊柱转移性疾病。具体来说，常利用 ^{99}Tc 和 ^{18}F-脱氧葡萄糖正电子发射断层扫描（positron emission tomography，PET）成像进行骨显像，其他放射性示踪剂也可用于特定的适应证[58]。^{111}In 标记的白细胞示踪剂也可用于检测脊柱感染，其特异性高但敏感性低[59-60]。最近，单光子发射计算机断层扫描（single-photon emission computed tomography，CT-SPECT）在评估椎间盘源性和关节突关节介导的疼痛方面得到了应用，但其对各种退行性脊柱病变的特异性和敏感性尚不明确[61-63]。最近有报告利用 SPECT 对脊柱畸形中融合节段的选择提供指导，这有助于提高外科干预性价比，减少并发症的发生[64]。

双能 X 线吸收法

与本章早期讨论的成像方式不同，双能 X 线吸收法（DEXA）扫描不能提供相关的解剖信息。相反，它们用于测定骨密度并诊断骨量减少和骨质疏松，这在规划老年脊柱畸形手术时非常重要。DEXA 得分通常以 T 值报告，指的是患者的骨密度与相同性别的年轻成年人的骨峰值健康状态的标准差[65]。一般来说，T 值在 -1.0 到 -2.5 定义为骨量减少，而 T 值低于 -2.5 定义为骨质疏松[65]。这些信息对于患有脆性骨折的患者以及计划需要行脊柱内固定术的患者特别有用。DEXA 扫描的常见部位包括腰椎、髋部和手腕。重要的是，临床医师应该知道并考虑到在骨关节炎区域，骨密度的报告值可能被人为地提高。这对脊柱外科医师尤为重要，因为腰椎 DEXA 评分可能在正常范围内，而患者在髋部或手腕处得分可能在骨量减少或骨质疏松范围内。此外，由于同时存在腰椎和髋关节炎症是常见的，手腕 DEXA 扫描可能为许多脊柱患者提供最准确的骨密度评估[66]。

正在接受治疗的脆性骨折患者，包括脊椎压缩性骨折患者，应进行骨密度评估，作为预防脆性骨折再次发生的常规措施之一[67-68]。DEXA 扫描在脊柱融合病例的术前规划中也是有用的。骨质疏松患者可能会从药物治疗中受益，特别是使用合成骨生成素之类的药物[69-70]。即使对于不能接受术前骨质疏松治疗的患者，这种认知也可能会引起手术方式的改变。例如，长节段固定融合、椎体成形术、韧带加强术、钩固定、最终金属棒塑形等技术均被提出用于预防骨质量较差的成人脊柱畸形患者近端交界性后凸畸形[69, 71]。

全身影像及 EOS 系统

全身仰卧位和站立位脊柱 X 线片的使用对于准确评估全身矢状位和冠状位姿势一直很重要[72-74]。此外，最近循证文献的扩展量化了髋部和下肢在确定脊柱的整体力线、平衡和功能方面的重要作用，更多地关注对脊柱和下肢的整体评估[75-78]。直到最近，在大多数机构中获得全身成像的能力仍然很难实现。EOS 成像系统（EOS Imaging，法国巴黎）的问世改变了这一局面。EOS 成像系统是一种低剂量的双平面数字化 X 线系统，由一间小屋组成，患者可以站立、坐着或二者皆可。两个双平面 X 光源同时移动其相应的探测器来扫描患者，可以用较少的畸变（如视差）获得全身的二维矢状位和冠状位影像[79]。另外，由于小屋已经校准并且正位和侧位影像是同时获取的，因此可以利用立体 X 线成像技术来创建脊柱和下肢的三维重建图像[79-80]。与传统放射 X 线相比，应用该系统的患者辐射剂量可降低 50%～80%[79]，这在年轻患者和需要频繁接受 X 线检查的患者中具有临床意义。基于软件的脊柱参数计算结果也可用，并且已被证明与外科医师手动测量结果类似[81-83]。重力对全身和局部脊柱力线的影响是通过比较仰卧位和立位影像来确定的，并且这对于外科医师评估动态脊柱不稳定性、侧凸的柔韧性和动态的椎间盘高度丢失非常重要[84]。这种比较能够影响多种脊柱病变的诊治[4, 84-88]。因为 EOS 成像通常是在直立（站立或坐着）位置获得的，所以可以将成像与仰卧位成像进行比较，以了解重力对脊柱病变的影响。最近的一项研究比较了成人脊柱畸形患者的站立位EOS和仰卧位CT扫描结果，发现站立位导致主曲线中的平均Cobb角和旋转角明显增加，腰椎前凸减少，骨盆倾斜角增加[84]。

EOS的缺点包括由于辐射剂量不足而导致节段局部信息的缺乏。因此，在需要详细了解局部病变的情况下，通常仍需要进行X线检查。

结论

脊柱疾病诊断和治疗的进步与新型成像技术的发展密不可分。诊治脊柱疾病所面临的复杂性需要使用一系列复杂的成像工具。治疗脊柱患者的临床医师必须评估各种成像技术的诊断准确性、成本、效率、有创性和实用性，来为患者提供最好的治疗。虽然这项任务具有很大的挑战性，需要终身学习以跟上技术和循证的进步，但它对于我们治疗患者无疑是至关重要的。

参考文献

（林吉生　费　琦　译）

第二十五章

机器人与导航手术

Robert M. Koffie, S. Harrison Farber, Jakub Godzik, Juan S. Uribe

引言

老年患者的脊柱疾病越来越复杂，而幸运的是治疗这些复杂老年脊柱疾病的手术和非手术治疗手段正在不断涌现。其中一些技术建立在过去几十年的技术积累上，使手术更加安全、高效。其他技术，如机器人技术在不断改进后，被应用于脊柱外科手术中。与其他患者相比，老年患者的脊柱手术并发症发生风险更高，机器人辅助手术能够提高手术精准性和安全性。这一章我们将回顾机器人与导航技术。

微创脊柱手术

老年脊柱患者通常无法耐受开放性脊柱外科手术，因为手术中常伴有大量失血及术中并发症。脊柱管状通道手术入路可减小创伤，使老年患者的脊柱减压、融合更加安全。无论是椎板切除还是椎间盘切除，管状通道减压术式已经成为老年退行性椎管狭窄患者的首选手术方案。该通道技术通过连续通道扩张和小范围组织剥离直达病灶，对周围组织损伤小、术后患者恢复快。脊柱管状通道手术入路已经在颈、胸、腰骶椎脊柱病变中得到应用[1-4]。通道技术已应用到椎间融合术中。经椎间孔入路腰椎椎间融合术（TLIF）就可在一个小切口下完成直接、间接椎管减压，并完成椎间融合。与开放性TLIF相比，微创TLIF技术手术时间更短、失血量更少、预后更好[5]。

另外一项治疗老年腰椎退行性病变患者的新技术是腰椎微创侧方入路。传统的侧方入路手术需要较大的"鲨鱼咬伤"切口，常伴有肠道、大血管及腰丛神经损伤等并发症。随着改良微创牵开器和高灵敏度神经监护仪器的发展，脊柱侧方入路手术的并发症发生率显著降低、安全性明显提高[6]。腰椎侧方椎间融合术可用于治疗腰椎滑脱、邻椎病及其他脊柱疾病，还可以完成神经根间接减压、病变节段融合等[6]。

术中导航和影像引导

老年患者常会出现一些因脊柱退行性病变而引发的临床症状，而这些脊柱退行性病变有时在解剖上很难理解。年龄相关的脊柱退行性病变与脊柱异位骨赘形成有关，在没有影像引导下进行脊柱手术具有一定难度。导航技术的发展提高了老年脊柱患者（特别是成人退行性脊柱畸形患者）的手术安全性。CT导航能让脊柱外科医师快速获取术中CT图像，并在手术中利用标记点引导并获得脊柱病变的相关解剖信息。术中导航能够更加精准地打入椎弓根螺钉，完成椎管减压，并利用激光精准聚焦技术完成脊柱截骨手术。在脊柱手术中使用导航技术导致了机器人脊柱手术的诞生，这将是脊柱外科的未来。

机器人脊柱手术

多年来，机器人手术系统在外科领域的应用不断发展[7]。机器人技术已在普通外科、泌尿外科和妇科等专科得到很好的应用，并且已经成为前列腺切除术、子宫切除术的标准操作手段[8-10]。然而，机器人技术在脊柱外科领域的应用进展缓慢，直到最近，导航技术的使用才使机器人脊柱手术技术的应用价值迅速扩大[11]。在机器人技术众多简单和复杂的脊柱手术应用中，机器人辅助椎弓根螺钉的植入越来越广泛。

老年腰椎退行性病变，如腰椎滑脱，通常需要打入椎弓根螺钉进行固定。椎弓根螺钉植入技术在20世纪50年代末首次被描述，多年来已经有了实质性的进步。过去，椎弓根螺钉的打入需要仔细分离并显露重要的解剖标志，如横突、峡部、关节突关节等。自此，椎弓根置钉技术经过了多次重大的技术进步，包括使用各种导航技术进行开放和经皮置钉[12-17]。微创脊柱外科技术和导航技术的发展使经皮置钉成为可能，为机器人在脊柱外科领域的应用打开了大门。

椎弓根螺钉位置偏移可造成严重的手术并发症，包括神经或脊髓损伤、脑-脊液漏、血管损伤、需要二次手术，患者预后变差。椎弓根螺钉位置偏移带来的并发症，在年轻患者中相对容易解决，但是对于老年患者来说，预后较差[18]。因此，精准置钉不仅可以减少医源性损伤，而且可以提高所有患者，特别是老年患者的预后。

虽然传统开放手术能够相对容易地植入椎弓根螺钉，但需要较长的手术切口，会造成出血量较多且术中并发症发生率高。而脊柱微创固定方法对于老年患者相对友好，如经皮椎弓根螺钉植入。经皮椎弓根螺钉植入的准确性取决于术中清晰的成像和螺钉轨迹的设计和定位，这些都是脊柱机器人可以实现的。

任何新的椎弓根螺钉植入技术均需与现有技术相比具有相似或更多的优点才能被临床所接受，如开放徒手置钉、术中透视辅助置钉、CT辅助置钉等。机器人系统具有自动完成人类容易发生错误的各种重复性动作的优势，从而提高螺钉植入的准确度和精度。然而，机器人技术尚未被广泛应用，主要是因为机器人椎弓根螺钉植入技术需要一个学习曲线来完善。早期关于机器人脊柱手术的报告显示，机器人技术的准确性与其他螺钉植入方法相当[17]。下面我们总结一下手术技术的细微差别[19]。

手术技术

机器人系统在胸腰椎融合术中最有用，胸腰椎交界处的解剖变异使椎弓根螺钉固定更具挑战性。随着机器人系统的普及，脊柱外科医师应用机器人对常规的简单病例进行准确置钉。机器人技术也可应用于腰椎融合术中，包括腰椎侧路椎间融合术[20]和TLIF[21]。机器人技术可用于经皮椎弓根螺钉植入，也可在关键解剖结构识别不清时作为开放术中徒手置钉安全性的一种补充。

正如本书其他地方[19]所描述的，患者的体位和手术室的布置如图25.1所示。麻醉满意后，常规消毒铺巾，在髂后上棘上开2个直径小于1 cm的手术切口。将动态参考阵列和示踪器固定在双侧髂后上棘上进行导航。将术中CT与动态参考阵列连接后，使用O形臂（美敦力，都柏林，爱尔兰）获取患者术中脊柱CT图像。将患者术中和术前CT图像联合注册，用于规划螺钉的进钉路径；也可以用术前CT图像规划进钉路径，然后用术中CT图像进行确认（图25.2）。将机器人末端执行臂移动到指定位置，引导其沿预定的路径方向，并通过末端执行臂完成后续操作步骤。

在实际的置钉过程中，先用尖刀在皮肤上做一个切口，再用电刀分离皮下组织和筋膜，筋膜切口要比皮肤切口略偏中线（为椎弓根螺钉预留外倾角）。将带刺的高速钻头固定在进钉点的骨质上，防止钻头从骨皮质上滑落，用钻头钻破骨皮质，进入骨松质。丝攻是一个可选步骤，使用一个导航丝锥沿着螺钉规划路径进行丝攻，再利用导航将椎弓根螺钉打入丝攻通道中。在植入螺钉时，医师还可以用测力仪监测置钉力的大小。然后通过机器人系统确认椎弓根螺钉的正确位置，再通过术中CT确认。

椎弓根螺钉植入准确性

椎弓根螺钉植入准确性对所有患者特别是老年患者非常重要。大多数老年患者腰椎退行性病变伴有骨赘形成，均会影响椎弓根螺钉植入的常规计划。此外，老年患者骨密度低，椎弓根螺

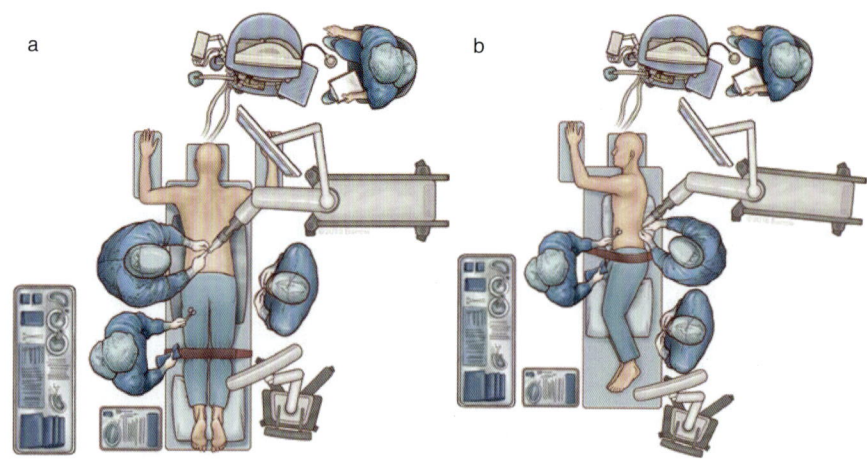

手术流程。机器人系统被放在无菌器械台对面。为方便铺巾和机器人机械臂操作，患者俯卧于手术台上，主刀医师站在机械臂对侧（图a），或者患者侧卧于手术台上，主刀医师站在机械臂同侧（图b）。

图25.1

（经Barrow Neurological Institute, Phoenix, Arizona许可使用）

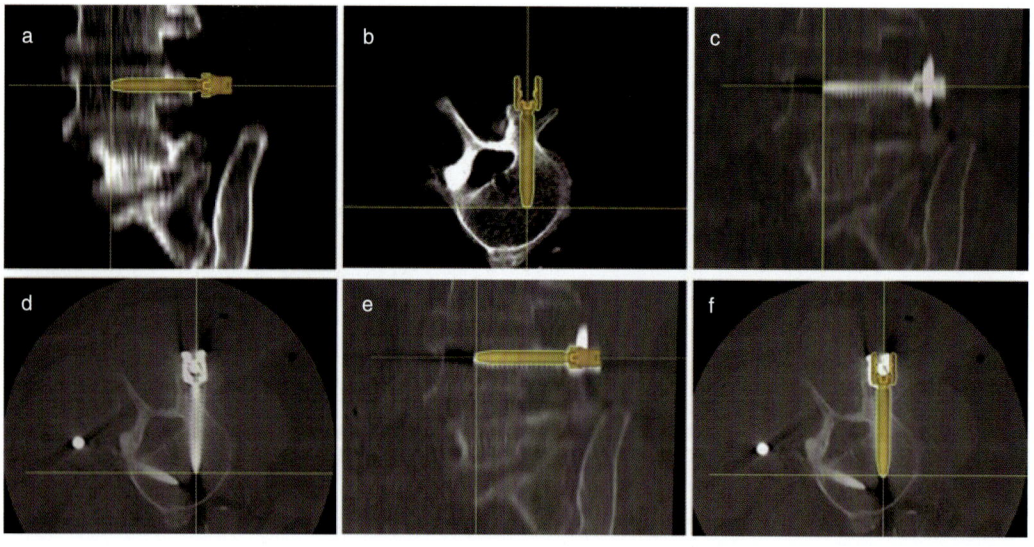

椎弓根螺钉规划和准确度评价。使用机器人软件在矢状位（图a）和横断位（图b）规划左侧L_4螺钉的进钉轨迹。自外向内移动螺钉轨迹使其靠近椎弓根内侧缘，十字准星指示螺钉尖端。术后矢状位（图c）和横断位（图d）CT扫描显示螺钉位置满意。通过术前规划及术后矢状位（图e）和横断位（图f）CT扫描之间的图像叠加对置钉准确性进行分析评价，图像显示规划轨迹和螺钉最终位置几乎重叠，误差极小。

图25.2

（经Barrow Neurological Institute, Phoenix, Arizona许可使用）

钉植入的准确性就显得尤为重要。因为这些老年患者很难耐受二次手术，特别是由于螺钉位置问题而进行的二次手术。脊柱机器人使用后，出现了许多椎弓根螺钉准确性评价体系，其中最常用的分类系统是Gertzbein-Robbins分类法[22]。机器人系统辅助椎弓根螺钉植入准确度通常很高，文献报告准确度为94%~98%[23-28]，超过徒手置钉的准确度。一项随机对照试验比较了机器人和徒手技术植入椎弓根螺钉的情况，发现徒手置钉中93%为Gertzbein-Robbins A或B，而使用机器人置钉的优良率仅为85%[29]。一项纳入了10项研究的荟萃分析发现，机器人辅助置钉比徒手置钉在"完美准确度"（优势比95%置信区间：1.38~2.07；$P<0.01$）和"临床

可接受"（优势比95%置信区间：1.17～2.08；$P<0.01$）方面表现更好[30]。另外两项荟萃分析结果显示，机器人辅助椎弓根螺钉植入的准确性高于徒手植入[17, 31]。最近的一项荟萃分析纳入了9项随机对照研究共696例患者，研究发现，使用机器人系统植入椎弓根螺钉的准确性高于徒手技术，结果会因所使用的机器人系统不同而有所不同[32]。

手术时间

使用当前机器人系统进行椎弓根螺钉植入的一个缺点是手术时间较长。多个研究者报告称，术中使用机器人系统使得手术时间增加[33-35]。由于需要额外的步骤来确保准确性，这一结果并不令人意外。随着机器人系统的不断进化和更新，置入椎弓根螺钉所需的时间正在减少。目前脊柱手术中机器人使用愈加普遍，与之相关的学习曲线有所降低，使得机器人技术置钉所需时间明显减少[36-37]。

辐射暴露

虽然使用机器人系统植入椎弓根螺钉会延长手术时间，但机器人系统能减少外科医师、手术室工作人员和患者的辐射暴露。使用机器人系统，手术医师不会暴露在初始（术前和术中）CT中。并且术中透视也只使用最小的辐射剂量。术中使用CT时，不需要额外的X线透视。研究证实，机器人辅助手术可以降低辐射暴露[38]，无论是单枚螺钉辐射剂量，还是手术总辐射剂量均下降[39-40]。例如，一项随机对照研究发现，外科医师在使用机器人置钉时受到的辐射暴露量比透视引导下置钉减少90%，这对外科医师的职业生涯意义重大[33]。

结论

机器人系统可以提高椎弓根螺钉植入的准确性，减少外科医师的辐射量，并降低因螺钉定位不良而需再次手术的风险[33-35]。由于机器人技术需要陡峭的学习曲线，目前在脊柱手术中使用机器人技术会延长手术时间。随着机器人技术的不断发展，机器人系统会更加直观，用户界面会更加友好，将有望减少机器人的操作时间。今后机器人技术也将应用于除椎弓根螺钉固定以外的手术方式，包括椎管减压和截骨等。机器人技术和微创脊柱手术的发展将在治疗老年脊柱退行性病变患者方面取得更大进步，并将极大地改善老年脊柱退行性病变患者预后。

*致谢：我们感谢巴洛神经学研究所（Barrow Neurological Institute）神经科学出版物的工作人员对稿件准备的帮助。

*披露：本章节中没有披露任何受保护的健康信息。

*财务支持：Uribe博士是NuVasive公司的顾问，从该公司获得版税，并直接持有NuVasive的股票。此外，他还是Misonix和SI-BONE的顾问。

参考文献

（于凌佳　费　琦　译）

第二十六章

清醒脊柱手术在老年患者中的应用

Clayton L. Haldeman, Michael Y. Wang

引言

1958年Ralph Cloward在他早期描述的前路颈椎椎间盘切除融合术中首次报告了清醒的微创脊柱手术[1]。他最先在一个"能坚忍"的患者身上进行了清醒手术,阐述了一种不切断肌肉的入路。从那时起,微创外科的适应证和技术大大扩展,工具和技术的改进使得清醒手术给患者带来更加安全和舒适的手术体验[2]。最近,清醒脊柱手术被纳入了称为加速康复外科(ERAS)的一整套管理中。ERAS是一个多模式系统,旨在减少手术对患者的影响,促进患者更早活动和缩短住院时间[3]。这些方法可以减轻所有患者群体的手术负担,对老年人群尤其有效,具有显著减轻手术负担和降低与全身麻醉相关风险的潜力。

历史与推动力

在过去的十年中,人们对全身麻醉的不良反应越来越关注,尤其在儿童和老年两个患者群体中[4-5](表26.1)。多项研究提出了对全身麻醉药导致儿童远期认知功能损害的担忧[6-8]。2016年FDA发布公开警告使得这些担忧达到顶峰,其敦促医务人员"在幼儿和孕妇采用适合麻醉时需要权衡益处与潜在风险,特别是对于手术可能超过3小时或者3岁以下需要多次手术的患者"[9]。

随着年龄增长,各器官的结构和储备能力逐渐减弱,全身麻醉对高龄患者的不良影响可能会加倍。在一项纳入了367例80岁以上接受全身麻醉的患者的研究中,25%的患者术后出现不良事件,且死亡率为4.6%[10]。术后谵妄是老年人全身麻醉后的最常见关注点之一,其发生率约为30%[11]。术后谵妄最初被认为是暂时的,但越来越多的证据表明在这类老年人群中谵妄可能长期存在,并可能导致其无法恢复独立生活[12]。对于既往有冠状动脉疾病或心力衰竭的老年患者,心脏不良事件发生率、院内和院外90天死亡率增加。在老年人群中肺部并发症也不同程度增加,为5%~10%。术后肺炎最常见,但也会出现肺栓塞、急性呼吸窘迫综合征(acute respiratory distress syndrome,ARDS)、术后再插管等情况。

脊柱手术是老年人群常见的五大手术之一[13]。尽管人们越来越关注上述全身麻醉的危害,但大多数择期脊柱手术还是在全身麻醉下进行的。这可能与多种因素有关,包括术者习惯和术者对俯卧位手术中确保气道安全的渴望、麻醉医师对此技术的偏好或熟悉度、手术技术对外科医师的限制或外科医师对手术时长的担忧、神经监测的需要以及患者的偏好[14]。然而,清醒脊柱手术并不是一个新概念。Ditzler等[15]于1959

表26.1 老年患者全身麻醉相关的不良反应[10]

器官系统	不良事件
中枢神经系统	脑卒中、谵妄
心血管	心肌梗死、心律失常、心力衰竭、术中低血压/高血压
肺脏	肺栓塞、ARDS、肺炎、再插管
肾脏	急性肾损伤

年回顾了20年间接受椎板切除、椎间盘切除或融合的766例手术患者经验，首次描述了椎管内麻醉在腰椎手术中的应用，结论认为"这些手术中使用椎管内麻醉既没有术中并发症也不会对术后产生不利影响"。虽然自1939年以来，全身麻醉技术和安全性有了大幅度提高，但椎管内麻醉仍然有许多潜在的优点。患者在不使用全身麻醉药的情况下可维持自主呼吸，从而避免了对机械通气的需求。自主通气（相比于机械通气）可降低胸腔内压力，亦可降低失血的风险[16]。此外，脊髓麻醉相比全身麻醉，腰椎手术中高血压和心动过速的发生率更低，在麻醉后恢复室（postanesthesia care unit，PACU）中阿片类和其他镇痛药物的使用更少，术后24小时恶心呕吐（postoperative nausea and vomiting，PONV）更少发生，住院时间更短[17]。患者在全身麻醉苏醒过程中，可出现精神错乱、感觉和运动功能暂时性改变[18]。在全身麻醉苏醒期也可能发生血压变化、电解质紊乱以及由此引起的心律失常。因此，在某些特定患者中，尤其是老年人或有多种并发症的患者中全身麻醉可能是禁忌的。

加速康复外科（ERAS）

ERAS最初起源于丹麦，在20世纪90年代获得了快速发展，其目标是整合多学科围手术期管理方案，最终目标是通过综合方法来维持心血管、肺、神经、胃肠和内分泌的稳态功能[19-20]，以减少择期腹部手术后的住院时间。参见第六章有关ERAS的充分讨论和历史回顾。下面，我们将回顾其在迈阿密大学的实施，特别是其在微创经椎间孔入路腰椎椎间融合术（MIS-TLIF）中的应用。之所以选择这种手术，是由于该技术应用广泛，适用于多种腰椎疾病，以及其作为微创技术有良好的前景。核心部分有6个（表26.2）。

麻醉技术

清醒脊柱手术的镇静包括持续输注丙泊酚和氯胺酮、经鼻导管给予充足的氧气、滴注药物以达到适度镇静水平。最佳镇静水平是患者感觉舒适，但可维持自主通气，并对言语或伤害性刺激有目的性的反应。术前口服加巴喷丁600 mg，术后立即静脉注射1 g对乙酰氨基酚，以减少术后麻醉药的使用（表26.3）。术前均给予昂丹司琼、格隆溴铵和喷鼻羟甲唑啉，以防止术中呕吐和鼻出血而被迫转为全身麻醉。对于腰椎融合术，在建立任何软组织通道之前，可使用布比卡因脂质体进行胸腰筋膜间平面（thoracolumbar interfascial plane，TLIP）阻滞[21]。在任何肌肉创伤前注射都能维持一个压力梯度以便药物更有效地弥散和分布。不使用阿片类药物或额外的椎管内、硬膜外或全身镇痛药（表26.3）。由于患者是俯卧位，没有高级气道，麻醉团队的经验和偏好对这项技术至关重要。对患者的持续监测、外科医师与麻醉医师之间的交流保证了手术的安

表26.2 清醒MIS-TLIF的6个核心部分

组成	优点	缺点	FDA批准
工作通道内镜	8 mm切口，允许椎间孔的椎间盘切除术和清晰的可视化	减压能力有限，设备成本高，学习曲线长	认证
清醒手术	可监测患者神经，麻醉不良反应有限，对内环境的干扰最小	工作时长受限，气道安全不保证，麻醉师学习曲线长	认证
撑开型椎间融合器	通过8 mm通道植入，增加椎间孔高度，矫正脊柱力线	融合器有吸收和下沉的风险，存在异体骨移植的风险，并非所有国家都可使用	未认证
骨形态发生蛋白	有强大的成骨能力，无须自体骨移植	存在异位骨化、成本高、致畸问题	未认证
小口径的经皮螺钉	无额外的植入费用	学习曲线长	认证
布比卡因脂质体	局部麻醉持续72小时，可减少麻醉药和NSAID的使用	成本高及鞘内注射的风险大	认证

表26.3　麻醉药物

术前	术中	术后
加巴喷丁600 mg	TLIP在切开使用前用布比卡因进行TLIP	术后即刻给予对乙酰氨基酚1 g静脉注射
昂丹司琼	筋膜阻滞	给予加巴喷丁、曲马多、对乙酰氨基酚
甲比戊痊平	输注丙泊酚	避免使用麻醉药品
羟甲唑啉鼻喷剂	输注氯胺酮	

全和成功。除了避免全身麻醉的并发症以外，清醒手术的优势在于如果激惹到神经或背根神经节时可以通过疼痛刺激获得即时反馈，从而提供了一个没有神经生理学家的实时神经监测。

手术技术

由于患者是清醒的，因此能够以舒适的姿势躺在Jackson手术床上，这样也能最大限度地减少周围神经损伤或出现压疮的可能性（图26.1）。Kambin三角通过症状侧入路[22]（图26.2），使用一系列连续的扩张器将通道扩张至8 mm，即内镜工作套管的大小（joimax）；使用垂体咬骨钳进入并暴露椎间盘间隙（图26.3）。根据需要间断进行透视，以确认器械的深度和位置；使用一系列手动钻、自动磨钻和切割器械进行有效的椎间盘切除术（图26.4）。椎间隙内植入一个可膨胀球囊，然后注入不透射线的造影剂使其膨胀。扩张后拍摄正位X线片，如果显示软骨终板有残留，则需要额外的终板准备（图26.5）。重新插入内镜，对终板进行检查以确保终板准备良好，没有软骨碎片残留（图26.6）。这些额外步骤有助于确保终板准备充分，并有助于预防早期融合器移位[23]。

当取出椎间盘后，将2.1 mg重组人骨形态发生蛋白-2（recombinant human bone morphogenetic protein-2，rhBMP-2；InFuse，Medtronic SofamorDanek）放入椎间隙前部，尽可能远离任何神经结构。随后放置OptiMesh融合器（spineology）。网状可膨胀式椎间融合器内部填

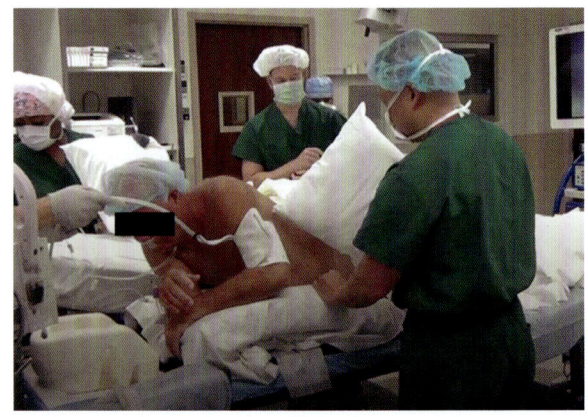

患者是清醒的，因此能够以舒适的姿势趴在Jackson手术床上，这样也能最大限度地减少周围神经损伤或出现压疮的可能性。

图26.1

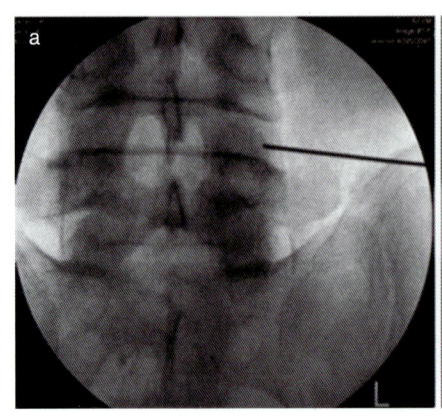
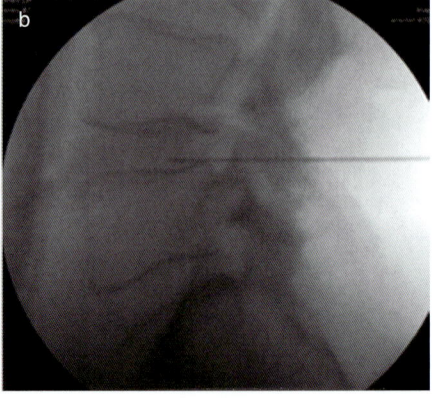

正位及侧位X线片显示通过Kambin三角经皮穿刺进入椎间盘。

图26.2

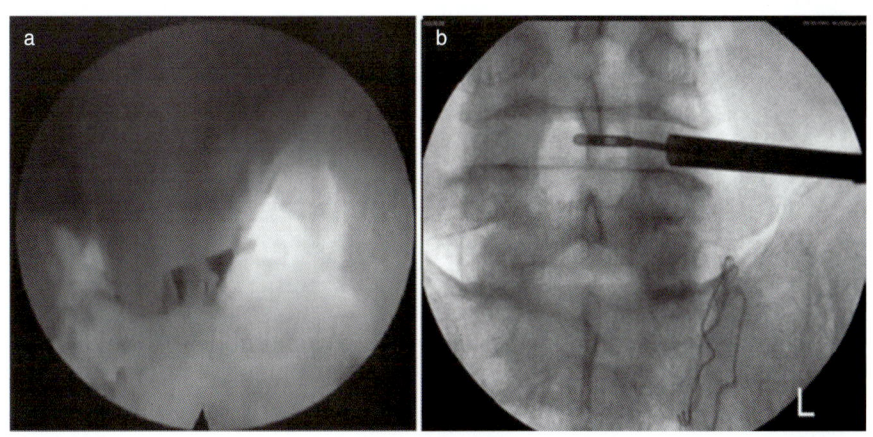

椎间盘摘除术的初始内镜视野和椎间盘摘除术中通过中线的垂体咬骨钳的正位透视影像。

图26.3

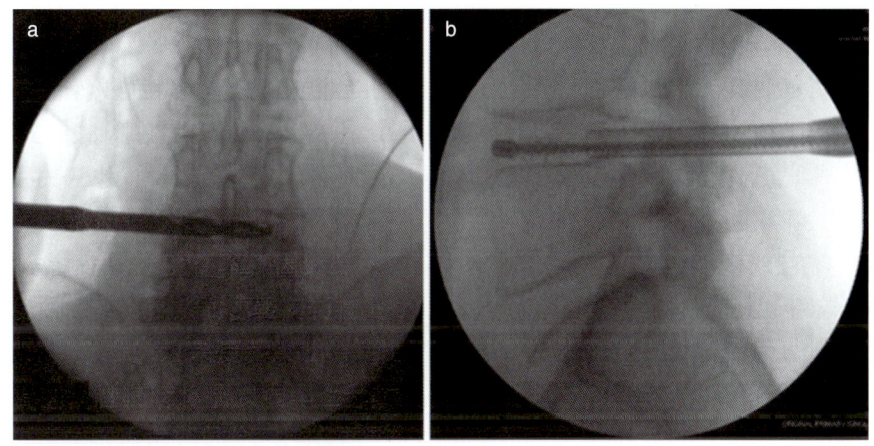

手动钻孔的正位透视影像和用于椎间盘切除术中的自动钢刷侧位透视影像。

图26.4

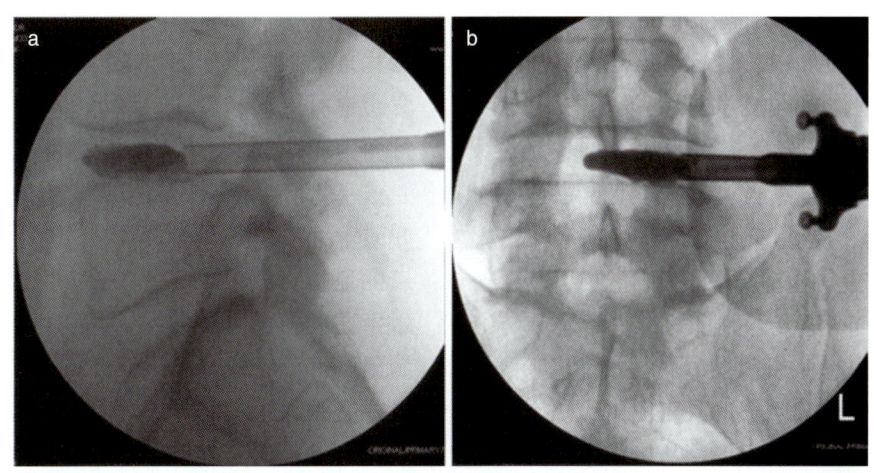

不透X线球囊在椎间盘间隙膨胀后的正位和侧位透视影像。a.显示球囊位于通道的前方；b.显示一些残留的椎间盘组织有待清除，需要进一步处理椎间盘。

图26.5

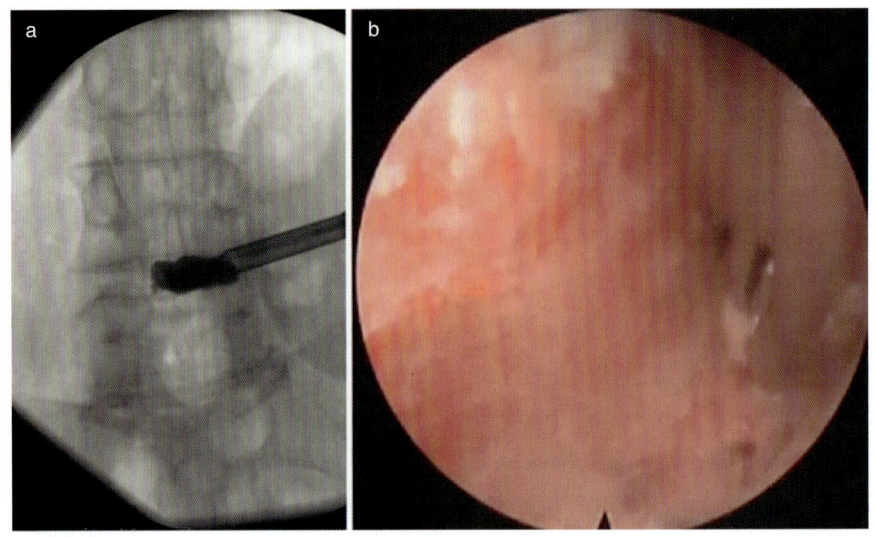

正位透视显示膨胀球囊与终板贴合良好，提示终板准备充分（图a），内镜下可见终板准备满意（图b）。

图26.6

充预加工的同种异体骨基质来增加椎间隙的高度（图26.7），融合器恰当的位置和扩张可重建椎间隙高度、同时实现间接神经减压和矫正伴随的椎体滑脱。随后在透视引导下经皮植入椎弓根螺钉；双侧连接杆在筋膜下插入；安装螺帽确保结构牢固（图26.8）。最后用皮下缝合线闭合5个切口。

术后护理

手术后仍需要保持对生理稳态的干扰最小化。由于术中不放置外科引流管和Foley导尿管，因此术后不需要拔除任何东西，从而使患者的活

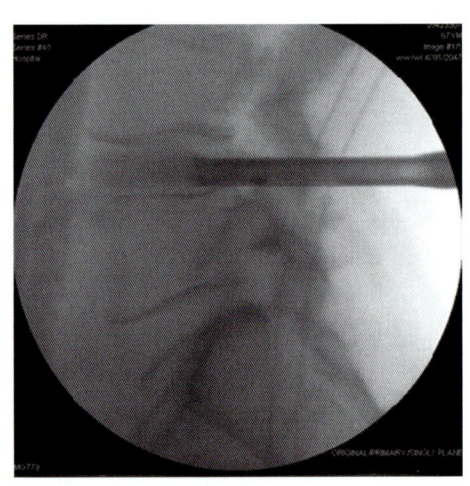

侧位透视影像显示OptiMesh融合器植入椎间隙。

图26.7

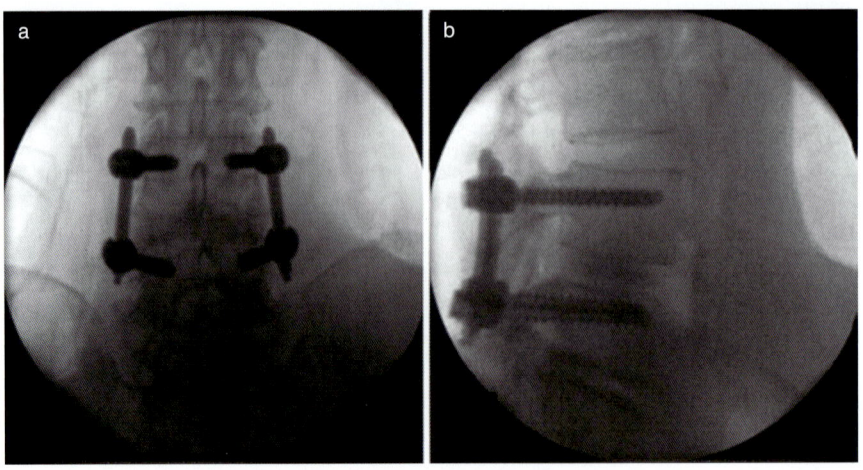

正位和侧位透视最终结构显示双侧椎弓根螺钉和椎间植骨。

图26.8

动受限程度最小化。术后给予加巴喷丁和对乙酰氨基酚，不给予静脉麻醉药，同时尽量减少口服麻醉药的使用。每位患者每天接受我们ERAS管理团队成员的术后访视，该团队由与本病区的神经外科住院医师密切合作的医学生组成。这些访视的目标是确保患者有充足的疼痛管理，并得到物理治疗和作业治疗团队的早期指导。此外，ERAS管理团队可以帮助制订出院计划，在确保支具和助行器等医疗设备及时交付的情况下帮助患者及时出院。

结果

采用ERAS原则的MIS-TLIF的初步结果令人鼓舞。对单个外科医师完成的前100例手术进行分析，在临床疗效、并发症发生率和围手术期发病率方面总体上显示了积极的结果[23]。100例手术中单节段融合84例，双节段融合16例。$L_4 \sim L_5$节段最多，占所有融合节段的77%。手术时间平均±标准差单节段为（84.5±21.7）分钟，双节段为（128.1±48.6）分钟。术中平均出血量单节段为（65.4±76.6）mL，双节段为（74.7±33.6）mL。平均住院时间为（1.4±1.0）天。在1年内的随访中有4例患者死亡，但与手术或脊柱疾病无关。有4例患者术中需转为全身麻醉，并于当日完成了手术。转换原因为2例患者出现呕吐，1例出现鼻出血，1例出现极度焦虑。这4例导致了ERAS方案（术前加用羟甲唑啉鼻喷剂和昂丹司琼）的变化。手术并发症包括早期融合器移位2例，骨髓炎1例，终板骨折1例。0例发生延迟性骨不连或内固定物断裂。

对迈阿密大学使用ERAS方案完成的所有1～3节段腰椎融合术（57例患者）的进一步回顾分析显示，相比于在方案实施前6个月内接受相同手术的患者，ERAS患者的住院时间（2.9天 vs. 3.8天）显著缩短，氨酚羟考酮使用量显著减少，物理治疗/作业治疗团队和护理团队记录的疼痛评分更低，哌替啶和昂丹司琼使用更少，并且术后第1天下地活动距离更远[24]。

Mummaneni等为了解决内镜手术的局限性，报告了使用管状牵开器成功实现清醒状态下的MIS-TLIF直接减压[25]。他们除了使用布比卡因脂质体外，还使用椎管内麻醉剂实现镇痛。这种方法的潜在优势是获得更长的手术时间（＞2小时），避免内镜手术所需的陡峭学习曲线，并可以实现直接和间接减压。缺点包括入路的创伤增加（与内镜相比）和存在椎管内麻醉的潜在并发症。

结论

老年患者不同程度地受到全身麻醉的影响。随着大多数发达国家的人口金字塔不断倒转，将需要新的手术方案安全地应对世界人口老龄化。清醒手术和ERAS理念有可能成为一个强有力的工具，给予那些不是最佳手术适应证者最大限度的外科照护。这些技术使患者的住院时间更短。在某些情况下，以前需要住院的手术转变为门诊手术，这就节约了成本，减轻了本就紧张的医疗资源负担。最后，初步数据表明这些操作是有效的，ODI评分显著降低，患者生活质量得到很大程度的改善[23]。

参考文献

（贾璞费琦译）

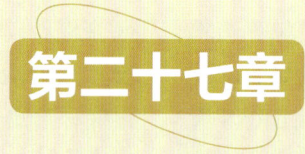

第二十七章

脊柱内镜手术在老年患者中的应用

Jacob L. Goldberg, Eric Elowitz

引言

腰椎管狭窄症是老年人群脊柱手术最常见的适应证[1]。腰椎管狭窄症最常见于65岁及以上的成年人，预计在未来几年这部分人群数量将会大幅度增加[1]。在过去的几十年中，治疗腰椎管狭窄症的手术种类增速是最快的[2]。在适合的患者中，手术减压优于非手术治疗[3-6]。尽管外科手术有明显的益处，但由于患者存在内科并发症、行动能力差和整体营养状况差的比例较高，老年人围手术期出现并发症的风险是增加的[7]。事实上，65岁以上接受腰椎管狭窄症手术的患者面临并发症和（或）再住院的风险增加[8]，这会对患者的生活质量产生负面影响。此外，在80岁以上的老年人中，这种增加的风险与内科并发症的数量、手术创伤和手术时间直接相关[9]。

脊柱内镜手术是一种组织创伤较小、康复更快的治疗方法，相比较传统脊柱手术治疗老年患者而言，是一个更有吸引力的替代方案。由于内镜管径小，软组织、肌肉、韧带剥离少，可减少术中出血量并且缩短住院时间[10]。事实上，很多内镜手术可以在门诊手术中心进行，因为依据以往的记录显示老年患者对失血的耐受度较低，并且他们在住院环境下更容易发生谵妄，单就脊柱内镜手术的上述这些特点就很大程度上减轻了老年人的手术风险[11-16]。在老年人群中，内镜手术的循证支持正在增加，目前的结果一致显示其疗效相当、并发症情况类似，但住院时间明显缩短[17-18]。

用于治疗退行性腰椎疾病的两种最常见的内镜入路是经椎板间入路和经椎间孔入路。经椎板间入路类似于传统的通道下椎板切除或椎间盘摘除的入路，适用于中央椎管减压和旁中央型椎间盘突出。经椎间孔入路更偏向外侧，将Kambin三角作为安全通道，适用于椎间孔区病变及中央和旁中央型椎间盘突出。如果患者同时存在中央椎管狭窄和椎间孔区椎间盘突出，也可同时采用两种手术入路（图27.1）。

在本章我们讨论了两种最常用于解决老年人常见腰椎退行性病变的内镜方法。我们对其优缺点、术前考虑及准备、关键手术步骤进行综述。最后，我们详细介绍了一个示例所涉及的手术决策、准备和技术。

内镜下椎间盘切除和减压的优缺点

并非所有的病变都可以通过内镜治疗，因此传统的开放和通道下的脊柱手术技术很重要。但在解剖和病变条件允许的情况下，内镜技术有其独特的优势。首先，内镜有着强大的光源、高分辨率的摄像头和显示器，并可将内镜置于靠近病变的部位（图27.2），这使得解剖结构的可视化非常好。除了对外科医师非常有益之外，手术过程在监视器上的易见性方便了住院医师和医学生的培训，并使手术助手和（或）器械护士在术中配合更加流畅。其次，由于内镜技术的手术室成本较低和术后患者住院相关费用较低，在克服了最初的学习曲线后，该手术还是具有高性价比

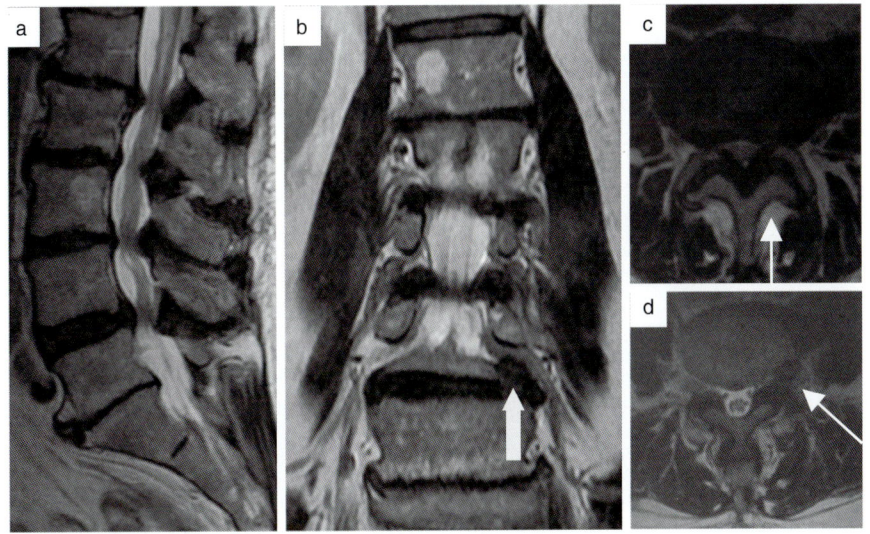

a.腰椎矢状位MRI T_2加权像显示腰椎退行性病变,最明显的是腰椎前凸丢失,所有可见的椎间盘均有退行性病变,$L_3 \sim L_4$和 $L_4 \sim L_5$椎管严重狭窄;b.冠状位MRI T_2加权像显示左侧$L_4 \sim L_5$椎间孔间盘突出(箭头)压迫L_4出口神经根;c.轴位MRI T_2加权像显示$L_3 \sim L_4$中央椎管重度狭窄,白箭头表示经椎板间入路的轨迹;d.轴位MRI T_2加权像显示$L_4 \sim L_5$椎间盘突出,白箭头表示经椎间孔入路的轨迹。

图27.1

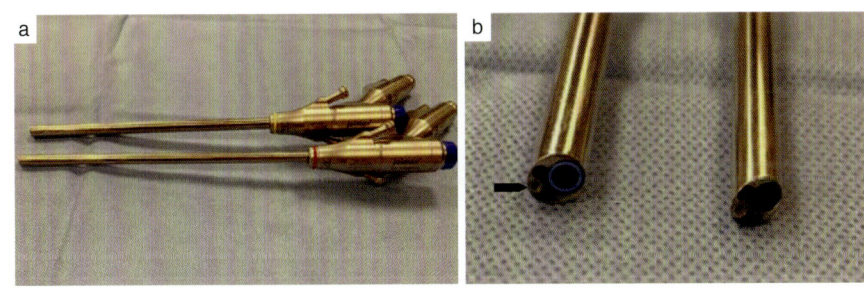

a.内镜具有15°镜(上)和30°镜(下),分别适用于经椎板间和经椎间孔入路手术;b.15°镜(左)和30°镜(右)的顶面观。在15°镜上,两个成对光源中的一个以黄色突显,成对灌注口中的一个以绿色突显,工作通道以蓝色勾画,黑箭头指示摄像头。在30°镜上构成的是一样的。

图27.2

的。重要的是,与传统的显微镜辅助方法相比,全内镜的侵入性更小,势必对周围组织的损伤和韧带稳定性破坏更小,使得将来需要翻修的手术变得容易,并减少了液体聚集和可能导致感染的无效腔。消除无效腔,液体汇集空间减小也有助于控制小的脑脊液漏。最后,患者对微创手术的重视和需求越来越多,他们愿意去远距离的医疗机构寻求微创手术治疗[19]。

内镜手术有几个缺点值得关注。首先,内镜提供处理术中重大并发症的技术/操作有限。重要的并发症如难以控制的出血,可能需要开放手术来解决。因此,应在术前告知患者有转为开放手术的可能性。同样,目前无法在内镜下有效缝合硬膜,因此较大硬膜撕裂的处理也受限。其次,虽然内镜手术的经济壁垒相对于其他新技术(如术中导航)较低,但仍存在明显陡峭但可跨越的学习曲线。尽管起步成本较低,但需要额外的资源来保证内镜手术的安全性。例如,在经椎间孔入路手术中,如果患者处于麻醉状态,术中监测是有帮助的。在清醒的经椎间孔入路手术中,麻醉团队需要有一定的能力来管理患者的清醒镇静,在保持患者清醒状态以反馈疼痛但又有足够的镇静状态之间取得适当的平衡。最后,需要注意的是,许多与传统微创椎间盘切除术相关的并发症也需要在内镜操作时考虑到,包括突出复发、硬膜撕裂、神经根损伤、血肿及伤口愈合不良或感染[20]。无效腔减少和与内镜手术相应的小切口使得其中一些风险，尤其是术区血肿和与伤口愈合有关的问题得到缓解。

术前注意事项

影像

与所有旨在解决腰椎病变的手术一样，必须根据患者的症状、临床问题和神经系统检查来定制影像学检查。MRI的轴位、矢状位和冠状位影像仍然是鉴别腰椎病变的金标准。对于无法行MRI检查的患者，可进行CT脊髓造影检查。在适合经椎间孔入路的病例中，特别是在$L_{4/5}$节段以上，必须确保理想路径没有被腹部内容物阻挡。如果这一点不清楚，应该进行额外的影像检查。

麻醉

虽然许多中心在局部麻醉联合清醒镇静下开展脊柱内镜手术，但建议采用全身麻醉进行手术。局部麻醉联合镇静给麻醉带来独特的挑战，因为麻醉必须足够"轻"，使患者可以交流所遭受的神经刺激；但又要够"深"，能够让患者在手术过程中保持安静。只有在麻醉医师仔细选择合适的患者、熟练掌握技术及患者有麻醉需求的情况下才有可能实现。此外，老年患者镇静后可能会出现精神错乱，导致患者术中不配合，无法安全地保持安静状态。

内镜方法

目前还没有一个被广泛接受的标准来确定哪种内镜入路是最佳选择。然而，在选择时有几个因素需要考量。一个关键的考量就是病变的部位。一般来说，由于椎间盘或关节囊肿导致的椎间孔或椎间孔外狭窄更适合经椎间孔入路。如果病变延伸至椎管，位于头侧椎弓根下方（在神经根下方）与尾侧椎弓根上方之间，它也是安全的入路。另一个需要考虑的是阻挡结构的存在。对于在腰椎头端或尾端进行的内镜操作，经椎间孔入路可能受到肋骨或髂嵴的阻挡。此外，腹腔内容物可能会阻碍经椎间孔入路，尤其是在非常瘦的患者中需要考虑。经椎板间入路有助于解决不伴有椎间孔或椎间孔外病变的中央椎管狭窄。最后，值得注意的是，椎板间面积从头侧到尾侧是增加的。因此，在$L_5 \sim S_1$节段很容易进入，在该节段进行手术时往往不需要额外去除骨质。

手术注意事项

经椎板间入路和经椎间孔入路的患者需俯卧在可透X线的床上，仔细垫好髋部、胸部、膝盖、肘部和手腕。经椎间孔入路可根据外科医师偏好在侧卧位下进行，注意肩部不要过度外展大于90°。排除禁忌后可以使用间歇式充气加压装置。值得注意的是，通过调节手术床以及髋关节屈曲使腰椎轻度后凸，有助于增加椎板间或椎间孔的空间。

对于经椎板间入路，需要在椎板间隙水平做一个旁正中的小切口。这位置是通过正位和侧位X线透视确定的。目的是尽量缩小皮肤切口以减少冲洗液的排出，维持一个恒定的压力。相反，更大的筋膜切口可以允许内镜的移动。患者的腰椎因体位而处于轻微的后凸状态，因此头侧的棘突应投射到责任椎间盘间隙并大致接近椎板间隙的边界。确保合适的入路达到侧隐窝可以减少对骨组织的切除。头尾起始点将由患者特定的病变决定。经触诊（如果身体状况允许）确认无误后，经筋膜层向下做一切口，使用连续扩张器推进至椎板内下缘。工作通道放置可以将斜面向内以使内侧视角最优化。接下来使用双极电凝和垂体咬骨钳清除结缔组织。下一步，使用金刚砂高速磨钻进行内侧关节突切除。对于微创椎间盘切除术，使用微型打孔器突破黄韧带，注意避免误伤硬脊膜。此时根据需要进行硬膜外静脉的止血。手术的剩余操作取决于患者特定的病变类型。有几个基本操作需要注意：可通过将斜面外套筒旋转180°来实现神经根的牵拉；大多数轻微出血可通过灌洗所施加的静水压力迅速止住，但也可使用电凝；从最恰当部位开始手术将会最大限度地减少去骨量，但如果椎板间开窗太小不能切除大的椎间盘碎片，可能需要额外磨除骨质，或者将髓核分批切除取出；在椎管狭窄的情况下，可以按照开放和通道显微镜辅助下椎间盘摘除术那样，通过切除棘突基底部（单侧入路双侧减压）进行"过顶"减压。

与经椎板间入路相比，经椎间孔入路的路径规划具有更陡峭的学习曲线，因为不同脊柱节段和病变部位的路径规划都有显著差异。特别是在经椎间孔入路手术中，恰当的手术路径对于避免神经根或腹腔内容物损伤至关重要。结合正位和侧位X线透视，将斜面式脊椎穿刺针（面向腹侧）推进至上关节突（superior articular process, SAP），旋转180°，进入Kambin三角。通过针头插入导丝后扩张。手动骨铰刀可用于切除SAP的下方骨质。外套管和内镜随后可以插入，其余的操作根据患者特定的病变进行。

经椎板间入路内镜下椎间盘切除术实例

临床简史

患者男性，67岁，无既往病史，表现为严重的根性疼痛并进行性加重1个月，经保守治疗无效。MRI显示L_5～S_1左侧旁中央型巨大椎间盘突出伴侧隐窝狭窄，无明显椎间孔受累（图27.3）。

手术指征

与大多数微创椎间盘切除术一样，患者有严重的根性疼痛，保守治疗无效；MRI通常表现为较大的椎间盘突出，马尾神经明显受压。虽然有文献表明腰椎间盘突出引起的坐骨神经痛会随着时间的推移而改善，但手术能更快地缓解症状。此外，如果没有手术干预，这种巨大椎间盘突出不太可能以较快的方式重新吸收。虽然压迫马尾神经根，但患者不伴有马尾综合征的症状。因此，外科手术可以作为一种选择。

手术入路

根据外科医师的习惯、技术能力和可使用的设备决定手术是采用开放、通道还是内镜方式治疗。针对内镜入路而言，这种病变适合经椎板间入路有几个重要的原因。首先，该患者的髂嵴（图27.4b）限制了经L_5～S_1椎间孔入路。即使情况并非如此，通过椎间孔也很难进入椎间隙，但是由于旁中央型椎间盘突出具有较大的椎板间窗，通常建议采用经L_5～S_1椎板间入路。同样，椎间盘轻微的尾侧移位给椎间孔入路带来更多挑战。较大的L_5～S_1椎板间窗使得经椎板间入路内镜下椎间盘切除术操作更加方便，而且通常不需要切除骨质（图27.4a）。该患者的椎间盘尾侧

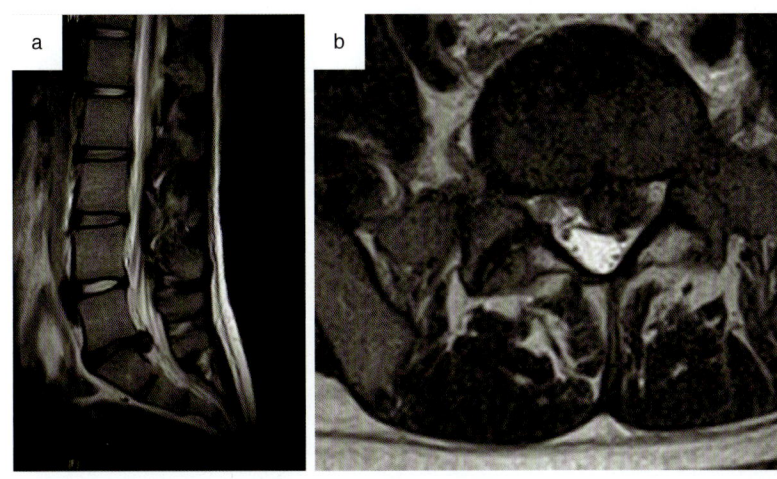

a.腰椎矢状位MRI T_2加权像显示L_5～S_1巨大椎间盘突出；b.轴位MRI T_2加权像显示L_5～S_1椎间盘突出导致侧隐窝狭窄并对行走神经根造成挤压，无明显椎间孔或椎间孔外突出。

图27.3

移位可能给经椎间孔入路带来挑战。

手术操作

全身麻醉诱导后,患者取俯卧位。通过术中正侧位X线确认$L_5\sim S_1$椎板间隙(图27.4)。在突出椎间盘同侧,中线稍偏左处做稍小于1 cm的切口,穿透皮肤和筋膜。连续扩张后插入外套管,通过侧位X线片确认间隙水平和轨迹。内镜朝向椎板间隙,用双极烧灼(图27.5a、图27.5b)清除结缔组织后显示完整的黄韧带。所有之后使用的器械都经过改造,以便其在内镜的工作通道中使用。用钳子和Kerrison咬骨钳约在行走神经根水平将黄韧带剖开(图27.5c)。用球头探针(图27.5d)检查并拨动行走的神经根。内镜的尖端倾斜可以起到神经拉钩的作用,用于显露和保护行走的神经根。接着,通过内镜工作通道将游离的椎间盘碎片取出(图27.6)。充分减压后,仔细检查并止血。通过内镜持续盐水冲

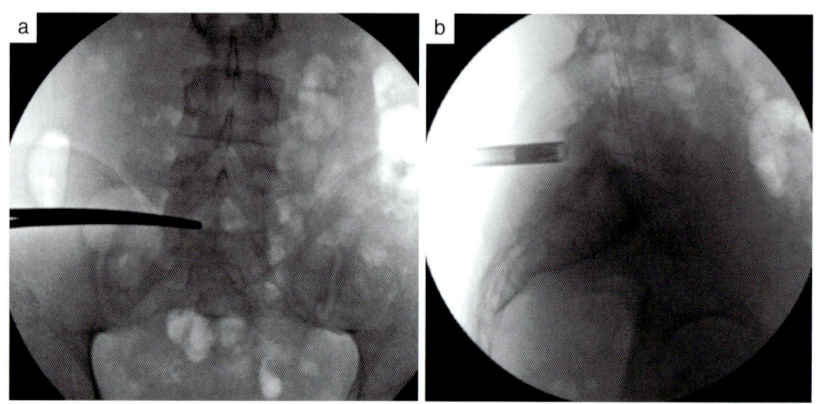

a.前后位透视下使用止血钳确定手术节段。沿L_5椎板下缘标记黄色虚线,紧接着向椎板间隙(绿色圆点)头倾。b.侧位透视显示外套筒内的扩张器指向$L_5\sim S_1$椎板间隙。注意髂嵴,阻挡侧方进入$L_5\sim S_1$椎间隙的器械。

图27.4

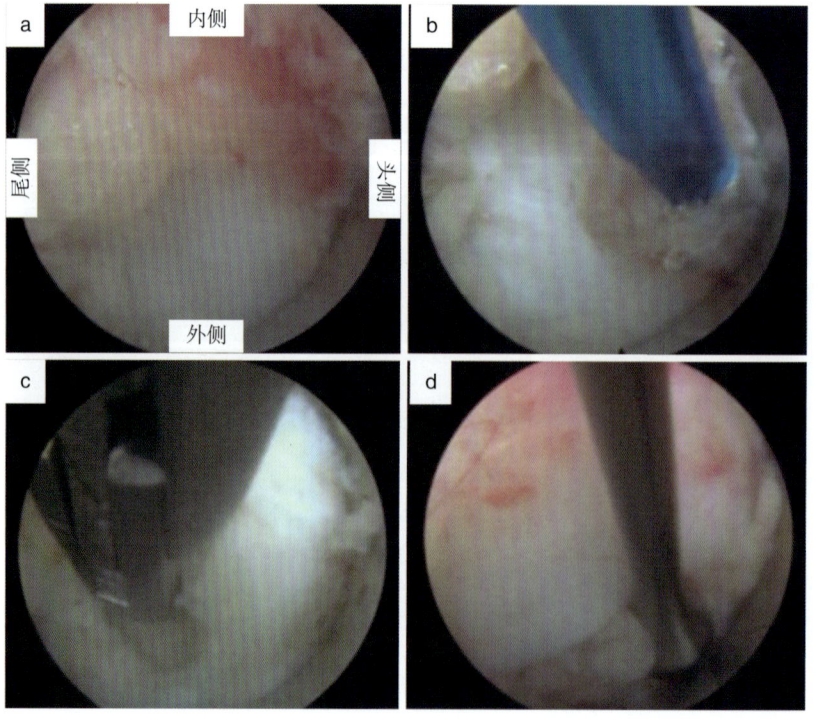

a.韧带的内侧有结缔组织/脂肪覆盖;b.双极电凝清除韧带旁的结缔组织;c.用钝性抓钳突破韧带;d.使用钝球头剥离子拨动行走的神经根。

图27.5

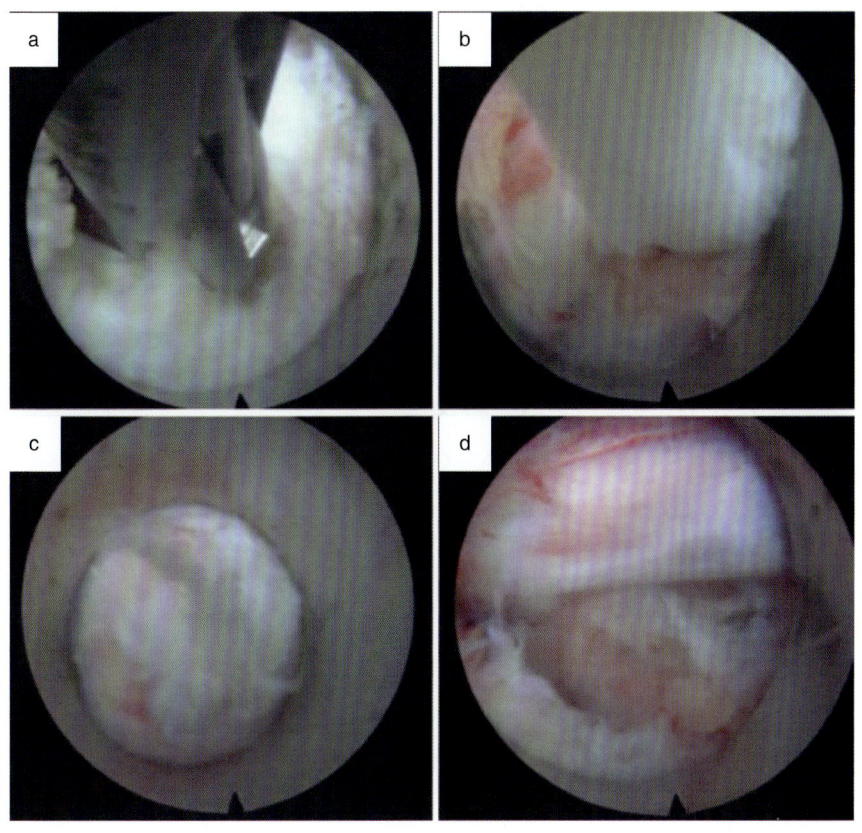

a.抓钳抓取椎间盘碎片；b.椎间盘碎片被拉入工作通道；c.椎间盘碎片充填工作通道；d.椎间盘摘除后行走神经根得到减压。

图27.6

洗提供的静水压力结合双极烧灼来止血。止血满意后取出内镜，缝合深筋膜后皮下缝合切口。

术后护理

术后患者清醒，症状即刻缓解并且神经功能完好。患者术后恢复顺利，于手术当天出院，未出现术后并发症。

参考文献

（贾璞费琦 译）

第五部分

老年患者疼痛治疗的进展

第二十八章

CT引导下射频消融术

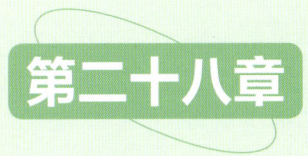

Michelle Roytman，J. Levi Chazen

消融术介绍

消融术是一种微创技术，通常用于治疗良性和恶性肿瘤，近年来应用于疼痛管理领域。目前存在多种消融方式，通常由一个发生器和针状装置组成，将能量直接传递到目标组织，导致急性细胞坏死[1]。射频、微波、激光和高强度聚焦超声（high-intensity focused ultrasound，HIFU）系统将能量用于加热组织至细胞毒性温度（例如，加热至最低60℃以达到蛋白质变性和即刻凝固性坏死的最大效应），而冷冻消融系统将组织冷却到-40℃以下，通过冰晶形成和渗透休克导致组织坏死[2]。不可逆性电穿孔（irreversible electroporation，IRE）是另一种非热能技术，其利用高压电流在细胞膜上形成永久性纳米穿孔，从而诱导细胞凋亡。除了HIFU是在体外使用专门的超声探头实施的以外[1]，其他消融技术可通过经皮、内镜、腹腔镜或剖腹切口的方式实施。这些消融技术虽然目的相似，但每种技术都有其独特的最佳适应证。本章将阐述CT引导下射频消融，包括对于射频消融的原理及其常规实施步骤的讨论，重点关注射频消融作为一种尖端技术在老年脊柱疾病治疗当中的应用。

射频消融术的原理

射频消融术依赖一个机体自身产生的完整电路来传导射频电流[2]。射频发生器通过射频探头传递高频交流电（375～600 kHz），电流通过探头的未绝缘有源尖端造成消融区内带电组织分子（离子）的振荡[3]。由于大量离子液体的存在，射频电流能够通过身体组织；然而，身体组织是电的不良导体，会导致离子搅拌和电阻加热（焦耳热效应）。通过直接的射频加热，离电极最近的区域（在几毫米以内）电流最高，温度上升最高，而在距离最终消融区域较远的组织主要通过热传导加热[1-2, 4]。

射频电流可以通过"单极"或"双极"系统使用[2]。在单极系统中，一个单独的间隙电极被用来在目标部位传递电流，而电路通过放置在患者皮肤上的表面电极（接地垫）得以完整。在双极系统中，电流在两个间隙电极之间流动，要么在同一个涂敷器内，要么在两个独立的涂敷器之间，从而增加了手术的侵入性。双极模式的优点在于通过加热电极之间的区域减少了对背景电导率的依赖，并且通过取消接地垫的使用减少了皮肤烧伤的可能性[1-2]。然而，双极系统在其阵列之外不能很好地加热且经常需要盐水浸渍来提高作用效果。单极系统的优点包括临床应用广泛、每个电极周围都有更宽的消融区域，以及由于使用单个电极而降低的侵入性[1-2]。目前可用的射频系统一般采用三种单极电极：直针状电极、多尖电极或可扩展的多尖电极。可扩展的多尖电极和非扩展的多尖电极增加了电极与组织的接触面积，使电流分散至更大的体积上从而增加了消融区的面积[1]。

虽然射频消融术在治疗小肿瘤（＜2 cm）方面已被证明具有临床疗效，但电导率和导热原理可能会阻碍其成功实施[1-2, 4]。射频消融依赖于电流流经组织来进行足够的加热和造成细胞死亡。水和离子含量高的组织（如肝脏）能够比水和离子含量低的组织（如肺、脂肪和骨骼）更有效地传导电流，这些组织表现出更高的电阻抗。当组织被加热和烧焦（炭化）时，会产生水蒸气而组织会脱水，这导致电阻抗快速增大从而限制了电流的流动。因此，射频消融可以是一个自限性的过程[1-2]。用循环水冷却电极被证明可以随着时间的推移降低电极-组织界面的温度，减少炭化，进而改善电流的流动[5]。

通过调试射频发生器的输出可以进一步减少炭化[1-2]。阻抗控制系统或"脉冲射频消融"是利用功率脉冲算法来达到最大阻抗的目标，同时允许组织在需要时冷却和补水，在降低平均阻抗的同时产生更大的能量沉积。最初将功率设置在一个相对较低的水平（20～50 W），随着阻抗的迅速上升，功率输出暂时停止。这种功率脉冲技术可以用多个电极有序地实施，以产生多个独立的消融或一个大的消融，提高了程序效率。与之不同的温度控制系统或"热射频消融"旨在使电极尖端达到预设的目标温度。功率在达到目标温度之前逐步增加，且功率在消融期间可调节，以维持目标温度[1-2, 6]。

脊柱射频消融的一个关键考虑点在于脊髓损伤的可能性[7]。射频加热已被证明在45 ℃左右对脊髓和周围神经具有细胞毒性[8]，在一些病例中，病变到脊髓的距离小于10 mm曾被报告为射频消融的应用排除标准[9]。目前已经探索了许多神经保护策略，比如在消融和（或）使用热电偶进行连续温度监测的过程中在硬膜外/神经根周灌注二氧化碳或在水中注入冷却的5%葡萄糖，作为额外的安全保障[10-12]。然而，一项17例脊柱骨样骨瘤患者的回顾性研究表明，即使病变位于神经结构10 mm以内，射频消融也是一种安全的治疗方法，与使用硬膜外空气作为神经保护剂的方法相比，两者在临床疗效和并发症发生率方面没有显著差异[7]。实际上，笔者报告了通过注入空气导致硬膜囊和脊髓向病变方向移位的案例，移位会潜在地提高传导至神经元的温度，而这与预期的效果相反。当神经损伤确实发生时，文献报告其本质通常是短暂性的，但记录了至少一个由于射频消融引起的热损伤而导致永久性下肢瘫痪的病例[13]。

也有人建议使用中度或全身麻醉来进一步降低患者因在消融时的程序性疼痛引起的身体活动而造成神经损伤的风险[3, 14]，并提及镇静状态可能与其自身风险有关。例如，在一组病例系列中[14]，将射频消融时间限制在2分钟以内已被报告为一种额外的神经保护措施。目标病灶与神经结构之间存在的完整皮质骨为治疗提供了额外的安全边界[8]。然而，在骨转移瘤患者中经常出现的皮质骨破坏导致的骨溶解现象，其会破坏这种安全保障，使神经遭受射频能量传递所带来的损伤[3, 15, 16]。

骨骼的高阻抗特性是脊柱射频消融术的另一个限制因素，导致热传导不良和消融边缘减小[1-2]。目前，已经实施了程序性修改和调试来提高程序内传导效率。在射频消融过程中，输注生理盐水（0.9%）可成功扩大坏死面积，作为液态电极，生理盐水的电导率比血液高3～5倍，比软组织高12～15倍[17]。在动物肝脏模型中，与单极技术相比，使用高渗生理盐水（6%～36%）联合双极技术的消融速度更快、范围更广、热损失更少。使用高渗盐水也被证明可以减少所需的生理盐水量，从而降低阻抗[17]。同时使用多个涂敷器已被证明会产生热协同作用，因为重叠消融区域的累积效应会导致温度升高[6]。

组织加热的效果可能进一步受到邻近血管系统的影响，比如可能会散失热能的大血管[1]。事实上，邻近大血管的肿瘤已被证明表现出更高的局部复发率，这展示了这些散热器的重要影响[18]。考虑到硬膜外静脉丛的存在及椎管内脑脊液的运动，热沉效应与脊柱的介入治疗有关[8]。然而，一些学者猜测这种脊髓液和静脉丛的热沉效应具有保护作用，并允许在距离神经根2 mm的病灶中进行安全的射频消融[19]。

脊柱射频消融术的安全性和有效性随着专为脊柱骨性病变消融术设计的新型导航双极系统的发展而进一步提高[12, 20]。其中一个系统（STAR消融装置，DFINE, Inc., San Jose, CA, 由SpineSTAR电极和MetaSTAR发生器组成）包含一对沿电极长度定位放置在距离消融区中心 5 mm 和 10 mm（较小版本）或 10 mm 和 15 mm（较大版本）的内置热电偶，允许对足够的高温和消融体积进行实时监测，同时使热损伤的风险最小化。探针的导航尖端可以通过相同的入口位置铰接在不同的方向上并具有穿越中线的能力，从而允许电极放置在具有挑战性的位置，否则探头可能难以进入。另一种新型消融系统采用冷却射频针（OsteoCool，Medtronic，Inc.，San Jose，CA），虽然不灵活，但是该系统有不同的长度以控制消融区域并可以用于单椎弓根入路，尽管双椎弓根入路可以实现更大的消融区域。一个独立的热电偶连接到系统上，可以引入硬膜外腔以进行实时监测[21]。这些新型射频消融设备最终提供了更小、更可预测的消融区域，从而提高了脊柱射频消融的可行性和成功率。

在进行射频消融术时，另一个需要考虑的安全因素是心脏植入性电子器械（cardiac implantable electrical device，CIED）的存在，特别是在老年人群中。虽然已知在行射频消融术的过程中可能存在电磁干扰，会影响CIED的功能，但现有的指南并未特别强调射频消融术在特定手术中的管理，如关节突关节（小关节突）疼痛手术。在一项发送给不同亚专业（如放射科、疼痛麻醉科和物理康复科）开展该手术的介入医师的网络调查中发现，在门诊进行的脊柱射频消融手术中，对于CIED管理的实践模式存在差异[22]。虽然CIED的存在并不是脊柱射频消融术的禁忌证，但它的确增加了手术的复杂性，且需要额外的预防措施。

CT图像引导是CT引导射频消融的关键组成部分。利用CT进行术前规划可以确定骨性病变的密度（如成骨、溶骨或混合），以及从肿瘤侵蚀和病理性骨折[3]中识别出骨皮质不连续[3]。在手术过程中使用CT引导可以进一步实现射频针定位的可视化。然而，手术后的射频消融边缘在CT上显影不良，且使用CT引导可能导致辐射暴露的增加[23]。

了解了射频消融术的原理后，下面我们将评价射频消融术作为一项尖端技术在治疗老年人脊柱疾病领域扮演了怎样的角色。

脊柱转移瘤

脊柱转移瘤是最常见的脊柱肿瘤，通常发生在老年人中，影响高达40%的癌症患者[24]。患有脊柱转移瘤的患者可能会经历严重且常致人衰弱的肿瘤相关性疼痛、病理性椎体骨折及与神经根或脊髓压迫相关的神经功能损伤，从而导致患者生活质量的显著降低[24-26]。脊柱转移瘤患者的治疗目标包括疼痛的缓解、局部肿瘤的控制、机械稳定性的维持及功能的改善或维持。目前的治疗指南包括多种治疗策略，包括联合使用镇痛药、双膦酸盐、放射治疗和（或）手术干预的治疗措施[24]。据报告，姑息性放射治疗的缓解率为50%～90%[24]；然而，放射治疗有严重的局限性。放射治疗可能延迟至治疗后的10～14天起效，而患者的疼痛复发率高达57%。某些类型的肿瘤对放射治疗的反应性较差，特别是黑色素瘤、肉瘤、非小细胞肺癌和肾细胞癌[27]。此外，脊柱放射治疗受到脊髓累积耐受性的限制，有可能导致放射性脊髓病。

近年来，已有多个系列研究论证了微创、经皮、图像引导手术，如射频消融和椎体强化术的临床疗效。这些技术已在减轻疼痛和改善功能方面展示出了不断进步的趋势，其技术成功率高而并发症发生率低[25, 28]。骨水泥灌注的热稳定性和机械稳定性具有良好的抗肿瘤作用，因此射频消融联合椎体强化术已被提倡作为一种联合治疗方法（图28.1）。射频消融术和椎体成形术在缓解疼痛方面表现出相对独立的疗效[28-29]，也有一些研究表明，当射频消融术和椎体成形术同时进行时，其缓解疼痛的程度具有协同效应。此外，这两种手术可以在门诊方便地进行。到目前为止还没有进行对比试验来确定这种联合治疗的优势[24]。也有研究显示，作为姑息性放射治疗的辅助手段，射频消融术可获得比单纯局部放射治疗更快的疼痛缓解[13]。

很明显，射频消融术治疗脊柱转移瘤具有显著的疗效，特别是对于非手术患者和（或）放化疗失败的患者。除了经皮入路外，有报告称射频消融术也可作为手术减压和稳定脊柱的一种辅助

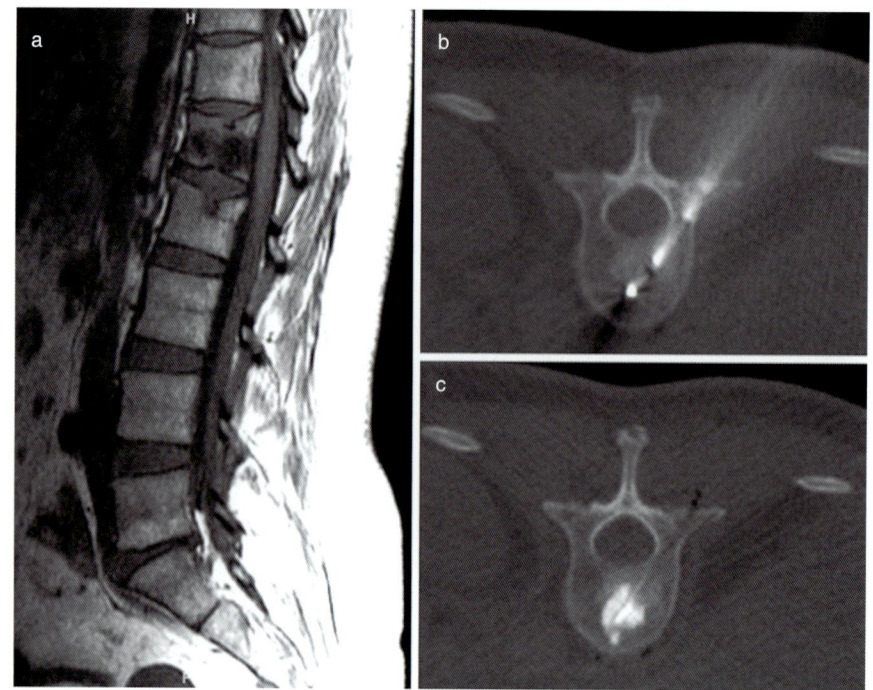

矢状位 T_1 加权像。a.L_1 椎体中的一个 T_1 低信号转移；b～c.术中横轴位 CT 图像显示 DFINE STAR 消融设备通过椎弓根入路进入椎体。图 b 为部署弯曲的射频套管，图 c 为消融后实施骨水泥椎体强化术。

图 28.1

治疗方法[30]，并且通过经口入路的射频消融术可以治疗涉及 C_1 椎体侧块的病变[31]。

值得注意的是，成骨性/硬化病变比溶骨性/透亮病变表现出更高的内阻抗，使其治疗更具挑战性，因为射频电路无法产生足够的高温以确保细胞死亡[32]。许多病例系列将成骨性骨转移列为射频消融的排除标准，建议采用冷冻消融或微波消融作为其治疗的首选消融方式[3]。

恶性原发性骨病

脊索瘤

脊索瘤是最常见的原发性脊柱恶性肿瘤，占原发性骨肿瘤的 1%～4%，占原发性骶骨肿瘤的一半以上[33]。脊索瘤起源于脊索残余组织，发生于中轴骨，最常见于骶尾区（50%～66%）和颅底（35%），转移率为 5%～43%[34]。患者确诊时的年龄范围为 30～70 岁，多见于男性［男∶女比例为（2～3）∶1］[33]。脊索瘤具有局部侵袭性，对放射治疗耐受，复发率高，无病生存期短，常规治疗并发症发生率高。

有一些个案报告和小样本的研究结果建议将射频消融作为疼痛或快速生长的脊索瘤的一种有效治疗方法，其具有成功的影像学证据，可以减轻肿瘤性疼痛，减少肿瘤负担并抑制肿瘤生长[33, 35-36]。射频消融术也被证明有助于实现肿瘤全切的无瘤暴露边缘，这对脊索瘤患者尤其重要，因为其具有高复发率和高疾病相关并发症发生率[35]。有假说称这种肿瘤的高水含量（如典型的 T_2 高信号病变）和血管供应不足使其具有良好的介电特性，因而其治疗效果大于预期[33]。还需要更多更大规模的前瞻性研究来验证这些初步观察结果的有效性。

浆细胞瘤和骨髓瘤

浆细胞瘤和骨髓瘤是血液恶性肿瘤，会导致伴有溶骨性病变和（或）病理性骨折的骨骼破坏，诊断时有 60% 的病例累及椎体[37]。2/3 的骨髓瘤患者报告有骨痛，通常发生在背部或骨盆[38]。虽然射频消融术是目前治疗局限性骨痛癌症患者的金标准，但是仍有 20%～30% 的患者在进行这种治疗后并未感到疼痛缓解[39]。射频消融术可进一步因炎症反应和射频消融相关病理性骨折导致早期骨质流失。与脊柱转移瘤相关的疼痛类似，附加的常规治疗方案如手术切除、全身化疗、双膦酸盐和镇痛药往往不能完全缓解疼痛。因此，经皮微创手术如射频消融术和椎体成形术已被开发出来作为额外的治疗选择。

多发性骨髓瘤病变是溶骨性的，具有低内阻抗，所以射频消融术是治疗多发性骨髓瘤的一种有效方式。因此，在多发性骨髓瘤的病例系列中，无论是否同时进行椎体成形术，射频消融都是一个经常被考虑的治疗方法[3, 5, 9, 28, 40-43]。单纯椎体成形术已被证实可以改善骨髓瘤患者的疼痛缓解程度，有假说认为这是因为其增加了内部骨小梁的稳定性。在一项包含36名患者接受射频消融联合椎体成形术对比接受单纯椎体成形术治疗的前瞻性研究中，单纯进行经皮椎体成形术似乎对累及椎体的多发性骨髓瘤患者的疼痛管理是有效的[37]。笔者认为进行额外的射频消融术治疗骨髓瘤病变会增加花费和时间，却没有明显的附加收益。目前还需要进一步进行更大规模的前瞻性研究来验证这些初步观察的结果。据我们所知，目前还没有发表的文献描述使用射频消融术治疗浆细胞瘤的应用；然而，射频消融术理论上可以作为适当临床环境下的附加治疗选择。

侵袭性骨内静脉畸形（椎体血管瘤）

骨内静脉畸形以前称为椎体血管瘤，是累及脊柱的良性血管瘤性病变，其发病率为10%～12%，通常发生在年轻人中，有轻微的女性倾向[44]。绝大多数病灶是无症状的，大多在影像学检查中偶然发现。然而，约有1%的病例具有侵袭性，定义为由于病理性骨折、骨扩张和（或）骨外扩张而对邻近神经结构产生肿块效应的有症状的骨外扩张或明显的骨扩张[44]。已有报告射频消融术治疗骶骨S_1～S_2侵袭性血管瘤的病例，其通过机器人辅助放置一个10 mm双极探针，提供17 mm×13 mm的消融区域，几乎覆盖整个血管瘤[44]。目前还需要更多更大规模的前瞻性研究来验证这一初步病例报告的有效性。

良性原发性骨病

良性肿瘤占脊柱病变的4%～13%，以治愈为目的进行治疗[3, 45]。继发于良性脊柱病变的疼痛通常通过NSAID治疗和阿片类药物滴定达到疼痛缓解，同时最大限度地减少不良反应[46]。当不宜进行药物治疗或有禁忌时，则为微创、经皮、图像引导手术如射频消融术的指征[3]。虽然以下的许多病种并不常影响老年人，但也被简要地提及以全面地阐述CT引导下脊柱射频消融的许多潜在用途。

骨样骨瘤与骨母细胞瘤

骨样骨瘤（osteoid osteoma, OO）是一种良性成骨性肿瘤，由直径一般小于15 mm的中央病灶组成，周围是反应性骨[14]。OO占所有原发性骨肿瘤的3%，其中10%发生在脊柱，最常发生在脊柱后部[12]。典型的OO发生在年轻的成年男性中［男：女比例为（2～4）：1］，其年龄多在30岁以下，表现为持续性或阵发性骨痛，通常在夜间或体力活动时加重，可用NSAID药物缓解。射频消融术治疗OO最初报告于1992年[47]，是一种经常进行的手术，有许多文献支持其有效性和安全性[7, 10-12, 14, 16, 19, 48-50]。射频消融术现在被认为是大多数OO的标准治疗方法，其成功率与外科手术相当或超过外科手术，且并发症发病率低，住院时间短[15]。

骨母细胞瘤（osteoblastoma, OB）是一种罕见的良性肿瘤，其组织学与OO非常相似，但在生物学上更具侵袭性[3, 51]。OB最常发生于10～30岁，男性发病率略高于女性（男：女比例为2：1）。与OO相比，OB通常体积更大（>1.5 cm），更容易膨胀性生长，这可能与动脉瘤样骨囊肿有关。当存在溶骨和软组织成分时，必须全部消融以保证治愈率。由于其体积较大，需要采用更彻底的消融方法，包括用单极探针覆盖整个病灶，治疗时建议将温度调至90 ℃，持续6分钟并进行2次消融[3]。使用先前所述的新型导航双极射频消融探头，将探头尖端通过单入口部位以不同方向连接已被报告成功地对OB进行了射频消融治疗。一项针对11名接受射频消融术的OB患者进行的前瞻性系列研究表明，单用射频消融[51]在缓解疼痛方面完全成功[51]。

动脉瘤样骨囊肿与骨巨细胞瘤

动脉瘤样骨囊肿（aneurysmal bone cyst，ABC）是一种骨良性扩张性血管肿瘤，具有局部侵袭性，通常发生于20岁以下的患者[3]。20%～30%的ABC病例累及脊柱，通常累及后部。ABC的治疗具有一定的挑战性，因为其体积巨大且接近神经血管结构。虽然有关使用射频消融术治疗ABC的文献数量有限，但一组包含20例ABC患者接受射频消融术伴或不伴椎体成形术的病例系列研究证实，射频消融术是有效的，其所有治疗病例的平均VAS评分均有所降低[52]。在这个队列研究中未见手术相关并发症或复发的报告，目前还需要更多更大规模的前瞻性研究来验证这些初步的研究结果。

骨巨细胞瘤（giant cell tumor，GCT）是一种原发性骨肿瘤，占所有原发性骨肿瘤的5%[23]，其最常发生于关节附近的长骨，在脊柱的原发骨肿瘤中占比小于5%，主要发生在骶骨[53]。这些罕见的溶骨性病变主要发生在20～30岁的女性身上，患者常以背痛为主诉。GCT可伴有高复发率（30%～50%），建议术前进行射频消融术以确保切除足够的肿瘤并减少局部复发[23]。据报道，术前进行射频消融术能够更容易地刮除坏死肿瘤，减少潜在的失血，尽可能减少手术创伤，并保持骨连续性，实现快速康复和降低发病率[23]。射频消融术在GCT治疗中的作用还需要进一步的研究。

骨内脊柱血管球瘤

血管球瘤又称血管球瘤样瘤，是产生于神经肌动脉血管球的平滑肌细胞的良性血管肿瘤[54]。血管球瘤最常位于四肢的皮下组织，特别是手掌、足底和指下区域。然而，尽管不常见且可能与软组织病变的继发性受累有关，目前已有血管球瘤发生在骨内的报告。虽然治疗方案的选择是刮除或整体手术切除，但Becce等报告了1例通过射频消融术成功治愈的，且经活检证实为骨内血管球瘤的病例，患者术后疼痛得到了明显缓解，且6个月随访时没有病灶残留或复发的迹象[54]。目前需要更多的前瞻性研究来验证该病例报告的结论。

慢性背痛与脊柱退行性疾病

慢性腰背痛影响超过3000万人，占美国成年人口的10%～13%[55-56]。有大量证据支持椎体终板和来自基底椎神经（basivertebral nerve，BVN）的痛觉感受器是腰背痛的重要来源[56-58]。因此，通过射频消融阻断BVN信号通路被假定为慢性腰背痛的一种治疗方法。一些业界发起的研究[56-57]已经对这一理论进行了调查，包括INTRACEPT试验。INTRACEPT试验是一项前瞻性、平行、随机、对照、开放性、多中心临床试验，对140例疑似椎源性慢性下腰痛及L_3～S_1改变的Modic 1型或2型患者随机进行BVN射频消融或继续标准治疗[56]。治疗后3个月的中期分析发现，与标准治疗组相比，射频消融治疗组的所有主要和次要评价指标均具有明显的统计学优势，因此终止了患者入组，并允许对照组患者早期交叉治疗。接下来将会对选择交叉治疗的对照组受试者进行分析，并对治疗组患者进行后续5年的随访，这将为这一有前景的新兴治疗方案提供更多的长期数据。

脊柱退行性疾病的其他射频消融术包括后支内侧支的射频消融术，该支为关节突关节提供感觉神经支配[59-61]。内侧支的射频消融术已用于中枢性疼痛（如纤维肌痛样表型）患者，该队列研究显示，局部干预治疗后的整体疼痛改善较少，但部位特异性疼痛水平改善相当[62]。

靶向椎管内射频消融术治疗腰椎管狭窄症已被报告为经皮治疗椎管狭窄症的一种有效方法，其通过减少椎管内软组织和创造相对更多的硬膜外腔来进行治疗[63]。同样，CT引导下射频髓核成形术也已用于治疗腰椎间盘突出症，证明了其治疗神经根侵犯引起的腿痛相对有效和安全[64]。这些微创的非手术治疗方案特别适用于高风险的手术患者，通常包括老年患者。

尾骨痛与阴部神经痛

尾骨痛即尾骨区域的疼痛,有多种不同的致病原因,可影响各个年龄段的患者[65-66]。主要的治疗方法是保守治疗,包括休息、减少坐位时间、物理治疗、使用坐垫和使用非甾体抗炎药。对于初始保守治疗无效的患者,建议采用几种介入治疗,包括局部注射麻醉药和类固醇类药物、骶神经根松解、骶管阻滞和射频消融。在一项包括12名接受脉冲或热射频消融术治疗尾骨痛患者的回顾性研究中,平均的疼痛缓解率为55.5%,诊断性神经阻滞结果阳性的患者疗效更为显著。这表明骶尾骨神经射频消融术对于保守治疗失败的尾骨痛患者来说可能是一种有效的治疗选择[66]。在这个队列中,有2例短暂性神经炎的病例。目前还需要更大规模的前瞻性研究来验证这些初步的研究结果。

阴部神经痛(pudendal neuralgia,PN),或称"Alcock管综合征",是由阴部神经压迫或损伤引起的。神经受压的常见部位包括骶结节韧带和骶棘韧带之间的间隙及阴部Alcock管内[67]。有多种病因可引发PN,包括机械损伤、长时间压迫、分娩时的创伤和手术过程中的医源性损伤。PN可导致使人衰弱的慢性疼痛,通常影响老年人。最初的治疗通常是保守治疗,包括生活方式的改变及联合药物治疗。如果保守治疗不能显著缓解疼痛,则通常进行侵入性治疗,如局部注射类固醇激素和进行手术减压。脉冲射频消融术已被证明在治疗慢性顽固性盆腔疼痛方面是安全有效的[67-68](图28.2)。

颈源性头痛

颈源性头痛是一种由于上颈椎病理性改变而导致的继发性头痛综合征,在普通人群中约占4%,在慢性头痛患者中约占20%[69]。由于上颈段痛觉传入神经与三叉神经复合体的会聚,来自上颈神经的疼痛可能会转移到枕部、眶部、额部和(或)顶叶区域[70]。潜在的致病神经包括枕大神经、枕小神经和第三枕神经,而枕大神经和

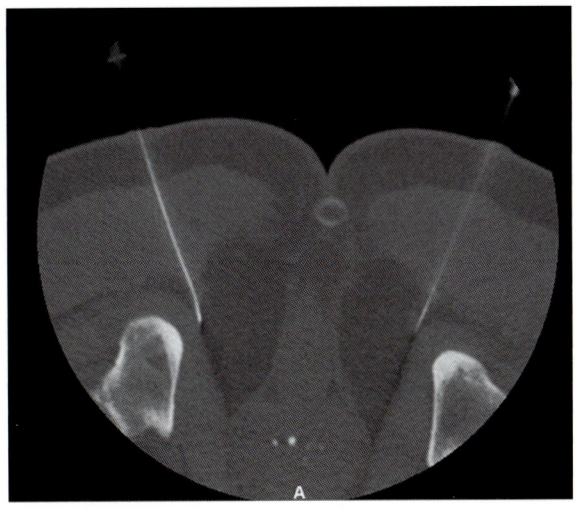

射频消融套管放置在Alcock管近端的双侧以对阴部神经进行脉冲射频消融治疗。

图28.2

枕小神经均接受C_2背根神经节的支配[71]。虽然颈源性头痛可由多种病理原因引起(如肿瘤、骨折、感染和关节炎),但寰枢外侧关节骨关节炎伴C_2背根神经节刺激是引发颈源性头痛的重要病因,治疗效果较好[72]。目前已有CT引导下的C_2背根神经节射频消融术治疗颈源性头痛的描述[72];迄今为止,还没有高质量的随机对照试验和(或)强有力的非随机对照试验支持这些技术的应用效果[73-74](图28.3)。

三叉神经痛

三叉神经痛是一种起源于三叉神经的单侧阵发性面部刺痛综合征[75]。大多数病例是由于血管压迫三叉神经根入口区造成的,大多数患者对药物治疗反应良好。对于难治性三叉神经痛,采取外科治疗或神经电刺激术也是一种探索。刺激颅内三叉神经本身或皮下刺激其外周分支的神经电刺激术已被报告是有效的。此外,经皮CT引导下的三叉神经脊髓束/脊束核射频消融术,已被描述为难治性病例的另一种治疗选择[76],而对于经历衰弱性疼痛的老年患者也是一种有效的治疗方案。

蝶腭神经节也可以用类似的方式接受靶向手术以治疗丛集性头痛和各种疼痛综合征,具有广阔的治疗前景[77](图28.4)。

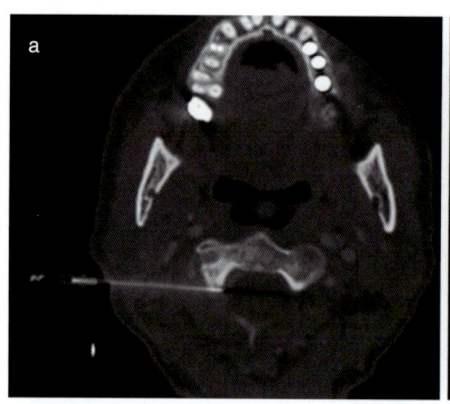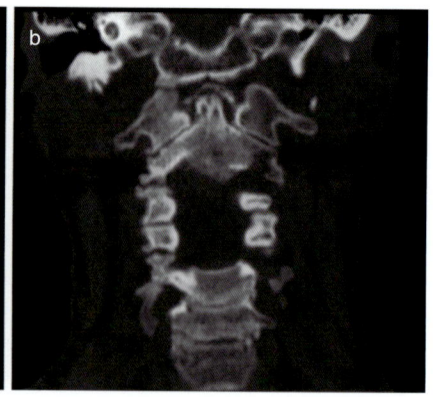

a. 横轴位CT图像显示合理放置射频套管以进行右侧C_2背根神经节热消融来治疗颈源性头痛；b. 冠状位CT重建显示右侧$C_1 \sim C_2$关节的严重不对称骨关节病。

图28.3

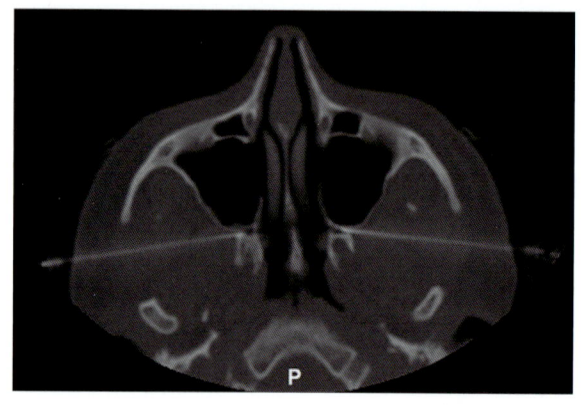

P：后侧。

横轴位CT图像显示双侧射频套管通过翼上颌裂放置在蝶腭神经节内。

图28.4

式，其应在适当的临床环境下加以考虑。值得注意的是，虽然射频消融术通常用于治疗疼痛性骨性病变，但是射频消融术本身也可引起明显的术前和术后即刻疼痛[3]，其部分原因是消融后可发生明显的炎症反应。尽管术后立即进行短期皮质类固醇治疗已被报告可有效缓解射频术后的疼痛，且允许患者即刻出院，但这一问题仍应该引起重视[51]。

最终，射频消融术后的医疗负担也显著下降，包括患者因疼痛缓解而停用阿片类药物后生活质量的提升[78]。因此，射频消融术在老年人脊柱疾病的治疗中应当受到高度重视。

结论

CT引导下的射频消融术是一种新兴的尖端技术，对于影响老年人生活质量的各种良性和恶性疾病来说都是一种治疗选择。上述文献强烈支持将其作为一种安全、节约资源和高效的治疗方

参考文献

（刘雨泉 李 想 杨 雍 译）

第二十九章

背根神经节及周围神经刺激治疗腰背痛及腿痛

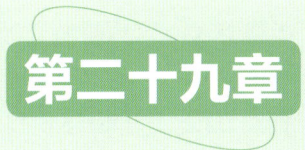

Neel D. Mehta，Rohit Aiyer

引言

脊髓电刺激（spinal cord stimulation，SCS）用于治疗椎板切除术后综合征患者的腰背部疼痛已有多年的历史（见第三十章）。这种术式通过将电极放置于硬膜外间隙刺激背角周围区域。通过此种治疗方式，患者下肢疼痛可以得到明显的改善，但对于腰背部疼痛的治疗效果差异较大。新兴的技术改善了治疗的效果和持久性，并为未曾行手术治疗的老年患者提供了可选的方案。此种治疗方法相对微创，出血量少，在镇静麻醉下即可完成。

近年来，有两种利用神经调控技术治疗脊柱疼痛的方法，其靶点和目的各不相同。虽然整体治疗能够提高患者生活质量和改善功能，但其中一种疗法［背根神经节刺激（dorsal root ganglion stimulation，DRGS）］可以减少疼痛，而另一种则侧重于慢性机械性腰痛（chronic mechanical low back pain，CMLBP）的恢复性治疗。这两个概念将在下面详细阐述。

在过去的几年间，大量的研究报告了慢性腰痛的病因。慢性腰痛的原因包括机械应力，关节、韧带、肌肉和筋膜损伤，椎管内神经根的压迫以及神经性疼痛[1]。需要注意的是，特定动作加重的疼痛一般是伤害性的，被称为机械性腰痛。多裂肌病变引起的腰痛是一个被广泛研究的领域[2]。多裂肌分为3层：浅层、中层及深层。浅层和中层跨越3～5个节段，具有节段性功能。深层肌纤维跨越2个节段，具有紧张功能[2]。多裂肌是背部最内侧和最长的肌肉，跨越腰骶交界区。充分的证据表明急性腰痛时该肌肉功能被抑制[3]。其他的研究也表明神经肌肉募集功能的改变可导致腰椎的损伤及不稳，这点在老年人群中更为明显[1]。有文献表明，患者无法正确激活相关的多裂肌会导致肌肉疲劳加速、募集模式受损和肌肉萎缩，这被称为运动控制障碍[4]。最终的结果是脊柱稳定性和承载功能受累，进而导致一种恶性循环，即慢性腰背部疼痛的患者会增加再次损伤的风险，而再次损伤又会进一步加重疼痛。在老年患者中，这种情况常常会导致老年人丧失活动能力。

腰背痛的神经生理学

神经生理学研究显示，改变运动控制系统的大脑处理模式，可能会导致腰椎椎旁肌输入的离散皮质组织的丧失。还有一种被称为反射抑制的现象，研究表明，在脊柱结构损伤期间，电活动可能会减少（肌电图研究证实了这一点）[4]。因此，为了尽快缓解腰背部疼痛，必须抑制运动控制损伤[1]。

背根神经节电刺激

采用DRGS治疗慢性疼痛主要集中在严重的神经性疼痛，包括复杂的局部疼痛综合征[5-6]。然而，最近的研究主要将这种疗法应用于脊柱源性疼痛，尤其是难治性腰背痛[7-8]。背根神经节（dorsal root ganglion，DRG）收集传入伤害感觉的初级感觉神经元，可以更好地治疗严格意义上的神经性疼痛，包括慢性腰背痛（chronic low back pain，CLBP）的伤害性及伤害性/神经性混合疼痛[9]。

背根神经节电刺激采取与SCS相似的技术，包含电极和脉冲发生器。然而，背根神经节电刺激使用的引线通常比较细，电极间距短，可以更灵活地指向背根神经节。具体的植入技术：既可以从椎间孔从外向内植入，也可以经椎板间隙从内向外植入。导线可通过多余的环路缠绕或锚定在筋膜上进行固定。

目标DRG可根据皮节分布进行确定（如S_1节段病变通常引起下位的根性疼痛），但T_{12}和L_2支配区的疼痛定位一直存在争议。根据皮节分布情况，腰部疼痛区域涉及L_1～L_5水平[10]。一项病例系列报告研究连续纳入17例CLBP患者，主要靶点定位于T_{12}，如有必要同时可在L_1或S_1进行刺激试验，随后植入DRGS，在没有感觉异常的情况下使用阈下刺激进行治疗。随访时间平均8.3个月，一半以上的患者疼痛缓解大于80%，腰部疼痛缓解的程度平均为78%；患者身心状态、功能障碍和生活质量均有所改善[11]。在一项纳入了12例腰背痛患者的临床研究中，以L_2或L_3背根神经节为刺激靶点，结果发现只有46%的患者可获得一半左右的疼痛缓解。在一项有关微创椎间盘切除术后遗留局灶性腰背痛患者的临床研究中，总计纳入13例患者，以L_2为靶点进行DRGS，结果发现85%的患者可获得50%的疼痛缓解[12]。同一组研究人员以L_2为靶点治疗了20例未经手术治疗的椎间盘源性腰痛患者，结果发现其中63%的患者腰背部疼痛得到明显改善[13]。

以上研究结果显示，T_{12}是DRGS治疗腰痛最有可能的靶点。上述学者提出了相关机制假说。单个脊神经根的分支支配小关节和其他脊柱后部结构，但椎间盘和椎体前方的疼痛信号通过L_2神经节并在T_8～T_9脊髓背角汇合。T_{12}神经根包含来自腰部的皮肤传入神经，并在T_{10}处进入脊髓DH区域。腰部Aδ和C纤维经Lissauer's束（Lissauer's tract，LT）传导至T_8～T_9，与其他腰部传入神经汇合。因此，T_{12}的DRGS通过内啡肽介导和GABA能频率依赖机制抑制了会聚的腰部神经纤维。因此，在T_{12}放置电极可能是DRGS治疗LBP的最佳位置[14]。

周围神经刺激

最近一种新的周围神经刺激（peripheral nerve stimulation，PNS）方法是通过植入装置刺激脊神经背支的内侧分支来控制反射抑制[1]。从解剖学上讲，临床上治疗慢性腰痛的最有效靶点位于多裂肌的深层纤维[1]。因此，在过去的几年里，PNS已经发展成为一种治疗慢性腰痛的新方法。PNS通过刺激神经纤维调节中枢敏化，是一种微创、有效的治疗慢性腰痛的方法[15]。PNS激活支配多裂肌的内侧支神经。内侧支神经沿着椎板、小关节的内侧及下方走行。PNS电极以内侧分支为靶点并予以电刺激[15]。该技术的解剖标志包括棘突和椎板，术中可采用超声或透视监测[15]。通过刺激感觉传入神经诱发门控机制，降低疼痛信号的传递。同时，传出神经激活多裂肌，间接产生生理及本体感觉信号[10]。因此，此种神经调节技术的独特之处在于它同时刺激运动和感觉纤维[15]。刺激这两种纤维的叠加效应通过门控调节突触传递，协助中枢神经系统中神经元的膜兴奋性和伤害性神经通路恢复到基线状态[15]。

到目前为止，仅有个别的病例系列研究和个案报告，以及极少的RCT研究评估PNS在慢性疼痛（不仅仅局限在腰背痛）中的治疗效果。在一项国际多中心前瞻性临床研究中，总计纳入54例腰背部疼痛的患者，均接受神经刺激器植入治疗，结果显示，术后6个月61%的患者腰背部疼痛得到明显缓解，而术后1年时该比例为57%[16]。研究人员使用了植入式脉冲发生器（implanted pulse generator，IPG）和2根导线，每根导线含有4个电极，将电极放置于L_2节段脊神经背支的内侧分支跨过L_3横突的位置附近。每根导线的远端固定于横突之间的肌肉，远离背根神经节和椎间孔[17]。

另一项研究使用PNS治疗射频消融失败的慢性腰背痛患者[16]。这部分患者没有再次接受消融治疗，而是通过植入外周电刺激器刺激支配多裂肌的内侧分支。具体刺激多裂肌的频率为每天6～12小时，持续60天，2个月后取出导联。结果显示，15例患者中有10例患者疼痛强度降低50%以上，13例患者功能得到改善，12例患者降级了疼痛干预方案[16]。

与任何神经调节手术一样，临床医师应警惕该方案的潜在风险，常见的并发症为骨折、移位和感染。这些不良事件往往通过相应治疗措施得到缓解，如使用抗生素治疗感染、在电极移位时进行更换。

结论

采用PNS联合多裂肌神经调节治疗慢性腰痛是一种有前景的治疗方案，老年患者的应用风险相对较低，尤其是作为一种微创手术方案。作为一种相对较新的缓解慢性腰背痛的办法，未来的研究会进一步证实这种方案的有效性。以T_{12}或L_2 DRG为靶点的DRGS对于腰痛的治疗同样是充满希望的，进一步的研究也在进行中。

参考文献

（陈萌萌　李　想译）

第三十章

老年患者的骶髂关节

Kenneth J. Holton，David W. Polly Jr

骶髂关节是人体表面积最大的关节。脊柱的轴向载荷通过骶髂关节传导至下肢。在矢状位失平衡及平背综合征的情况下，竖脊肌需不断接受刺激增加悬臂载荷以维持直立姿势。在男性中，$S_1\sim S_3$通常在骶骨和髂骨之间存在关节（图30.1a、图30.1b），但在女性中通常只有$S_1\sim S_2$存在关节（图30.1c、图30.1d）。骶髂关节表面有各种起伏或凹槽，而不是光滑表面。

骶髂关节通过形状闭合和力学闭合两种方式来维持稳定[1]。形状闭合是指骨盆内骶骨凹凸不平的形状。力学闭合是指周围的肌肉组织和筋膜对关节施加的压缩力。韧带结构提供稳定性，

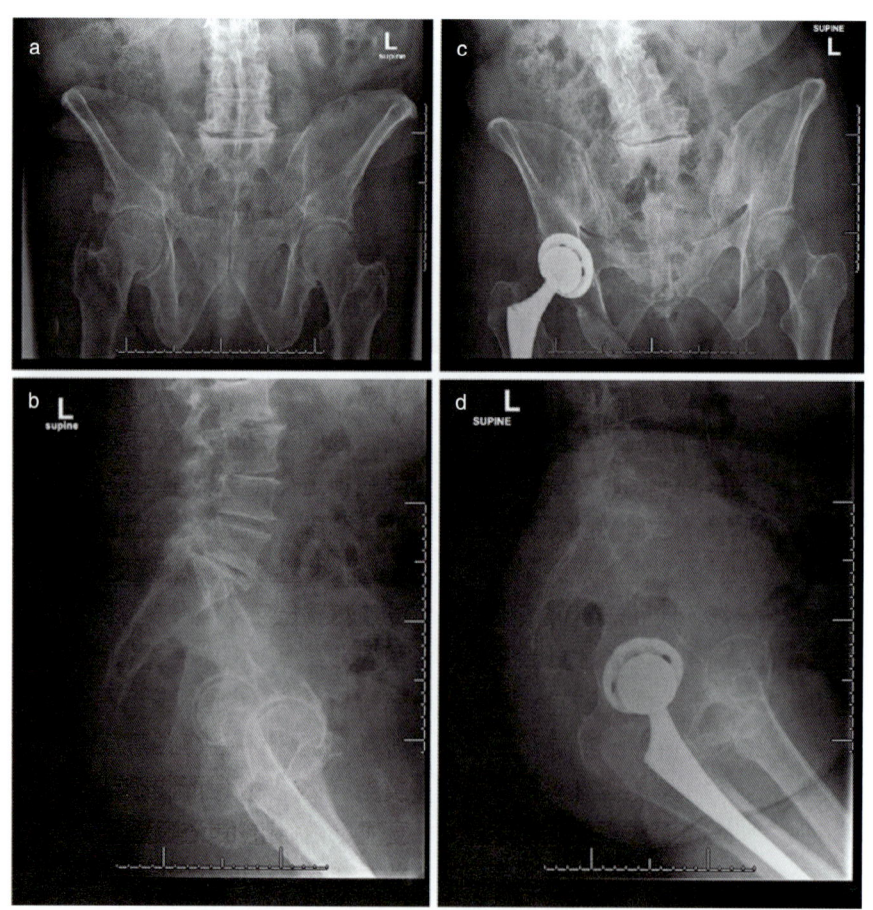

a、b.76岁男性骨盆入口位显示$S_1\sim S_3$与髂骨的关节面。偶然发现右侧髂前下棘撕脱骨折（图b）。c、d.81岁女性Ferguson像。S_1、S_2与髂骨关节清晰，但仅部分S_3关节清晰（图d）。

图30.1

包括前关节囊韧带及后方骨间韧带，同时由骶结节韧带和骶棘韧带加强，均有助于稳定整个骨盆。随着年龄增加或退行性病变，韧带的功能会发生改变[2]。

骶髂关节的活动度很小，可采用无线电立体测量分析、外固定架差异分析、电测仪和CT扫描进行测量[3-6]。正常人的骶髂关节活动度在屈伸时为1.1°～2.2°，侧屈时为0.5°～8°，旋转时为0.8°～4°。Mikula报告在CT双侧骶髂关节存在真空征的情况下，屈曲位与直立位骨盆的入射角变化是7.1°[7]。这可能是一种不稳定的征象。

骶髂关节有腹侧及背侧的神经支配。腹侧神经由腰骶干直接分支到前关节囊及关节软骨[8]。背侧由S_1～S_4（可能还有L_5）的背支提供神经支配。骶髂关节存在机械及伤害感受器[9-11]。

骶髂关节随年龄的增长往往在影像学上出现退行性病变，但这种改变常常与疼痛无关[12]。骶髂关节疼痛也可出现在影像学表现正常的关节中。骶髂关节的疼痛没有明确的影像学特征。CT影像对骶髂关节疼痛的诊断也是具有挑战性的（图30.2）。文献报道，根据CT表现判断骶髂关节的疼痛来源，其敏感性为57.5%，特异性为69%。放射性核素显像的价值也是有争议的[13-14]。真空征对于判断骶髂关节疼痛的来源有一定的诊断价值。最近研究显示屈曲与直立位骨盆入射角的变化与其存在关系，这可能代表不稳定[7]。骶骨本身也存在局部骨密度的明显变化[15]（图30.3）。

透视引导下诊断性骶髂关节穿刺注射是当前重要的参考标准[16]。穿刺注射需要在透视引导下确定位置（图30.4）。通常需要进行关节造影以确认位置是否准确。如果造影剂在关节外明显外渗，则不能明确局部麻醉剂的位置，不能作为充分的诊断证据。如果对进入关节有任何疑问或技术上的困难，CT引导会有很大帮助。对于多少程度的疼痛缓解才算是肯定反应也是存在争议的。在两项随机对照试验中，采用患者报告的结果作为参考标准，然后观察封闭阻滞反应水平（50%～75% vs. 75%～100%）[17]。这些组之间没有差异，表明50%的疼痛缓解是合适的判断阈值。

体格检查通常可以准确地判断骶髂关节是否为疼痛来源[18]。先让患者指出最疼的一处。如果患者能够明确指出是髂后上棘，那这就是所谓的Fortin手指征。当然，没有单一检查方法是敏感和特异的，若将5项检查作为多重检查评估，则可靠性和特异性可相应提高（相对于封闭检查的阳性率预测值为85%）。检查包括大腿肌力、屈曲外展外旋动作、骨盆挤压、骨盆分离与Gaenslen's试验（图30.5）。有些研究还将骶骨推力作为第6项指标。在欧洲，也经常使用直腿抬高试验。需要注意排除髋关节及脊柱的疾病。髋关节的冲刷试验检查髋关节活动相关的疼痛（区分髋关节后关节囊与髂后上棘）。同样，脊柱的检查注重关节面的载荷、神经根病（骶髂关节的

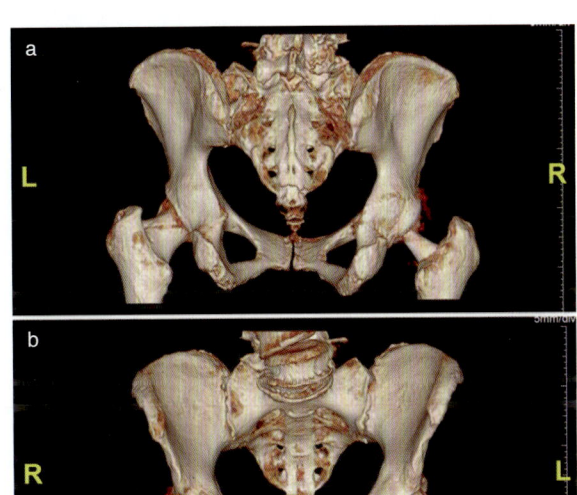

81岁女性患者的三维重建图像。L：左侧；R：右侧。

图30.2

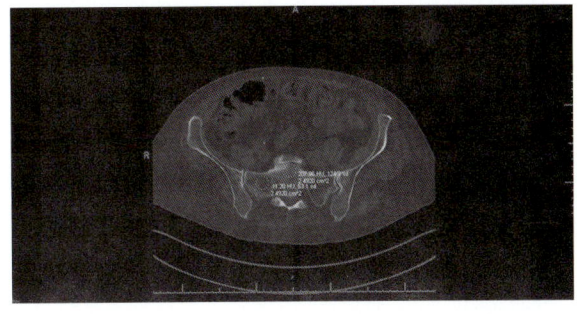

局部比较髂骨翼（-11.2 Hu）和S_1椎体（207.96 Hu）的骨密度。

图30.3

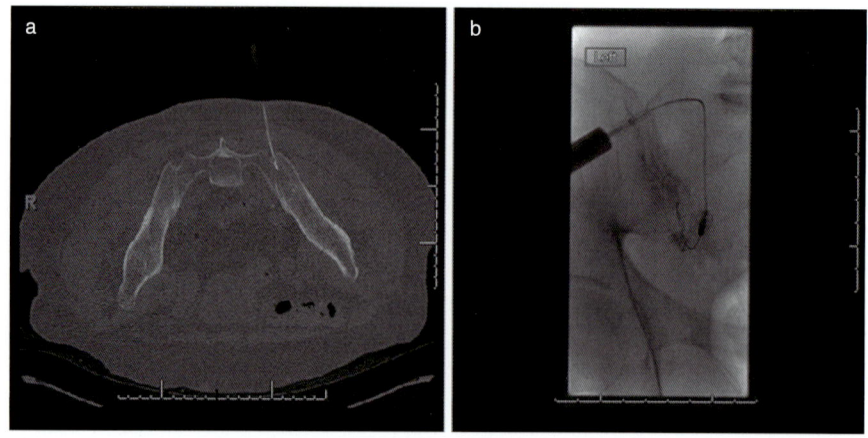

a.CT引导下诊断性注射；b.透视引导下的骶髂关节注射与关节造影显像。

图30.4

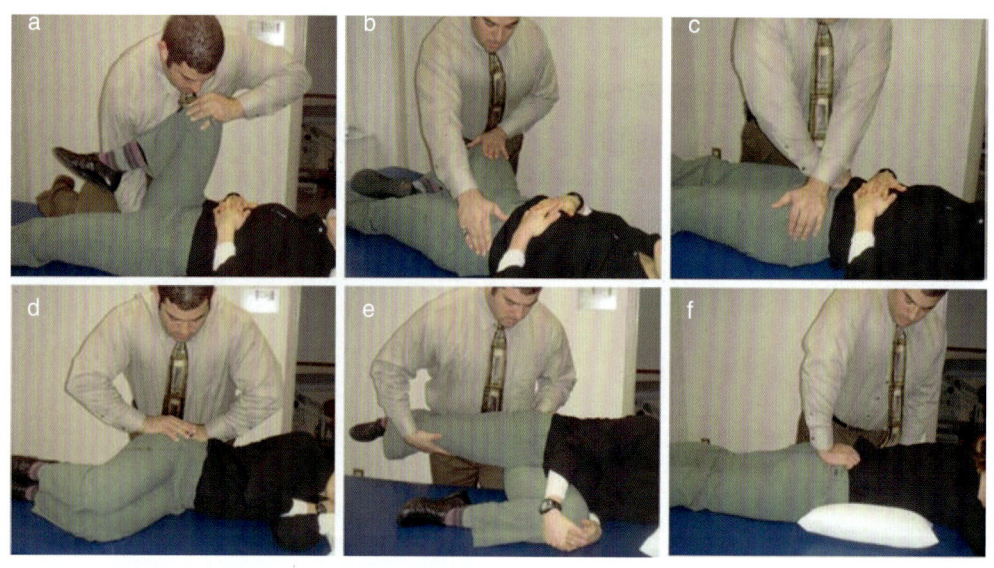

体格检查包括大腿肌力、屈曲外展外旋动作、骨盆分离、骨盆挤压、Gaenslen's试验及骶骨推力。

图30.5

疾病也可表现出神经根病)[19]、脊柱的活动度。在这些患者中，由于步态模式改变，腰方肌压痛/痉挛是常见的现象。基于体格检查的发现，适当行脊柱及髋关节影像检查也是有必要的。

臀部疼痛的鉴别诊断是复杂的。除了骶髂关节疼痛，其他常见的疾病包括梨状肌综合征、髋臼撞击、髋关节内唇撕裂、坐骨结节滑囊炎、髋关节骨关节炎、牵涉性脊柱疼痛和骶骨痛。

原发性骶髂关节疼痛的患者具有较高的融合率。两项随机对照研究比较了保守治疗的疗效，一项前瞻性的队列研究观察了三角钛棒的融合情况及2年的临床疗效[20-22]。将这些研究形成一个汇总分析[23]（图30.6），结果显示约85%的患者在VAS评分和ODI评分中达到了50%的疼痛缓解与功能改善。这两项研究临床显著性差异均大于最小临床重要差异，并且研究结果持续了5年[24]。

脊柱融合的患者会增加骶髂关节的载荷。Ivanov采用有限元分析显示融合L_5/S_1会增加52%的骶髂关节应力，而融合$L_4\sim S_1$后可增加168%[25]。反过来，骶髂关节融合会使脊柱应力增加2%~4%[26]，髋关节应力增加5%[27]。Ha[28]报告接受浮动融合的患者，CT显示的退变率为38%，而融合至骶骨则退变率增加至75%。

长节段融合至骶骨存在较高的假关节形成风

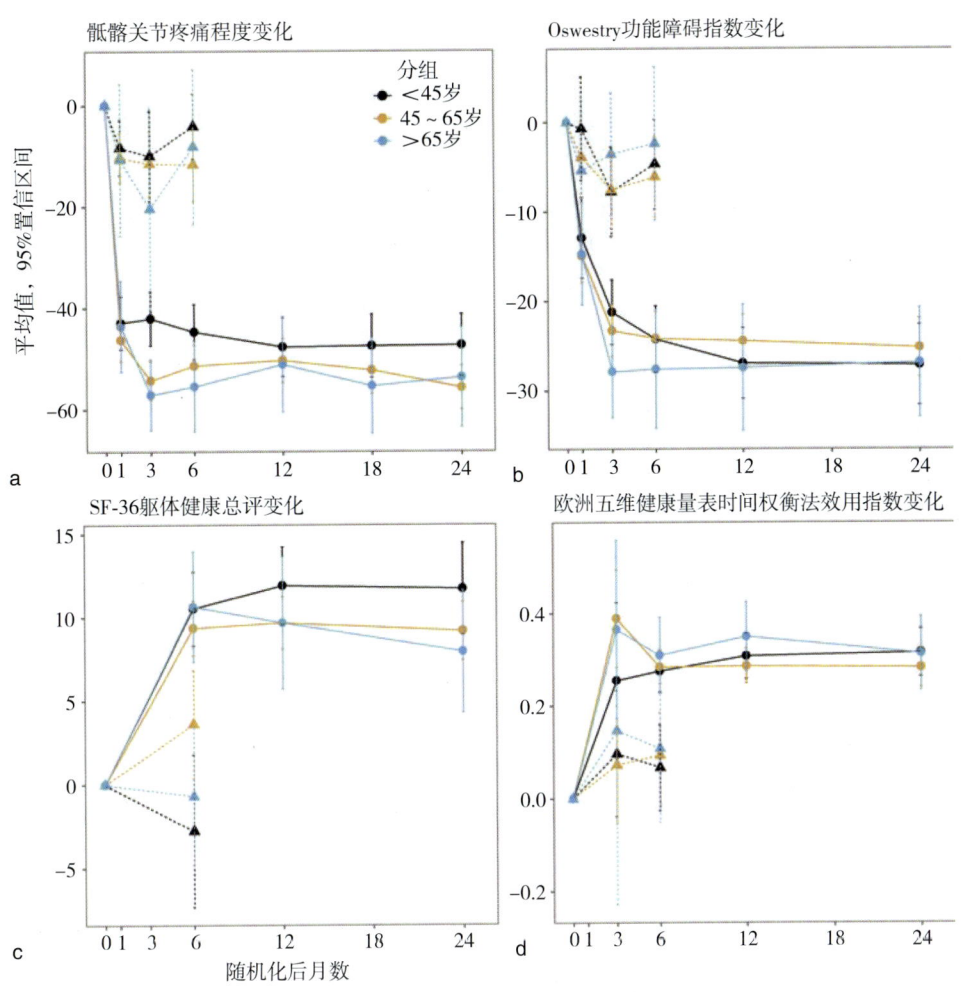

关于三角钛棒行骶髂关节微创融合两项随机对照试验（INSITE和iMIA）和一项前瞻性队列研究（SIFI）的汇总分析结果。数据按年龄划分为45岁以下、45～65岁和65岁以上。

图30.6

险。Lee报告4个节段以上的融合假关节形成率在30%以上[29]。较高的假关节形成率推动了探索新的策略来改善脊柱骨盆固定方式（图30.7）。随后衍生了Galveston的弯曲棒技术，其可以直接插入骶骨[30]。然后演变为髂骨螺栓的使用，最后转变为髂骨螺钉的使用。McChord[31]报告髂骨固定明显优于各种形式的骶骨固定，并且提出了L_5/S_1椎间盘后部枢纽点的概念。延伸到枢纽点前的固定更加坚固，并且承担悬臂载荷而不仅是直线拔出。

髂骨固定横跨未固定的骶髂关节，因此骶髂关节仍存在活动度。此种固定方式容易在髂骨螺钉周围形成光晕。另外，髂骨固定后会在局部形成明显的突起。髂骨固定存在较高的翻修率与失败率，严重者可高达30%～35%（数据来源于Polly未发表的数据经验和2020年第23届脊柱侧凸研究协会年会上Eastlack等的研究结果）。

Sponseller和Kebaish提出的S_2髂骨翼（S_2 alar iliac，S_2AI）螺钉推动了骨盆固定的进一步发展[32]。这种螺钉外侧剥离少，穿过骶骨，经过骶髂关节进入髂骨。其生物力学性能至少与传统的髂骨螺钉一致[33]。系统回顾显示S_2AI螺钉的翻修率及失败率低于传统髂骨螺钉[34]。当然S_2AI螺钉也存在一些问题。最近的研究显示，内固定失败常表现为螺钉头断裂、螺钉在穿过骶髂关节处断裂等[35]。这些部位均是有限元模型提示的应力增加的位置。

Unoki报告融合节段越长的新发骶髂关节疼痛率越高，单节段融合为6%，2个节段为10%，3个节段为20%，4个节段为23%[36]。Finger报

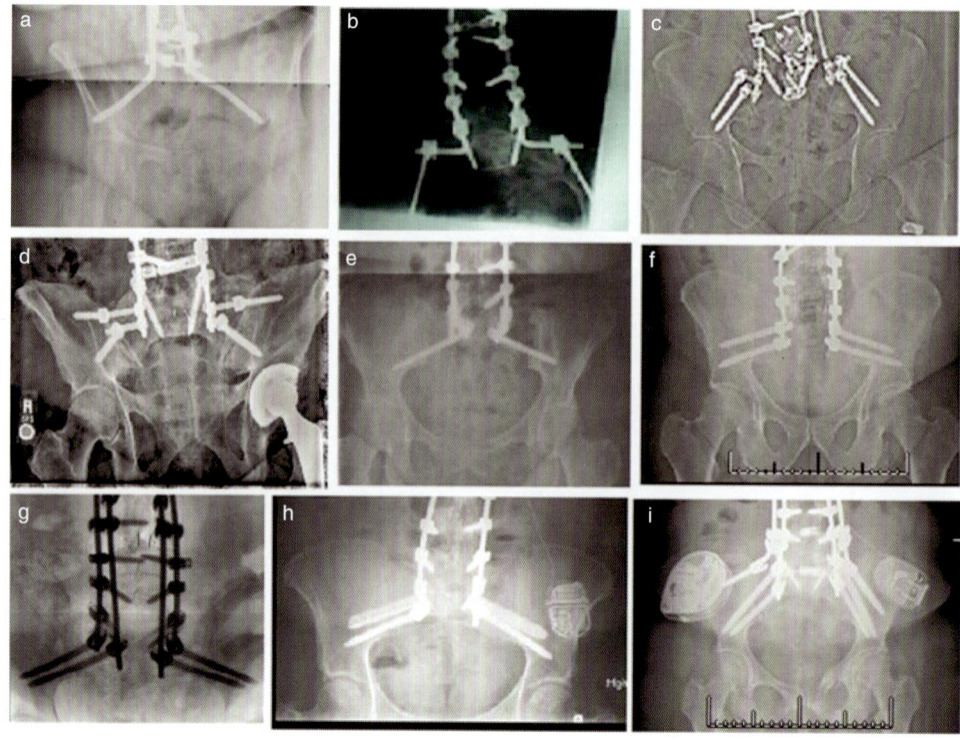

骨盆固定的演变。a.经典的Galveston；b.髂骨螺钉；c.多髂骨螺钉；d.发散式多髂骨螺钉；e.S_2髂骨翼螺钉；f.多S_2髂骨翼螺钉；g.四杆联合多S_2髂骨翼螺钉；h.三角钛棒联合S_2髂骨翼螺钉；i.多S_2髂骨翼螺钉和髂骨螺钉。

图30.7

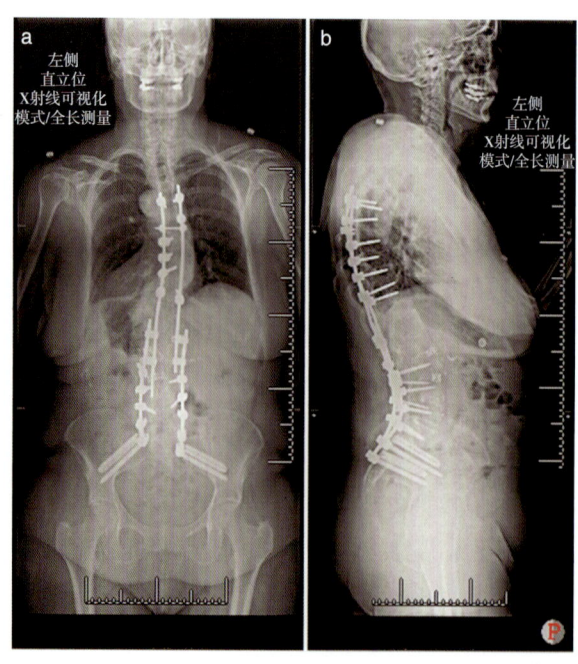

翻修后的影像显示用S_2骶髂螺钉和三角钛棒进行骨盆内固定和翻修内固定术促进骶髂关节融合。

图30.8

告约有32%的患者存在持续或新发的骶髂关节疼痛[37]。使用同侧多髂骨螺钉或S_2AI螺钉可能有助于减少骶髂关节疼痛的发生率。但目前还没有令人信服的数据证实这种策略的有效性。

相对于骨盆固定和螺钉松动的发生率，研究人员更加关注骶髂关节的融合情况。生物力学方面，已在有限元模型中得到证实。骶髂关节融合可显著减少腰骶关节处S_1螺钉和棒的应力[38]。同样在尸体的生物力学研究中也发现了类似的结果（图30.8）。明尼苏达大学的研究小组已经使用这项技术超过1年。术中利用导航来放置内固定，为提高内固定的成功率，S_2AI螺钉应放置在泪滴下方的位置，尽可能靠近坐骨切迹。可以在S_2AI螺钉上方和髂耻线下方放置三角钛棒。当三角钛棒穿过骶髂关节时，存在向前滑动的倾向，这方面必须严格控制。在笔者的研究中，38例患者中有3例存在三角钛棒错位，均在术中发现，最后获得成功复位。在随后的患者中，没有再遇到这样的问题。临床结果尚未证明该技术是否能降低螺钉松动或骶髂关节疼痛的发生率。一项随机、多中心的临床试验正在进行中。

综上所述，骶髂关节可能是腰骶疼痛的来源之一，可通过体格检查确定，并可通过诊断性注射明确。临床数据已经证实骶髂关节融合的临床意义。脊柱融合显著增加了骶髂关节的应力。骨盆固定存在一定的松动率，必要时可能需要翻修，通过多螺钉植入或螺钉植入同时行骶髂关节融合可减少其发生率。这一策略获得了生物力学的支持，但仍需进一步的临床试验验证其有效性。

参考文献

（陈萌萌　李　想　译）